U0060097

大都會文化
METROPOLITAN CULTURE

家用中藥

─ 大 補 帖 ─

謝英彪 醫師

主編

前言

聽說過很多中藥的功效，可是不知道怎麼吃才能治病？

怎樣才能避免在五花八門的藥材中買到劣質藥？

不知道中藥有什麼使用禁忌，萬一搭配錯了，豈不是適得其反？

打開書，你就不會再為這些問題而煩惱。這是一本能讓你迅速瞭解中藥功效，在家就能自診自療的中藥養生書。本書作者是從醫50年的老中醫，有著豐富的中藥養生保健經驗。他針對「三高」、冠心病、失眠、感冒等家中常見病，開出117味對症中藥，能夠滿足全家人的養生需求。每味藥都清楚地標注了使用禁忌，告訴你合理的用法用量，拓展中藥的延伸功效，並且提供了明確的對症藥方，給你簡單的家庭用法，一看就懂，拿來即用，不用常往醫院跑，在家就能用對藥。

家中備上這樣一本書，每天多瞭解一點常用中藥的功效，做全家人的健康衛士，拒絕疾病打擾。

推薦序

　　仿間，大部份中藥的書籍大都以動植物分類（界、門、綱、目、科、屬、種）、藥用部位分類（根、莖、葉、花、果實、種子等）、中藥成分分類（生物鹼、皂苷、黃酮類、強心配醣體、木質素、鞣質、蒽菎類、萜類、揮發油等），對一般民眾都顯得太深奧。也有用中醫藥性分類，如解表藥、清熱藥、瀉下藥、祛寒藥、解毒藥、理氣藥、理血藥、活血化瘀等，所用之中醫專有名詞，也非一般民眾所能輕易了解。

　　家用中藥大補帖一書，作者謝英彪中醫師，為著名中醫藥專家，也為中國中醫養生學學術帶頭人，以50年行醫之經驗，針對常見29種疾病以一般通俗的病名名稱，如降血糖、降血壓、降血脂、助消化、便秘、止瀉、膽結石、哮喘、痔瘡、貧血、月經失調、冠心病、性保健、失眠、感冒、胃痛、風濕、抗菌發炎、眩暈、咽喉腫痛、化痰、產後少乳、利尿、止汗、止血、中風後遺症、皮膚過敏等，就書中收載117味常見中藥材，那些藥材適用於上述29種常見疾病及症狀，做完整圖表解說。每味藥材列出其性味、歸經、毒性、使用禁忌、別名、用法、用量、功效延伸及家庭簡單用法，並附上彩色藥材及植物圖片供辨識，也搭配51則中藥小故事及10則用量秘訣，一看即懂，非常適合對中醫藥有興趣的民眾參考閱讀。

　　第二章「會用中藥才見效」，詳細介紹了中藥之用法，包

括中藥材的選用、禁忌、十八反、十九畏、妊娠禁忌、煎藥方法（先煎、後下、包煎、另煎、烊化、沖服）、服用方法（飯前、飯後、睡前）、忌口、劑量等，也介紹中醫處方君、臣、佐、使之原則，也介紹湯劑及丸、散、膏、丹、酒劑、茶劑等不同劑型之用法，附錄中附上書中中藥材注音索引，便於讀者查詢。文末附錄也提供家庭簡單用法速查表，分泡茶、煮粥、燉湯、水煎、製丸、泡酒、隔水煮、調糊、沖服、調拌、外用、調羹、火烤、飲品、涼拌、調服、生嚼、蒸糕、蒸煮、搗汁、蒸茶、點心、煮飯等不同使用方式，便於讀者查閱使用。

　　綜觀全書，圖文並茂，深入淺出，內容非常實用，非常適合對中醫藥有興趣之民眾閱讀參考。欣聞本書即將付梓，樂於寫序推薦，與大家分享。

中國醫藥大學中醫學院

中國藥學暨中藥資源學系　教授

附設醫院中藥局　顧問

張永勳

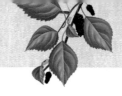

目錄

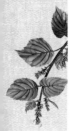
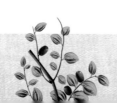

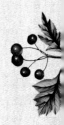

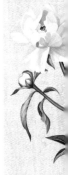
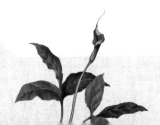
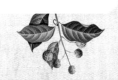

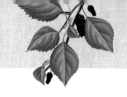

止咳

胃痛

助消化

便祕

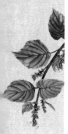
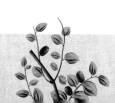

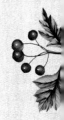

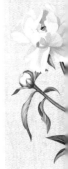
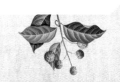

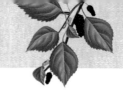

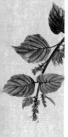
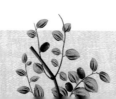

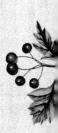
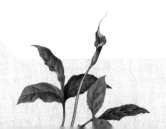
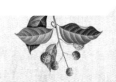

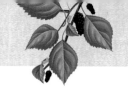

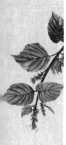
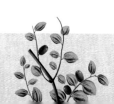

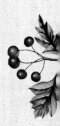

乳腺增生

皮膚過敏

第二章　會用中藥才見效

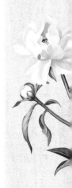
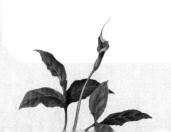
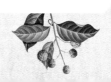

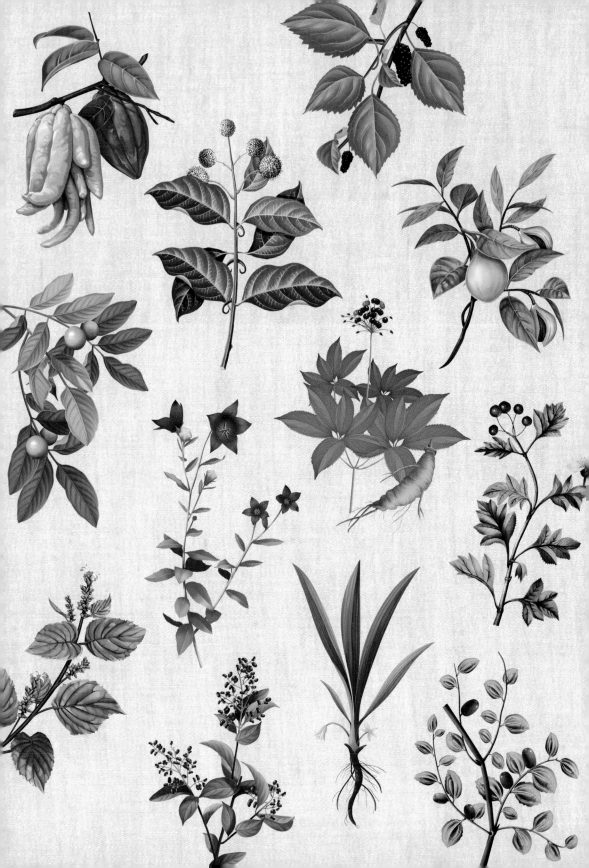

第一章

117味中藥對症速查

117味中藥對症速查，讓你第一時間找對藥。本章不但對家庭常見117味中藥進行了全面細緻的介紹，還根據每一味藥的主治功效，按照「三高」、感冒、咳嗽、胃痛、便秘等常見病症進行分類，介紹對症中藥的使用禁忌、選購儲存以及性味功效，並精選對症簡方和藥膳，教你輕輕鬆鬆吃出健康。

葛根 降糖醒脾清熱

葛根含有洗胰清糖素，可以將血液中淤積的「毒糖」分解成微粒子，使其滲入到細胞內部轉換成能量。同時雙向調節血糖，恢復自身化糖本能。

性	涼	歸經	脾、胃
味	甘、辛	毒性	無

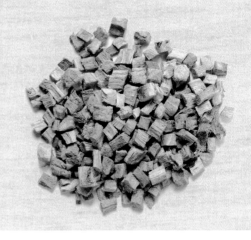

使用禁忌

一般禁忌：葛根性涼，胃寒、脾虛泄瀉者慎用；夏日虛汗多者忌用。

服用禁忌：多服損傷胃氣。

➤別名

粉葛根、甘葛、鹿豆、粉乾葛等。

➤道地藥材

主要產於四川、江西、湖南、貴州、雲南等地。

➤挑選儲存

主要藥用部位為根，以色白、粉性強、纖維少者為佳。放在通風乾燥處，防潮、防黴、防蟲蛀。

➤用法用量

煎服：一般用量為9～15克。

外用：適量，搗敷。

➤本草成分

葛根含有大豆素-4、大豆苷、葛根素-7-木糖苷、葛根素等成分，有解痙、降血糖、降血脂、解熱、益智、促進血液循環等作用。

傳世名方

【主治】鼻衄（鼻出血）終日不止，心神煩悶。
【配方】生葛根適量。
【制法】搗取汁。
【用法】每服一小盞。
——出自《太平聖惠方》

降糖用法

葛根有「江南人參」之稱，所含的葛根素有明顯的降糖作用。在食療、藥膳運用中，若單味應用，藥量可稍大，日用量宜在15～30克。

葛根30克，天花粉、麥冬各15克，烏梅10克。將烏梅砸碎，與洗淨切碎的葛根、天花粉、麥冬同入砂鍋，加足量水，中火煎煮20分鐘，過濾去渣，取汁約2000毫升。當茶，每日2次，每次1000毫升，頻頻飲用。當日飲完。可以治療中老年糖尿病。

葛花解酒最有效

葛花性涼味甘，歸胃經，為未開放的花蕾，有解酒毒、醒脾和胃之功，主要用於飲酒過度、頭痛頭昏、煩渴、嘔吐、胸膈飽脹等症。《滇南本草》記載其「治頭暈、憎寒、壯熱，解酒醒脾，飲食不思，胸膈飽脹，嘔吐酸痰，酒毒傷胃，吐血，嘔血，消熱」。常用量為3～15克。酒後飲用葛花茶可促使酒精快速分解和排泄，從而迅速醒酒，減輕肝臟壓力。

功效延伸

緩解高血壓引起的頭痛等 葛根茶可有效緩解高血壓引起的頭痛、眩暈、耳鳴及腰酸腿痛等症狀，其製作方法十分簡單，將葛根洗淨切成薄片，每天30克，加水煮沸後當茶飲用，也常與山楂、菊花、決明子搭配使用。

清心醒脾、促進智力 平時煮飯時，拌入適量葛根粉，有清心醒脾、促進智力的作用，適用於心神恍惚、言語失常、記憶力衰退等病症。

降脂延壽 葛根與丹參、何首烏、桑寄生、黃精、甘草一同泡茶，可起到降脂通脈、活血化瘀、滋陰益氣的作用，是一道很好的降脂延壽茶。葛根與茵陳、澤瀉同用，也有降血脂作用，還可清熱利濕，適用於高脂血症、動脈硬化、高血壓等病症。

清熱解毒、舒氣散瘀 用於高脂血的輔助食療，葛根還可與山楂、茯苓、小米同煮粥，加適量紅糖調味，有清熱解毒、舒氣散瘀、降脂降壓的作用，對中老年人肝腎陰虛、脾虛濕盛型高脂血症尤為適宜。

治療胃熱濕阻型肥胖 葛根粉、何首烏粉各15克，核桃仁末100克，炒黑芝麻末30克，蜂蜜適量。鍋內加水，武火煮沸，加冷水調和核桃仁末、炒黑芝麻末、葛根粉、何首烏粉。拌勻後改文火邊煮邊調。煮成糊時停火，稍涼，加蜂蜜調味即可。

養顏、調節內分泌 葛根粉10克，葡萄乾20粒。葡萄乾洗淨後，放入碗內，加入適量水，再將葛根粉放入，調成糊狀，用沸水沖開即可。

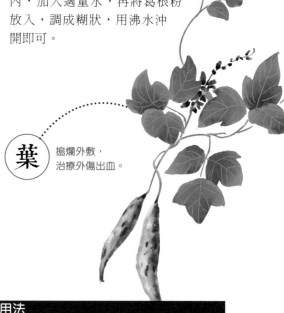

葉 搗爛外敷，治療外傷出血。

	家庭簡單用法
泡茶	燥熱傷肺型糖尿病：葛根20克，麥冬、五味子、天花粉各10克。共研成粗末，一分為二，裝入綿紙袋中，掛線封口，備用。沖茶飲，每日2次，每次1袋，放入杯中用沸水沖泡，加蓋悶15分鐘後即成，頻飲。一般每袋可連續沖泡3～5次，當日飲完，有生津止渴降血糖之效。
煮粥	糖尿病、高血壓、冠心病、熱病煩渴：葛根30克，粳米100克。葛根洗淨，切片，粳米淘淨，一起放鍋內，加水適量，燒沸後改用文火煮至粳米爛熟。如想喝稀粥，可適量多加水。如喜甜食，可加入少量白糖或紅糖。
	糖尿病、高血壓、神志不安：葛根25克，小麥仁100克。葛根洗淨，切片，先放入鍋內燒煮20分鐘，撈出葛根片。再把小麥仁洗淨，放入鍋內，加入適量水，燒沸後，改用文火煮至小麥仁爛熟即可。
燉湯	熱積型習慣性便秘、酒精性脂肪肝：葛根粉30克，白糖適量。將葛根粉加水適量，調糊，放入鍋中，用文火煮成稠糊狀，趁熱調入白糖，待糖溶化即成。當點心，隨意食用，當日吃完。

山茱萸 降糖補腎固脫

現代藥理學研究表明，山茱萸中含有的熊果酸是降糖作用的主要活性成分。山茱萸常配伍黃精、枸杞子、天花粉等滋補肝腎、清熱生津中藥，能有效治療肝腎陰虛，內熱消渴。

性 微溫		**歸經** 肝、腎	
味 酸、澀		**毒性** 無	

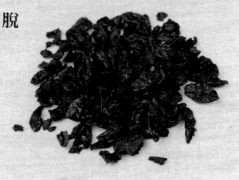

使用禁忌

一般禁忌：肝陽上亢，素有濕熱，小便淋澀者禁服。

降糖用法

山茱萸30克，蒼朮、五味子、烏梅各20克。同入砂鍋，加水2000毫升，武火煮沸後改文火煮至1000毫升。分3次服，每日1劑。可滋陰固腎，治療糖尿病。

功效延伸

補益肝腎 用於肝腎不足所致的頭暈目眩、耳聾耳鳴、腰膝酸軟等。山茱萸30克，白酒1000毫升。山茱萸放入乾淨容器內，倒入白酒，密封，浸泡1周。每次服15毫升，每日2次。

收斂固脫 用於腎精虧虛所致的遺精、滑精、遺尿、小便頻數、虛汗、崩漏、帶下。山茱萸、肉蓯蓉、五味子、山藥各100克。共研為末，酒糊為丸如梧桐子大。每次10克，每日2次，空腹服。

治療腎虛腰痛、陽痿、遺精等症 山茱萸、補骨脂、菟絲子、金櫻子各12克，當歸9克。水煎，去渣，取汁，溫服。代茶飲，不拘時服。

治療乳糜尿（尿液混濁呈乳白色） 山茱萸10克，龍眼肉20克，粳米50克，鹽適量。粳米入砂鍋，加水適量煮粥，粥將熟時，放入龍眼肉、山茱萸同煮至粥爛，加鹽調味。當早餐食用。下午加泡龍眼肉20克當茶飲。忌油膩，連服1個月為1個療程。

鑒別用藥

山茱萸、吳茱萸

山茱萸性微溫，味酸、澀，歸肝、腎經。可補益肝腎，澀精固脫。用於眩暈耳鳴，腰膝酸痛，陽痿遺精，崩漏帶下，內熱消渴等。

吳茱萸性熱，味辛、苦，歸肝、胃、腎經，有小毒。可散寒止痛，降逆止嘔，助陽止瀉。用於厥陰頭痛，寒疝腹痛，寒濕腳氣。二者切莫混淆。

傳世名方

【主治】五種腰痛，腰腳無力。

【配方】牛膝（去苗）、山茱萸各三十克，桂心一克。

【制法】上藥搗細羅為散。

【用法】每於食前，以溫酒調下六克。

——出自《太平聖惠方》

➤別名

山萸肉、藥棗、實棗兒、棗皮、肉棗等。

➤道地藥材

主產於浙江、安徽、河南、陝西、山西等地。

➤挑選儲存

以無核、皮肉肥厚、色紅油潤者為佳。宜放置在陰暗乾燥處，以防黴蛀變質。

➤用法用量

煎服：單味或者配伍其他藥味一同煎服，一般用量為5～10克，急救固脱用量20～30克。

泡酒：本品浸入適量優質白酒中，浸泡數周後飲酒。

➤本草成分

山茱萸含有生理活性較強的山茱萸苷、酒石酸、沒食子酸、蘋果酸、樹脂、鞣質和多種維生素等成分，具有降糖、抗血小板聚集、增強免疫功能、消炎、抗菌、抗疲勞、增強心臟收縮能力等作用。

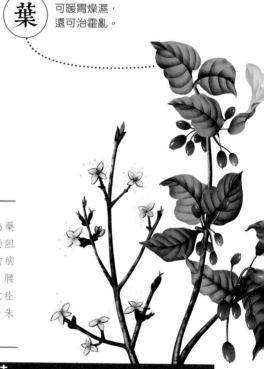

葉 可暖胃燥濕，還可治霍亂。

📖 聽故事記中藥

春秋時期，一位藥農向趙王進貢「山萸」，趙王以為藥農拿俗物進貢企圖蒙混自己，大怒。一位朱姓御醫勸阻道：「山萸是良藥，這位山民聽說大王有腰部疼痛的痼疾，才特意送來。」趙王不聽。後來趙王舊病復發，腰痛難忍。朱御醫忙用山萸煎湯給趙王服用，三日後竟痊癒。為表彰朱御醫的功績，趙王將山萸改名為「山朱萸」，後又寫成「山茱萸」。

家庭簡單用法	
泡茶	肩周炎：山茱萸35克。水煎分2次服，每日1劑。病情好轉後，劑量減為10～15克，煎湯或代茶泡服。有較好的療效，一般服藥4～5劑就開始見效。
水煎	體虛多汗：山茱萸、黨參各15克，五味子9克。水煎服，每日1劑。對體虛多汗，容易患感冒者有效。
煮粥	頭暈目眩、耳聾耳鳴、腰膝酸軟：山茱萸10克，粳米50克，白糖或蜂蜜30克。山茱萸洗淨，去核，與粳米同入砂鍋煮粥，待粥將熟時，調入白糖或者蜂蜜稍煮即可。當早餐食用，每日1劑。可補益肝腎。
燉湯	頭暈目眩、耳聾耳鳴、腰膝酸軟：山茱萸10克，鴨肉200克，蔥、生薑、鹽各適量。將鴨肉洗淨，切成小塊。鍋內放入鴨肉、山茱萸、蔥、生薑，加入適量水，煮至鴨肉熟，加入鹽調味即可。佐餐食用，食肉飲湯。可補益肝腎。

西洋參 降糖補氣清火

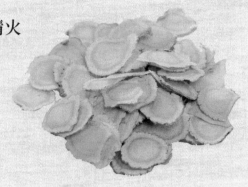

西洋參有降低血糖、調節胰島素分泌、促進糖代謝和脂肪代謝的作用，適用人群廣泛，用西洋參配伍他藥治療糖尿病及其併發症，可收到明顯的效果。

性 寒		**歸經** 肺、心、腎	
味 甘、微苦		**毒性** 無	

使用禁忌

一般禁忌：濕熱鬱火、脾腎陽虛、寒濕內生者忌服。

服用禁忌：忌茶，因茶葉中含有多量的鞣酸，會破壞西洋參中的有效成分，必須在服用西洋參2～3日後才能喝茶。

降糖用法

新鮮毛豆用水漂洗淨（毛豆外的附著層勿棄），加水用豆漿機榨汁，調入西洋參粉，晾涼即製成西洋參毛豆漿。早晚分服，可生津潤燥，補虛降糖，主治糖尿病。

無皮西洋參放在飯鍋內蒸軟，然後用刀將參切成薄片，放在玻璃瓶內，1次口含1片，每天用量2～4克，早飯前、晚飯後含於口中，細細咀嚼。可降火生津。

功效延伸

補氣養陰 用於氣陰兩虛所致的少氣懶言、乾咳少痰、神疲乏力、自汗盜汗、口渴多飲等病症。西洋參片4克，龍眼肉30克，白糖適量。將龍眼肉去雜洗淨，與西洋參片一起放入碗內，加入白糖和適量水，置沸水鍋中蒸40分鐘，代茶飲，頻頻飲用，可沖泡3～5次。可補氣養血，滋陰寧心。

清火生津 用於陰虧火旺所致的咳喘痰血、虛熱煩倦、內熱消渴、口燥咽乾等病症。西洋參30克，置於淨器中，倒入米酒500毫升浸泡，密封7日後取用。每日2次，每次空腹飲20毫升。酒盡再添，味薄取參食之。可補氣養陰，清火生津。

補肺氣 用於因肺氣不足所致的短氣喘促、無力、咳嗽痰少、痰中帶血或咳聲嘶啞等。西洋參5克，銀耳3克，麥冬10克，大棗20枚。將銀耳用水泡發後，去雜質，麥冬洗淨切碎，大棗洗淨切開，全部放入大碗中，加水適量，放入蒸罐蒸1小時以上，加適量紅糖調味，分早、中、晚3次服用。主治肺虛型咳嗽。

滋陰清熱，潤肺止咳 西洋參4克，百合30克，鴨肉塊200克，蔥、生薑各適量。共入鍋加水煮熟，加鹽調味。每日或隔日1劑。此湯可滋陰清熱，潤肺止咳。

傳世名方

【主治】腸紅（大便出血）。

【配方】西洋參、龍眼各適量。

【制法】西洋參蒸龍眼。

【用法】直接服之。

——出自《類聚要方》

➢別名

洋參、花旗參等。

➢道地藥材

原產北美洲，主產於美國、加拿大及法國，中國境內亦有栽培。

➢挑選儲存

以表面呈淡棕黃色或類白色、有密集細橫紋，主根呈圓柱形或長紡錘形者為佳。保存於乾燥、密封的玻璃或搪瓷器皿中。

➢用法用量

煎服：3～6克文火慢煎，或者加入其他藥汁中同服。

研末：將西洋參研成細粉狀，一般用量為5克。

➢本草成分

西洋參主含三萜皂苷，還含多種氨基酸、維生素等成分，具有降血糖、降血脂、解熱、益智、促進血液迴圈等作用。改善心肌功能、抗心律失常、抗動脈硬化、促進造血功能、增強體質、增強免疫力等作用。

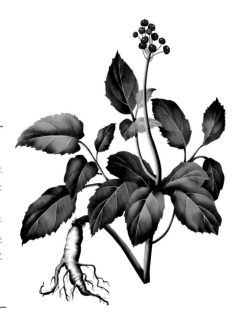

📖 聽故事記中藥

1697年，一篇關於中國人參的報告在法國科學院被宣讀，引起了高度重視，西方人方知人參之珍貴。1914年，一位在華傳教士撰寫了《關於遠東植物人參》的論文，發表在英國皇家協會的刊物上。有人仔細研究其標本和圖形，並根據當地森林與遠東人參產地自然條件相近，歷時兩年尋找，終於找到了類似人參的植物，即西洋參。自清代吳儀洛的《本草從新》和趙學敏的《本草綱目拾遺》先後收載，中國醫藥界逐漸開始使用。據說光緒二十一年前後，慈禧有脾虛挾濕之患，太醫常將西洋參、黨參同用。

家庭簡單用法	
泡茶	胃黏膜脫垂症：西洋參2克，三七1克。將西洋參、三七研成細粉，裝入棉紙袋中，放入茶杯中，用沸水沖泡，加蓋悶10分鐘即可飲用。代茶頻飲，一般每袋可沖泡3～5次。可補氣養陰，活血化瘀。
水煎	少氣懶言、乾咳少痰、神疲乏力、口渴多飲：西洋參、白朮、茯苓各10克。同入砂鍋，加水適量，先浸泡30分鐘，再煎煮30分鐘，取汁。每日1劑，早晚分服。可補氣養陰，健脾滲濕。
煮粥	乾咳少痰、自汗盜汗、內熱消渴、口燥咽乾：西洋參3克，粳米100克，冰糖5克。砂鍋加水煮沸，放入西洋參、淘淨的粳米，蓋上蓋子，武火煮沸後改文火煮成稠粥，加入冰糖，攪勻即可。早晚分食。可益氣養陰。
	心悸失眠、口乾微熱、五心煩熱、盜汗：西洋參10克，麥冬12克，粳米50克。加適量水，共煮粥。
燉湯	失眠：西洋參10克，烏骨雞1隻（去毛和內臟），香菇6朵，陳皮5克，大棗3枚，鹽適量。洗淨後共同煲湯，1～2小時後加入鹽調味即可，喝湯食肉。常服可改善睡眠。

117味中藥對症速查

山藥 降糖補脾生津

山藥自古便是治療糖尿病的藥食兩用佳品。山藥滋陰又能補氣，滑潤又能收澀，補肺益腎兼養脾胃，在滋補藥中為上品。藥理研究證實山藥含有多種氨基酸，能有效降低血糖，改善血液迴圈。

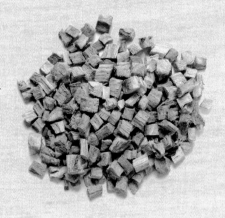

性	平	歸經	肺、脾、腎
味	甘	毒性	無

使用禁忌

一般禁忌：有實邪、濕熱及大便燥結者不宜食用。

服用禁忌：不宜與鹼性食物或藥物混用。

➤別名

薯蕷、山芋、薯藥、山薯、野白薯等。

➤道地藥材

主產於河南、湖北、湖南、山西等地。

➤挑選儲存

以質堅實、粉性足、色潔白者為佳。乾品置於乾燥、陰涼、通風處；鮮品則放冰箱冷藏。

➤用法用量

煎服：取乾品15～30克用適量水煎2次，2次煎取的藥汁混合，代茶飲，每日1劑。

外用：搗敷。

研末：將山藥飲片研末，用開水沖服，每次10克，每日2次，一般用藥3日可明顯改善便秘症狀。

泡茶：每天10～20克，沸水沖泡，加蓋悶數分鐘趁熱溫服。

藥膳：可與其他食材如雞、鴨等一同燉服，或者研末與麵粉混合製成糕點，還可以將鮮山藥單獨煮爛代主食。

➤本草成分

山藥含有多種氨基酸、皂苷等成分，能預防心血管系統的脂肪沉積，保持血管的彈性，防止動脈硬化過早發生，減少皮下脂肪沉積，避免出現肥胖。還含有消化酶，能促進蛋白質和澱粉的分解。

降糖用法

鮮山藥150克，雞（或鴨或豬排骨）、鹽、薑片適量，將山藥去皮洗淨，與雞（或鴨或豬排骨）等一同煨湯，食肉飲湯，可補充氣力，緩解「三多一少」症狀。

鮮山藥150克，豆腐乾100克，鹽、香油各適量。將鮮山藥去皮洗淨，切絲，放沸水鍋中焯一下，撈出瀝水；豆腐乾用溫水洗過，切絲。將山藥絲、豆腐乾絲放入大碗內，加鹽、香油，拌勻即成。每天1次，適量服食。糖尿病患者宜常服，也可用於脾腎兩虛，小便頻多，遺精早洩，婦女帶下。

功效延伸

補脾益胃 用於脾胃氣陰兩虛引起的食少便溏、久瀉不止等病症。鮮山藥100克搗爛後與50毫升甘蔗汁混勻，燉熱即成。代茶

傳世名方

【主治】噤口痢（患痢疾而見飲食不進，食入即吐，或嘔不能食）。

【配方】乾山藥適量。

【制法】一半炒黃色，一半生用，研為細末。

【用法】用米湯送服。

——出自《百一選方》

飲，每日1劑。可滋陰生津，潤肺止咳，健脾養胃。

補肺生津 用於肺虛津傷所致的乾咳少痰、動則氣喘、口乾不適、口渴尿多等。乾山藥20克，冰糖30克，同入砂鍋，加水適量，武火煮沸後改文火煮30分鐘，煎2次，2次藥汁混合即成。代茶飲，每日1劑。可健脾養胃，潤肺生津。

補腎益精 用於腎虛所致的腰酸腿軟、遺精滑泄、尿頻遺尿、帶下清稀等。乾山藥30克，枸杞子20克，韭菜子10克，羊肉100克，調料適量。羊肉洗淨切小塊，和幾味藥同煮1小時，加調料即可。

治療神經衰弱 如果中老年人有神經衰弱，失眠多夢，心悸健忘等症，可用山藥50克，枸杞子、龍眼肉各10克，大棗10枚，豬腦100克，調料適量共煮。有補虛健腦、養血安神的功效。

清熱利尿，健脾和胃 用於脾胃不和導致的遺精、白濁帶下、子宮下垂、小便頻數等症。鮮山藥200克，豆腐400克，蒜蓉、鹽、醬油、蔥花、香油各適量。將鮮山藥去皮切丁，豆腐用沸水燙後切丁。油鍋燒熱，爆香蒜蓉，然後倒入山藥丁煸炒。加水適量，煮沸後下豆腐丁。加鹽、醬油燒至入味，撒上蔥花，淋上香油，出鍋即成。此湯可佐餐食用，有清熱利尿、健脾和胃的功效。

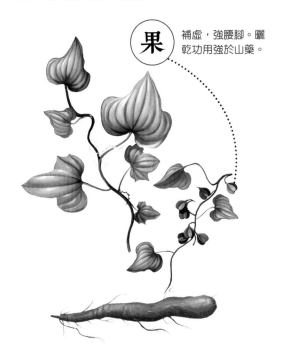

果 補虛，強腰腳。曬乾功用強於山藥。

家庭簡單用法	
製丸	驚悸怔忡、失眠多夢：乾山藥200克，白參50克，當歸150克，酸棗仁250克。諸藥焙乾研末，煉蜜為丸如梧桐子大小。每次50丸，米湯送服。可以補氣養血，健脾養心。
泡酒	慢性支氣管炎（脾肺兩虛型）：鮮山藥350克，黃酒2000毫升，蜂蜜適量。鮮山藥去皮洗淨。將黃酒600毫升倒入砂鍋中煮沸，放入山藥，煮沸後將餘酒慢慢添入，山藥熟後取出，酒汁中加入蜂蜜即成。隨量飲用，可滋陰潤肺，健脾益氣。
燉湯	氣血不足：鮮山藥、豬肝各100克，當歸10克，大棗10枚，調料適量。將鮮山藥洗淨去皮、切塊，豬肝洗淨切片，加入當歸、大棗和適量水，燉煮1小時，加調料適量，吃豬肝和山藥，喝湯。
煮粥	畏寒肢冷、食慾缺乏、經行泄瀉：羊肉250克，鮮山藥150克，糯米100克。羊肉洗淨切碎，鮮山藥洗淨去皮搗碎，一同加水煮爛，加入淘洗乾淨的糯米，再加生薑片、水適量，一同煮粥，粥成加鹽調味即成。日服1劑，分數次食用。可補脾止瀉，補氣暖胃。

何首烏 降糖補血解毒

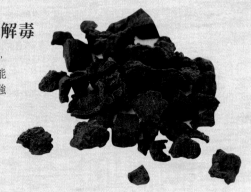

現代研究發現，何首烏可調節血清膽固醇，降低血糖，提高肝細胞轉化和代謝膽固醇的能力，並能夠提高機體免疫能力和耐寒力，增強造血功能。

| 性 | 微溫 | 歸經 | 肝、腎 |
| 味 | 苦、甘、澀 | 毒性 | 無 |

使用禁忌

一般禁忌：大便溏瀉及有濕痰者慎服。
服用禁忌：忌使用鐵器煎煮；忌與蔥、蒜同食。

降糖用法

制何首烏、熟地黃各30克，當歸15克，同浸於白酒1000毫升中，密封，浸泡10～15日。每日15～30毫升（1～2盅），連續飲至見效。

功效延伸

補益精血 用於血虛所致的頭暈目眩、心悸、失眠、健忘，肝腎精血虧虛所致的眩暈耳鳴、腰膝酸軟、遺精、崩帶、鬚髮早白等症。制何首烏20克，龍眼肉15克，大棗10枚，紅糖適量。將制何首烏、龍眼肉和大棗煎煮2次，每次40分鐘，合併藥汁後加紅糖，分早、中、晚服用。能補血養顏。

解毒治瘰疾 用於體虛久瘧、急性化膿性毒瘡、頸淋巴結結核等病症。將何首烏洗淨，切片，曬乾或烘乾，研成粗末，放入綿紙袋中，封口掛線，與綠茶同放入杯中，用沸水沖泡，加蓋，悶15分鐘即可飲用。當茶頻頻飲服，一般可連續沖泡3～5次。

潤腸通便 用於久病體虛之血虛腸燥便秘，症見大便排出無力、大便乾結，伴有面色萎黃、心悸、失眠、健忘等。何首烏15克，甘草2克（小兒酌減）同入砂鍋，加水1000毫升，武火煮沸後改文火煎取汁150毫升。每日1劑，分3次飯前服用，連用7日。

治氣管炎 何首烏15克，靈芝、黨參各10克，大棗10枚。水煎2次，早晚服用，有益氣固本、補腎止咳的功效。

鑒別用藥

何首烏、白首烏

何首烏性微溫，味苦、甘、澀，歸肝、腎經，主治血虛、頭昏目眩、心悸、失眠、肝腎陰虛等症。可養血滋陰、潤腸通便、截瘧解毒。

白首烏性微溫，味甘、微苦，歸肝、腎、脾、胃經，主治腰膝酸軟、陽痿遺精、頭暈耳鳴、心悸失眠、食慾不振、小兒疳積、產後乳汁稀少、瘡癰腫痛、毒蛇咬傷等。可補肝腎、強筋骨、益精血、健脾消食、解毒療瘡。二者臨床應用要注意區分。

傳世名方

【主治】破傷血出。
【配方】何首烏適量。
【制法】研末。
【用法】敷之，即止，神效。
——出自《雜興方》

> **別名**

首烏、赤首烏、地精、山首烏等。

> **道地藥材**

主產於陝西、甘肅、山西、四川、雲南及貴州等地。

> **挑選儲存**

以質堅體重、粉性足者為佳。保持乾燥，儲存於密封容器中，置於陰涼通風處。

> **用法用量**

煎服：配伍其他藥一同煎服，一般用量為10～30克。

外用：煎水洗或研末塗於患處，可預防傷口感染。

> **本草成分**

何首烏主要含蒽醌類化合物，其主要成分為大黃酚和大黃素，有降血糖、降血脂、抗衰老、保肝、抗腫瘤、抗動脈粥樣硬化、提高機體免疫能力以及強心抗菌等廣泛的藥理作用。

首烏藤治療失眠最有效

首烏藤為何首烏的藤莖，也稱「夜交藤」。其性平、味甘，入心、肝二經，能補血養陰，養心安神，適用於陰虛血少之失眠多夢，心神不寧，頭暈目眩等症，常與合歡皮、酸棗仁、柏子仁等養心安神藥同用，若失眠而陰虛陽亢者，可與珍珠母、龍骨、牡蠣等潛陽安神藥配伍。

除此之外，首烏藤還有祛風濕、止癢之功效，可治療風疹疥癬等皮膚瘙癢症。

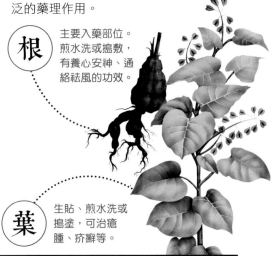

根 主要入藥部位。煎水洗或搗敷，有養心安神、通絡祛風的功效。

葉 生貼、煎水洗或搗塗，可治瘡腫、疥癬等。

家庭簡單用法	
隔水蒸	高血壓、血管硬化：何首烏15克。隔水蒸熟，每日分2次服。
泡酒	鬚髮早白：制何首烏50克，浸入適量優質白酒中，浸泡數月後飲酒。可補益精血，使頭髮烏黑。
調糊	脾腎虧虛型貧血：制何首烏、山藥、炒黑芝麻各250克。制何首烏、山藥分別焙乾，與炒黑芝麻共研為粉，裝瓶備用。每次取25克，用溫開水調成稀糊狀，置於火上燉熟食用，每日2次。
煮粥	倦怠乏力、頭暈目眩、失眠健忘、面色少華：制何首烏粉25克，大棗5枚，冰糖15克，粳米50克。將淘洗乾淨的粳米、大棗一同入砂鍋，加水適量，用武火燒開後轉用文火熬粥，待粥半熟時加入制何首烏粉，邊煮邊攪勻，至粥黏稠時加入冰糖調味。日服1劑，早晚分服。可補氣養血，滋補肝腎。
燉湯	倦怠乏力、頭暈目眩、腰膝酸軟：豬瘦肉500克，海參150克，制何首烏100克，龍眼肉25克，大棗5枚，鹽適量。海參用水浸發，除雜物，切絲。豬瘦肉洗淨，放入開水中略煮，取出放入冷水中浸泡。制何首烏、龍眼肉、大棗洗淨放入砂鍋中，加海參、豬瘦肉，加水適量，武火煮開後，改文火煮2小時，加鹽調味即成。當湯佐餐，隨意食用。

降血壓

杜仲 降壓補腎安胎

杜仲含有木脂素類化合物，對血壓有雙向調節的功能。近年來單用或配入複方治高血壓病有較好效果，以肝腎不足者最為合適，多與夏枯草、桑寄生、菊花等同用。

| 性 | 溫 | 歸經 | 肝、腎 |
| 味 | 甘、微辛 | 毒性 | 無 |

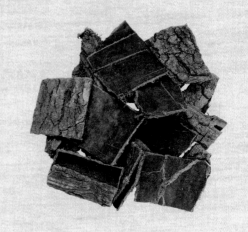

使用禁忌

一般禁忌：陰虛火旺者慎服。

降壓用法

杜仲芽5～15克，用85℃左右熱水沖泡，以500毫升水為宜，加蓋悶泡5分鐘，代茶飲。反覆沖泡不宜超過3次。可降血壓，強筋骨。

杜仲、桑寄生各15克，牡蠣20克，白菊花、枸杞子各9克。同入砂鍋，加水500毫升，武火煮沸後改文火，取汁200毫升，二煎加水300毫升，取汁200毫升，2次藥汁混合。趁熱服用，每日1劑，上、下午各服1次，可治由肝腎不足所致的頭暈目眩、高血壓病。

杜仲6克研末，用綠茶水沖服。每日2次，每次3克，可補肝腎、強筋骨、降血壓。

傳世名方

【主治】破傷血出。
【配方】川木香三克，八角茴香九克，
　　　　杜仲（炒去絲）九克，水一盅，
　　　　酒半盅。
【制法】水煎，渣再煎。
【用法】服之。
　　　　——出自《活人心統》

功效延伸

補肝腎，強筋骨 用於肝腎不足所致的腰膝酸軟疼痛、陽痿、尿頻、小便餘瀝、頭暈目眩。杜仲、雞血藤各15克，懷牛膝10克，補骨脂9克，紅花6克，一起研成粗末，放入乾淨容器內，倒入500毫升白酒，密封，浸泡1周。每次服用15毫升，每日2次，早晚服用。可補肝腎，強筋骨，祛風通絡。

杜仲還可與其他食材如雞、羊肉、牛肉等一同烹調。取豬骨與杜仲燉湯，可益心脾、補氣血，有良好的滋補功效。

固沖安胎 用於肝腎不足、沖任不固所致的胎動不安、習慣性流產，對伴有腰膝酸軟、頭暈目眩、耳聾耳鳴者尤宜。取杜仲10～15克，文火煎煮，去渣飲汁。可治療習慣性流產，固沖安胎。

杜仲20克，棗肉250克。杜仲去粗皮細銼，烘乾研末，與棗肉同入砂鍋，加水適量，文火煮成糊，製成丸子如彈子大，烘乾即成。每服1丸，嚼爛，糯米湯下，可補腎安胎。

治腰痛 在很多古方中，杜仲常用來治療腰痛。取杜仲、八角茴香各15克，川木香5克。將上述藥材共入鍋，加適量水，煎煮取汁服。藥渣可以再煎。

➤別名

絲楝樹皮、絲棉皮、思仙、扯絲皮等。

➤道地藥材

主產於四川、陝西、湖北、河南、貴州等地。

➤挑選儲存

以皮厚而大，外表皮黃棕色，內表皮黑褐色而有光，折斷時白絲多者為佳。儲存於乾燥陰涼處。

➤用法用量

煎服：配伍其他藥味一同煎服，一般用量10～15克。研末：溫開水沖服，每日2次，每次3克。

📖 聽故事記中藥

古時候有個打柴人叫杜仲，他每天上山打柴，養活年老的母親。後來他不幸得了腰疼病，一日打柴時病發，他只好停下來，光著脊背靠在一棵大樹上休息。休息完起身，他感到腰部舒服極了。此後每天杜仲都要在樹皮上蹭一蹭腰部。慢慢地，他的腰病全好了。後來村裡人聽說了，都用這種樹皮治病。這種樹沒有名字，因是杜仲發現的，人們就叫它「杜仲」。

➤本草成分

杜仲含有杜仲膠、多醣、脂肪酸、多種氨基酸、維生素及微量元素等，可雙向調節血壓，還有降血糖、降血脂、抗腫瘤、增強機體免疫、抗氧化、抗衰老、抗病毒等作用。

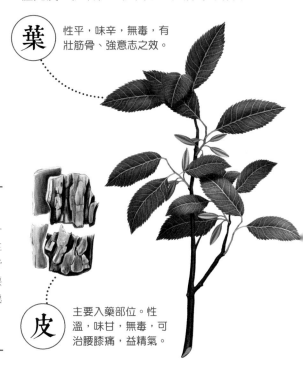

葉 性平，味辛，無毒，有壯筋骨、強意志之效。

皮 主要入藥部位。性溫，味甘，無毒，可治腰膝痛，益精氣。

家庭簡單用法	
水煎	高脂血症：杜仲葉15克，決明子、制何首烏各10克，水煎代茶飲。 氣血不足：杜仲、黃耆各10克，當歸5克，雞蛋1個。將上述3味中藥煎煮40～50分鐘後，放入雞蛋同煮至熟，吃蛋喝湯。能益氣養血。 腎虛眩暈：杜仲10克，熟地黃、肉蓯蓉各9克。水煎服，每日1劑，每劑藥煎2次，上、下午各服1次。
沖服	鬚髮早白：炒杜仲、炒補骨脂各30克，核桃仁100克。將上述藥研成細末，每日早、中、晚各沖服10克。能補腎烏髮。
煮粥	腰膝酸軟疼痛、陽痿、尿頻、小便餘瀝：杜仲10克，粳米100克，蜂蜜30克。杜仲洗淨放入砂鍋，加水500毫升，武火煮沸後改文火煮20分鐘，倒出汁液，再煎1次，2次藥汁混合，與粳米同煮為粥，調入蜂蜜，攪拌均勻。早晚餐食用。
燉湯	小兒麻痺後遺症、肢體痿軟無力：杜仲20克，豬蹄500克，黃酒、鹽各適量。杜仲洗淨。豬蹄洗淨，剁塊，焯水。同入砂鍋，加水、黃酒、鹽，文火熬4小時即成。飲湯吃豬蹄，佐餐食用。次日將藥渣另加豬蹄500克再行煎服，隔日1劑，共服10劑。

菊花 降壓清熱平肝

菊花含揮發油、腺嘌呤、膽鹼、水蘇鹼等，可降血壓、清熱明目、疏風解毒，也可抗病原體、殺菌、消炎，增強毛細血管抵抗力。

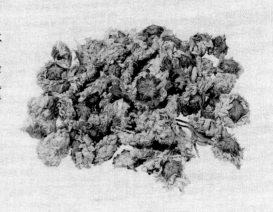

| 性 | 甘、苦 | 歸經 | 肺、肝 |
| 味 | 涼、微寒 | 毒性 | 無 |

使用禁忌

一般禁忌：菊花性涼，氣虛胃寒者忌用；食少泄瀉者慎服。

服用禁忌：不宜與芹菜同食。

➤別名

甘菊、節華、金精、真菊、家菊、藥菊、甜菊花等。

➤道地藥材

主要產於浙江、安徽、河南、河北、四川等地。

➤挑選儲存

以花朵完整、顏色鮮豔、氣清香、無雜質者為佳。乾燥儲存。

➤用法用量

煎服：10～15克，鮮品可用至30～60克。

外用：適量搗敷；煎水熏洗。

➤本草成分

菊花含有菊苷、三萜類、黃酮類等成分，有降血壓、抗菌消炎、抗病毒、抗衰老、抗腫瘤、解熱等作用。

傳世名方

【主治】風熱頭痛。
【配方】菊花、石膏、川芎各九克。
【制法】研磨。
【用法】每服五克，茶調下。
　　　　——出自《簡便單方》

降壓用法

菊花用沸水沖泡即可，可沖泡數次，代茶飲，一般用量為5克。有清熱解毒、利咽消炎、清肝明目的功效，可治療咽喉腫痛、高血壓和冠心病，加入少量甘草則效果更佳。

白菊花10克，沸水沖泡，加蓋悶10分鐘。當茶頻飲，一般沖泡3～5次，每日1劑。可清肝熱，平肝陽，明目。主治肝火亢盛、肝陽上亢型早期高血壓病。

鑒別用藥

白菊花、黃菊花、野菊花

明目用白菊花：白菊花擅長清熱、明目、平肝，適用於肝經風熱或肝火上攻所致的目赤腫痛。電腦族可以多加飲用，飲用時再加一些枸杞子效果會更好。

疏風用黃菊花：黃菊花擅長疏散風熱，能清上焦風熱，清頭目。出現發熱、頭痛、咽痛等外感風熱證時飲用較好。

解毒用野菊花：野菊花擅長清熱解毒，其苦寒性質比前兩種菊花要強，適用於癰腫、疔毒、咽喉腫痛、牙痛等症。

功效延伸

疏風清熱　用於頭痛、暈眩、心胸煩熱、疔瘡、腫毒、腸胃燥熱、便秘、咳嗽、胃氣上逆等症。菊花5克，金銀花、茉莉花各3克。將所有材料用沸水泡作茶飲。即可疏風清熱，主治風熱感冒。

平肝明目　用於目赤腫痛、視物不清、迎風流淚等症。菊花可瀉火疏風，從而清肝明目。雞胸肉200克，菊花9克，料酒、澱粉、蛋清、鹽、豬油各適量。雞胸肉洗淨切片，放入碗內，打入蛋清，加鹽、料酒、澱粉，調勻拌好。菊花加水煎煮5分鐘取汁。鍋內倒入豬油燒熱，放入拌好的雞肉片，翻炒5分鐘後，加入菊花汁翻炒均勻即可。

解毒活血　用於皮膚壞死、惡風濕痹源於血熱而脈絡不潔，污穢漸漸堆積成腐、毒。菊花能理血中熱毒，熱毒消，而脈絡中的污濁散去，肌膚麻木疼痛就可以痊癒。菊花、金銀花各5克，粳米50克。先將粳米加水煮粥，等粥熟時加入金銀花、菊花，稍煮5分鐘即可。可清熱解毒。

緩解視疲勞　石斛、菊花各10克，枸杞子15克。先將石斛用水煎煮半個小時，去藥渣，沖泡菊花和枸杞子，悶10分鐘左右，即可當茶飲服。

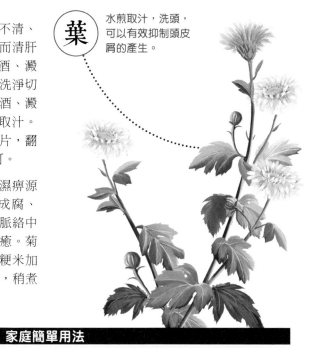

葉　水煎取汁，洗頭，可以有效抑制頭皮屑的產生。

家庭簡單用法

泡茶	生津止渴：菊花10克，蜂蜜適量。菊花洗淨，加適量水，稍煮後保溫30分鐘，過濾後加入適量蜂蜜，攪勻之後飲用。 糖尿病（併發高血壓）：菊花、槐花、綠茶各3克。將所有材料用沸水沖泡，當茶飲用。 咳嗽（燥火型）：菊花3克，桔梗5克，梨1個，冰糖適量。菊花、桔梗加適量水煮開，轉文火繼續煮10分鐘，取汁，加入冰糖拌勻後盛出待涼。梨洗淨削皮，梨肉切丁，加入已涼的菊花水即可。 急性咽喉炎：菊花、麥冬各10克，金銀花、桔梗各15克，板藍根20克，甘草3克，綠茶6克，冰糖適量。將除冰糖外的所有材料研末，用紗布袋裝成3包。取1包浸泡約15分鐘，飲用時加入冰糖即可。
水煎	更年期綜合征：乾百合30克（鮮品加倍），白菊花6克。白菊花略洗拍碎，乾百合先泡發，加水同煎煮，至軟爛後可加適量冰糖服用，有養心安神的作用。
燉湯	肝腎不足引起的目赤腫痛、久視昏暗、迎風流淚：排骨500克，枸杞子、菊花、薑片、鹽各適量。鍋中加水燒開，放入排骨、薑片、枸杞子，武火煮開，改用中火煮約半小時，加入菊花、鹽即可。可解毒明目。

枸杞子 降壓補腎明目

枸杞子可以顯著降低血清膽固醇和甘油三酯的含量，減輕和防止動脈硬化，是高血壓、冠心病病人的保健養生佳品。

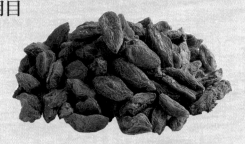

性	平	歸經	肝、腎、肺
味	甘	毒性	無

使用禁忌

一般禁忌：脾虛便溏者慎服。

➤別名
枸杞豆、枸杞果等。

➤道地藥材
寧夏中寧縣是著名的枸杞之鄉。

➤挑選儲存
以顏色紅潤、顆粒飽滿、肉厚者為佳。用高度白酒噴霧拌勻後，裝入無毒性的塑膠袋中，排出空氣，封口存放。也可放入冰箱冷藏。

➤用法用量
煎服：可單味或者配伍其他藥味一同煎服，一般用量為5～15克。

含服：洗淨後放入口中含服至無味後咀嚼咽服。

➤本草成分
枸杞子含有多種氨基酸、碳水化合物和微量元素等，對降血壓有促進作用，還有降血脂、降血糖、抗衰老、抗腫瘤等作用。

傳世名方

【主治】肝腎不足，乾澀眼痛。

【配方】熟地黃、山萸肉、茯苓、山藥、丹皮、澤瀉、枸杞子、菊花各適量。

【制法】煉蜜為丸。

【用法】服之。

——出自《醫級寶鑒》

降壓用法

枸杞子、決明子、沙苑子各30克，洗淨。決明子敲碎，同沙苑子放入紗布袋中，紮口。將枸杞子與藥袋同入砂鍋，加水濃煎2次，每次30分鐘，合併2次煎汁，拌勻即成。除去藥袋，代茶頻飲，食枸杞子。可治高血壓病、血脂異常症。

枸杞子10克，綠茶2克。將枸杞子洗淨，與綠茶同入杯中，加沸水沖泡，加蓋悶10分鐘即成。代茶頻飲，可連續沖服3～5次。主治高血壓病。

功效延伸

滋補肝腎　用於肝腎精血虧虛所致的頭暈目眩、腰膝酸軟、鬚髮早白、失眠健忘等，亦用於肝腎陰虛所致的潮熱盜汗、五心煩熱，還可以用於糖尿病。枸杞子100克，溫開水洗淨，焙乾，放入口中含服至淡而無味後咀嚼咽服。每日3次，每次10粒。可滋補肝腎，治療失眠、健忘、心煩、耳鳴等。

治療慢性萎縮性胃炎　春季可單服，每天飯前空腹嚼服20克枸杞子，可治療慢性萎縮性胃炎。每晚嚼服30克枸杞子，對老年人夜間口乾症也有改善作用，可與黃耆煮水喝。

益精明目 用於肝腎陰血虧虛所致的目昏不明、視力減退等。枸杞子30克，豬肝100克，食用油、鹽各適量。將豬肝洗淨後切片，與洗淨的枸杞子同入鍋中，煮熟後加入食用油、鹽，再沸即可。吃豬肝及枸杞子，飲湯，當天吃完。

消除眼疲勞 夏季可用枸杞子與菊花、金銀花、膨大海和冰糖一起泡水喝，常服可以消除眼疲勞。

滋陰祛燥，散寒 秋季與梨、百合、銀耳、山楂等製成羹類，可滋陰祛燥。冬季與龍眼、大棗、山藥等搭配煮粥，或與羊肉一同燉煮，散寒的同時不至於上火。

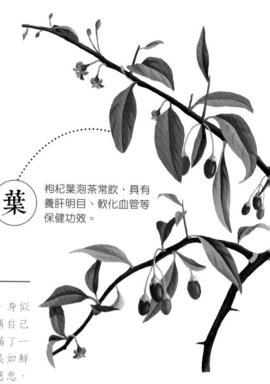

葉 枸杞葉泡茶常飲，具有養肝明目、軟化血管等保健功效。

📖 **聽故事記中藥**

傳說李時珍採藥來到一座山上，遇見一位妙齡少女，身似楊柳，貌若桃花，膚若美玉。與其聊天，少女竟稱自己已有百歲。她帶李時珍來到一叢草木旁，枝條上結滿了一個個紅潤欲滴的小果子，放嘴裡一嘗，清香甘甜，美如鮮果。百歲少女說：「我看你像個採藥郎中，且心地慈悲，今天就把我們祖傳的這一味藥傳於你。這種小紅果叫枸杞子，它能滋補肝腎、生津止渴、美容養顏，久服可長生不老。」李時珍叩謝相別，後來就將這味藥用於治病了。

家庭簡單用法

水煎	老年性肝腎陰虛型白內障：枸杞子15克，龍眼肉30克。同入鍋中水煮半個小時即可飲用。此飲可滋養肝腎、益血明目。
泡茶	口舌生瘡、面部痤瘡：枸杞子10克，苦丁茶、菊花各3克，蓮心1克。將以上4味放入杯中，以沸水沖泡，加蓋悶10分鐘後即成。代茶頻飲，可連續沖泡3～5次。可滋陰降火，明目除痤。
煮粥	頭暈、耳鳴、失眠：枸杞子20克，粳米100克，冰糖10克。洗淨後同入砂鍋，加水適量煮粥，粥將熟時加入冰糖稍煮即成。早晚餐食用。可滋補肝腎，益精明目。
燉湯	頭暈目眩、腰膝酸軟、失眠健忘：羊肝150克，枸杞子10克，調料適量。將羊肝洗淨切片，放入枸杞子，燉煮1小時，加調料適量，吃肝喝湯，能養肝益腎。
調拌	視力下降，牙齒、骨骼發育不良，牙齒過早脫落：豆腐250克，鮮枸杞子30克，鹽、醬油、白糖、香油各適量。將豆腐切成小丁燙一下，用刀切碎。將燙過的豆腐同枸杞子拌勻，放入鹽、醬油、白糖、香油，拌勻即成。當菜佐餐，隨意食用。可滋補肝腎，益氣健脾。

桑寄生
降壓安胎祛風濕

中醫臨床表明，桑寄生對治療高血壓具有明顯的輔助效果。高血壓一病，中醫學屬眩暈範疇，使用桑寄生治療高血壓是取其補肝腎，調通血脈，祛風之效。

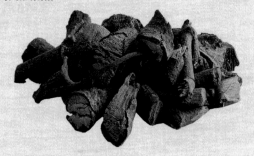

性	平	歸經	腎、肝
味	苦、甘	毒性	無

使用禁忌

一般禁忌：胃酸過多者慎服。

降壓用法

桑寄生60克，決明子50克，同入砂鍋，加水500毫升，武火煮沸後改文火煎至150毫升。早晚各服75毫升，每日1劑，30日為1個療程。可養肝明目，降壓通便，主治高血壓病。治療期間不用西藥，忌食動物脂肪、豬內臟、豬頭、豬腳，多食蔬菜，每日步行萬步。

用桑寄生煎湯代茶，也對治療高血壓具有明顯的輔助療效。桑寄生茶的製作方法是，取桑寄生乾品15克，煎煮15分鐘後飲用，每日早晚各1次。

功效延伸

補肝腎，安胎 用於肝腎虧虛所致的胎漏、胎動不安、習慣性流產、目暗昏花、視力不清、腰膝酸軟等病症。

桑寄生可入菜肴食用，與其他食材如烏骨雞、鴨等燉服。或者水煎取汁，與粳米同煮為粥。桑寄生50克，雞蛋2個，同放在砂鍋內，煲煮1.5個小時，加適量紅糖，吃雞蛋喝湯。可強壯筋骨、養血祛風、安胎。適合女性體虛者或者孕婦食用。

祛風濕，強筋骨 用於腰膝酸痛、風濕痹痛等病症。桑寄生10～15克，文火慢煎，去渣飲汁。每日1劑，可治療腰膝酸痛、風濕痹痛、胎動、習慣性流產等。

桑寄生9克，桂枝15克，冰糖適量。將以上2味中藥放入砂鍋內，加適量水，用武火煮10分鐘，轉用文火繼續煲約1小時，加適量冰糖，等冰糖溶化後熄火，代茶飲。可補肝腎，強筋骨。

補血和血 桑寄生味甘，甘能補血，血充盈則充肌膚、堅髮、堅齒、長鬚眉。用於瘀血性胃炎、月經不調、咯血、少白頭、牙齒鬆動等症。

桑寄生、何首烏各30克，雞蛋3個，白糖適量。一同放入砂鍋內，加水適量，武火煮沸後，文火煮40分鐘，撈起雞蛋去殼，再放入鍋內煮40分鐘，加白糖調味，煮沸即可。

傳世名方

【主治】膈氣（食物吞咽受阻，或食入即吐）。
【配方】生桑寄生適量。
【制法】搗汁一盞。
【用法】服之。
——出自《瀕湖集簡方》

➤別名

蔦、桑上寄生、寄屑、寄生樹、寄生草、寓木、宛童等。

➤道地藥材

主產於廣東、廣西等地。

➤挑選儲存

以條勻、枝嫩、色黃綠、帶葉、整齊不碎者為佳。曬乾儲存。

➤用法用量

煎服：單味文火慢煎，去渣飲汁，用量一般為10～15克，或者配伍其他藥味一起煎服。

泡酒：桑寄生浸入適量優質白酒中，浸泡數周後飲酒。

外用：鮮品搗爛外敷患處。

➤本草成分

桑寄生含黃酮類化合物，主要為廣寄生苷、槲皮素、槲皮苷、萹蓄苷及少量的右旋兒茶酚等成分，具有降血壓、增加冠脈流量、改善冠狀動脈迴圈、抗病原微生物、抗乙肝表面抗原、利尿等作用。

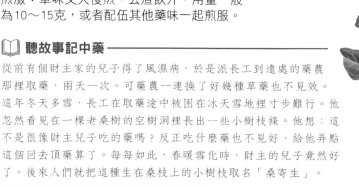

冬季至次春採割，帶葉莖枝入藥。

📖 聽故事記中藥

從前有個財主家的兒子得了風濕病，於是派長工到遠處的藥農那裡取藥，兩天一次。可藥農一連換了好幾種草藥也不見效。這年冬天多雪，長工在取藥途中被困在冰天雪地裡寸步難行。他忽然看見在一棵老桑樹的空樹洞裡長出一些小樹枝條。他想：這不是很像財主兒子吃的藥嗎？反正吃什麼藥也不見好，給他弄點這個回去頂藥算了。每每如此，春暖雪化時，財主的兒子竟然好了。後來人們就把這種生在桑枝上的小樹枝取名「桑寄生」。

家庭簡單用法	
沖服	冠心病、心絞痛：桑寄生100克，焙乾研粉。用開水沖服，每次10克，每日2次，連服2個月。可養陰通絡。
水煎	毒痢膿血（無明顯寒熱）：桑寄生100克，防風、川芎各20克，炙甘草30克。上述諸藥研成粉末。每次取20克，加水300毫升，煎至200毫升，和渣服。可解毒止痢。
	胎動不安，妊娠腰疼：桑寄生30克，微炒過的艾葉、阿膠末各20克。先水煎前2味藥，濾汁，然後加入阿膠末攪至溶化飲用。每日1次。可舒筋活絡，利關節，養血安神。
燉湯	濕熱泄瀉、陰癢、白帶、下肢關節腫痛、濕腳氣感染：桑寄生、蘆根各15克，黃鱔3條，鹽適量。黃鱔處理乾淨，與桑寄生、蘆根一同放入砂鍋中，加水熬成湯，加鹽調味。可清熱利濕。
	糖尿病：桑寄生、豬瘦肉各90克，夏枯草15克，鹽適量。桑寄生、夏枯草分別洗淨，豬瘦肉洗淨切片，一起文火煲湯，加鹽調味食用。
	風濕痹痛：豬脊骨適量，狗脊15克，桑枝75克，桑寄生、赤小豆、老薑各50克，鹽適量。一起煲湯食用。
外用	瘡癤、潰瘍：桑寄生鮮品搗爛外敷患處，可以治療瘡癤、潰瘍、凍傷等。

決明子 降壓清肝通便

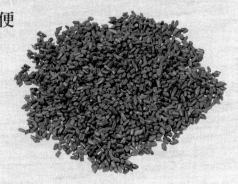

決明子提取物有一定的降壓作用，此外，決明子中還含有大黃素、大黃酚等有機物，有通便的作用，特別適合高血壓、高血脂兼有便秘者服用。

性	微寒	歸經	肝、大腸
味	甘、苦、鹹	毒性	無

使用禁忌

一般禁忌：氣虛便溏者、血壓低者不宜服用。

煎煮禁忌：決明子用於潤腸通便時不宜久煎。

➢別名

草決明、江南豆、假綠豆、狗屎豆等。

➢道地藥材

主要產於安徽、廣西、四川、浙江、廣東等地。

➢挑選儲存

主要藥用部位為乾燥種子，以顆粒飽滿、均勻、色綠棕者為佳品。放在陰涼乾燥處，防潮、防蟲蛀。

➢用法用量

煎服：5～15克，大劑量可用30克。

泡茶：15克泡茶飲用，至茶水無色。

外用：取適量，研末調敷。

➢本草成分

決明子含大黃素、蘆薈大黃素、大黃酚、決明內酯、維生素等，有降壓、瀉下、抑菌、收縮子宮等作用。

傳世名方

【主治】雀盲（夜盲症）。
【配方】決明子六十克，地膚子三十克。
【制法】上藥，搗細羅為散。
【用法】每於食後，以清粥飲調下三克。
——出自《太平聖惠方》

降壓用法

用決明子泡茶可輔助治療肝火亢盛型高血壓病、高脂血症，對兼有大便乾結者尤為適宜。決明子30克，綠茶2克。將決明子放入鍋中，用文火炒至微黃（勿焦），與綠茶同入杯中，用沸水沖泡，加蓋悶10～15分鐘。頻頻飲用，一般可沖泡3～5次，每日1劑。可清肝明目，降脂通便。

決明子50克，海帶100克。決明子洗淨；海帶泡發後洗淨，切成細條。加入適量水，煮30分鐘即可食用。可分2次，吃海帶，喝湯。可以治療高血壓眩暈耳鳴、頭痛面紅、急躁易怒。

功效延伸

清肝明目 決明子是中國歷史上使用最早的眼科藥。《神農本草經》中記載：「決明子治青盲、目淫、白膜、眼赤痛、淚出，久服益精光。」入藥用的決明子通常需要經過炒制，再與菊花、枸杞子泡茶飲用。沖入沸水，蓋上蓋悶20分鐘，是極好的清肝明目茶，可改善眼疾。

決明子15克，入鍋炒黃，研末；夏枯草9克，洗淨切碎，同放杯內，開水沖泡當茶服。可清肝明目，降壓。

潤腸通便 決明子有很好的通便作用，決明子、烏龍茶、荷葉各5克，用沸水沖泡15分鐘即可。

決明子15克，粳米100克。決明子洗淨，用火微炒後（或購買炒決明子），放入鍋內，加適量水，煮沸20分鐘，撈出決明子殘渣。粳米淘淨，放入鍋內，再加適量水，待水沸後，改用文火煎煮至粳米粥熟即可食用。食用時可加入適量白糖。此法也可治便秘。

抑菌 決明子30克，水煎約20分鐘，熏洗外陰及陰道，每次15～30分鐘，可以治療黴菌性陰道炎。

📖 **聽故事記中藥**

明代有個老秀才不到60歲就得了眼病。有一天，一位南方藥商從他門前經過，見有幾株野草，就問這草賣不賣。老秀才心想這肯定是藥草，沒有賣給藥商。秋天，這幾株野草結了菱形、灰綠色有光亮的種子。老秀才聞到味道挺香，就每天用它泡水喝，日子一長，眼病居然好了。之後老秀才一直到80多歲還眼明體健，曾作詩一首：「愚翁八十目不瞑，日數蠅頭夜點星，並非生得好眼力，只緣長年飲決明。」

失眠 決明子做的枕頭可防治失眠、落枕。

治療口腔炎症 飲用決明子茶的同時，用決明子水漱口，不但對一般的口腔炎症有效果，還可減輕放射治療後的口、咽部的痛苦。

葉 可用來泡茶，中老年人長期飲用，可使血壓正常，大便通暢。

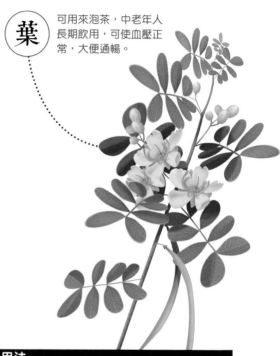

	家庭簡單用法
泡茶	高血壓：決明子30克，洗淨，敲碎，放入杯中，用沸水沖泡，加蓋悶15分鐘即可飲用。代茶頻飲，一般可連續沖泡3～5次，當日吃完。每日服食，2個月為1個療程。 糖尿病（併發視網膜病變）：菊花3克，山楂15克，決明子10克。將決明子搗碎，與其餘2味藥放入熱水瓶內，用沸水沖泡後，蓋嚴瓶蓋，浸泡半小時即可，每日1劑，當茶飲用。
水煎	前列腺增生、習慣性便秘：決明子10克，蜂蜜20克。決明子炒黃，碾碎，放入鍋內，加入適量水，煮20分鐘，趁水稍涼時，加入蜂蜜即可飲用。
煮粥	便秘：決明子15克，白菊花3克，粳米100克，冰糖適量。決明子炒至微有香氣時取出，待冷後與白菊花同煎取汁，去渣，放入粳米煮粥，粥將熟時加入冰糖，再煮5分鐘即成。每天食用1次。可潤腸通便。
燉湯	小便不暢：決明子15克，白菜子20克，豬肉100克，大棗10枚，生薑5片，鹽適量。決明子用紗布包好，將白菜子、豬肉、大棗、生薑洗淨，鍋內加水，水沸後下入全部材料文火煲約1小時至熟，加鹽調味即可。可清熱利尿。

降血脂

絞股藍 降脂健脾養心

絞股藍能降低膽固醇、甘油三酯、低密度脂蛋白，升高高密度脂蛋白，保護血管內壁細胞，阻止脂質在血管壁沉積，可抗動脈硬化，對治療高血脂有顯著療效。

性	寒	歸經	脾、肺
味	甘、苦	毒性	無

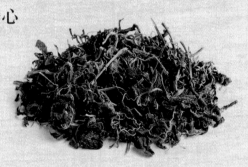

使用禁忌

一般禁忌：虛寒證忌用。
服用禁忌：不可超量使用。少數人服用本品會出現噁心嘔吐、腹脹腹瀉、頭暈眼花的症狀。

➤ **別名**

七葉膽、甘茶蔓、五葉參等。

➤ **道地藥材**

主產於長江南岸、神農架、星斗山等地。

➤ **挑選儲存**

以莖纖細，顏色呈灰棕色或暗棕色，表面具縱溝紋，被稀疏毛茸，具草腥氣者為佳。放置於陰涼、乾燥處。

➤ **用法用量**

煎服：一般用量10～20克，加適量水煎2次，2次藥汁混合，代茶飲，每日1劑。

泡茶：每天10～20克，用沸水沖泡，加蓋悶數分鐘，趁熱溫服，沖茶至味淡。

➤ **本草成分**

絞股藍至少含有4種以上與人參皂苷完全相同的有效成分，此外，它還有一種特殊成分—甘茶蔓糖苷。它具有降血脂、抗血栓作用，可以提高機體免疫力、提高抗應激能力，還具有延緩衰老、抗潰瘍、鎮靜催眠、鎮痛、抗腫瘤作用。

降脂用法

野生絞股藍，根莖葉洗淨，曬乾，切碎製成絞股藍茶。每次3～5克，開水沖泡，以500毫升水為宜，加蓋悶泡3分鐘左右。保健量每天3～5克，治療量每天9克以上，可有效促進人體脂肪代謝並使之平衡，從而達到降血脂、逆轉脂肪肝等效果，同時對減肥、通便、排毒、促睡眠效果顯著。

絞股藍、銀杏葉各10克，分別洗淨，曬乾研末，一分為二，裝入綿紙袋中，封口掛線，備用。每日2次，每次取1袋，用沸水沖泡，加蓋悶15分鐘，代茶，頻頻飲用。一般每袋可連續沖泡3～5次。可清熱化痰、益氣降濁、降血脂。適用於各種類型的高脂血症。

功效延伸

益氣健脾 用於脾氣虛所致的體倦乏力、納食不佳、食少便溏等病症。絞股藍15克，大棗10枚。將絞股藍、大棗洗淨，瀝去水分，切碎，一同放入砂鍋，加足量水，中火煨煮30分鐘，收取汁液2000毫升即成。每日2次，每次1000毫升，頻頻飲用，當日吃完。可清熱養陰，補氣健脾，養心安神。

補肺潤燥 用於肺陰虛所致的肺中燥熱、咳嗽痰黏、乾咳無痰等病症。絞股藍能益肺

家用中藥大補帖

氣，清肺熱，又有化痰止咳之效。絞股藍30克，白酒500毫升。將絞股藍放入乾淨容器內，倒入白酒，密封，浸泡1周。每次服用15毫升，每日2次，早晚服用。可益氣健脾，補肺潤燥，養心安神。

養心安神 用於心脾氣虛所致的體倦乏力、動則氣喘、胸悶氣促、心慌失眠等病症。絞股藍3克，牛奶250毫升。將絞股藍研成細粉，加入煮沸的牛奶中即成。與早餐一同飲服。可補氣強身，增強免疫力。

補五臟、強身體、抗癌 絞股藍3克，用開水沖泡10分鐘，代茶頻飲，不拘時服。有補五臟、強身體、抗癌的功效。適用於虛證，尤其是體弱多病者。

📖 **聽故事記中藥**

明朝初期，庶草荒蕪，民不聊生。燕王朱棣考核可救饑饉的野生植物414種，證實其花實根幹皮葉之可食者，分草、木、穀、果、菜五部，逐一繪圖說明，取名《救荒本草》，以備荒年充饑之用。該書刊於1404年，在食療與營養學方面有著相當大的貢獻。被後人譽為「南方人參」的絞股藍，首次被收錄在此書中。

改善病毒性肝炎 絞股藍15克，金錢草50克，紅糖適量。水煎服。絞股藍與具有清熱利濕、退黃功效的金錢草一同使用，對病毒性肝炎具有很好的改善效果。

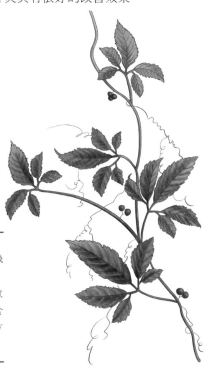

家庭簡單用法

泡茶	體倦乏力，氣短氣喘，心慌胸悶，失眠健忘：絞股藍、枸杞子各15克。將絞股藍、枸杞子分別揀雜後洗淨，曬乾，放入大號茶杯中，用沸水沖泡，加蓋，悶15分鐘即可飲用。代茶頻頻飲用，一般可連續沖泡3～5次。可滋補肝腎，增強免疫力。
調羹	四肢困重，頭暈眼花，食慾缺乏：絞股藍15克，薏苡仁30克，赤小豆50克。絞股藍洗淨切碎後入砂鍋，加水適量，用中火煎煮30分鐘，去渣取汁。將薏苡仁、赤小豆淘淨後同入砂鍋，加水適量，武火煮沸改用文火煨煮1小時，待呈黏稠狀，加絞股藍煎汁，拌和均勻，繼續以文火煨煮成羹即成。早、晚分服。可清熱利濕，滋陰健脾。
煮粥	食少便溏、神疲乏力、易於外感：絞股藍10克，粳米100克。絞股藍煎取藥汁，與淘淨的粳米同煮成粥。當早餐，隨意食用。可補氣健脾。
水煎	神疲乏力、失眠、健忘：絞股藍10克，大棗5枚。用水煎服。絞股藍與甘潤溫和、補脾胃、益氣血的大棗配合，能發揮很好的抗疲勞、促深睡、提高記憶力作用。

荷葉 清熱解暑降血脂

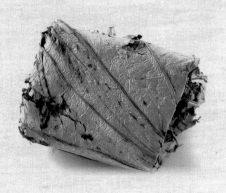

　　荷葉色青綠，氣味芬芳，是傳統藥膳中常選用的原料。荷葉有清暑利濕、升發清陽、涼血止血等功效。現代研究證實，荷葉還有良好的降血脂、降膽固醇和減肥的作用，其食療範圍進一步擴大。

性	平	歸經	肝、脾、腎
味	苦	毒性	無

使用禁忌

一般禁忌：體瘦、氣血虛弱者忌用；孕婦忌用。

服用禁忌：《本草綱目》稱「畏桐油、茯苓、白銀」。

降脂用法

　　荷葉最大的功用在於降脂減肥，對下肢水腫尤其有療效。自製荷葉茶不用煮，用沸水沖泡乾荷葉10克或鮮荷葉20克，蓋上蓋子，悶5～6分鐘即可飲用，這樣泡出來的荷葉茶減肥效果最好。最好是在飯前空腹飲用，並且只喝第1次泡的茶湯，若經多次沖泡，效果就相對較差。

功效延伸

清暑化濕　可用於上焦邪盛所致的頭脹胸悶、口渴、小便短赤、暑熱等。中醫認為，荷葉清暑化濕的效果很好，而且它有一種天然的清香，能增進食慾。把一大張荷葉墊在電鍋或砂鍋裡蒸飯吃，開胃的同時能幫助身體驅趕暑濕邪氣。

清熱解暑、升清降濁　荷葉除了用於蒸飯，還可包裹其他食材，有名的叫花雞，就是用荷葉包裹，埋入泥中烤制，這樣製作的烤雞不油膩，還有荷葉的清香。荷葉除了包雞，還可包蟹。荷葉包螃蟹蒸熟食，能清熱解暑、升清降濁。

清熱利尿　荷葉10克，鮮冬瓜250克，鹽適量。將荷葉洗淨，撕成碎片。冬瓜洗淨，去皮、瓤，切成片。將荷葉片、冬瓜片一起放入鍋中，加水適量煮成湯，煮沸後揀去荷葉，加鹽調味即可。

止渴健脾　兔肉250克，荷葉20克，生薑、鹽、醬油、醋、香油各適量。將兔肉洗淨，切成大塊，放入鍋內。荷葉洗淨，切成小片，與生薑一同放入鍋內。鍋內加適量水、鹽，用武火煮開，再改成文火燜煮至兔肉熟透，撈出，切成細丁，加醬油、醋、香油拌勻即可。

治療產後心痛　荷葉還有一個鮮為人知的療效，治產後心痛。中醫認為，產後心痛是惡露沒有排乾淨的緣故，把荷葉炒乾，製成末，用開水沖服，很快即癒。

緩解心悸　荷葉8克，山楂、決明子各15克。洗淨後用小紗布袋包好放到鍋裡，加適量水，先用武火煮開，再改文火繼續熬煮半小時。將茶水倒入保溫杯中，口渴的時候隨時飲用。

➤別名

蓮花莖、蓮莖、藲。

➤道地藥材

中國大部分地區均產。

➤挑選儲存

以葉大、完整、色綠、無斑點者為佳。置陰涼乾燥處，防潮。

➤用法用量

煎服：一般用量6～10克。清熱解暑宜生用，散瘀止血宜炒炭用。

➤本草成分

荷葉含有蓮鹼、原荷葉鹼和荷葉鹼等多種生物鹼及維生素C、多醣，有清熱解毒、涼血、止血的作用。

📖 聽故事記中藥 ───────

荷花亦稱蓮花。民間傳說農曆六月二十四日是荷花生日，因此荷花有「六月花神」之稱。荷葉性平味苦，有清暑辟穢、化瘀止血的功用。每逢夏季，在炎熱的南方，民間多有吃荷葉粥的習慣。它的做法是選用新鮮荷葉一張，洗淨煎湯，再用荷葉湯同新粳米煮成稀薄粥，待粥將成時，加入適量冰糖，稍煮即可。荷葉粥有解暑熱、降血脂、降血壓及減肥的功效，適應於夏天治療暑熱病症及頭昏腦漲、胸悶煩渴、小便短赤等症。

傳世名方

【主治】秋時晚發之伏暑，並治濕溫初起。

【配方】連翹（去心）、瓜蔞殼、茯苓各九克，陳皮五克，制半夏、佩蘭葉各三克，甘草兩克，杏仁（去皮、尖、研）六克，加荷葉六克為引。

【制法】水煎。

【用法】服之。

──出自《時病論》

荷梗

煎服，10～15克，可通氣寬胸，和胃安胎，主治外感暑濕、胸悶不暢、妊娠嘔吐、胎動不安。

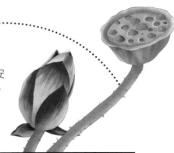

家庭簡單用法

泡茶	肥胖：山楂片15克，荷葉、決明子各10克，菊花5克。沸水沖泡飲用。 脂肪肝：荷葉、陳皮各15克，薏苡仁、山楂各20克。將夏日採集的新鮮荷葉洗淨後切成絲，晾乾。將陳皮、山楂、薏苡仁一同研為細末，與荷葉泡茶即可。
水煎	減肥瘦身、降脂降壓：鮮荷葉12克，山楂15克，綠茶3克。將山楂、荷葉洗淨，加水一同煎煮，濾去渣，取沸湯沖泡綠茶即可。肥胖者每日飲用，可減肥瘦身、降脂降壓。
煮粥	祛暑清熱：乾荷葉10克，粳米200克，蓮子50克，枸杞子、冰糖各適量。將蓮子、枸杞子用水泡發。鍋內倒入水，放入乾荷葉，武火煮半小時左右。將荷葉撈出，放入粳米，煮至半熟時放入蓮子煮一會兒，加入枸杞子煮開後，放冰糖拌匀即可。
燉湯	牙齦炎：鮮荷葉30克，洗淨切大塊，加入藕節50克，同煮清湯飲用。本方具有涼血、止血的功效。
隔水蒸	肝病後恢復、體質過弱：荷葉1張，乳鴿1隻，鹽適量。乳鴿去毛、內臟，洗淨，加鹽，用荷葉包裹上籠蒸熟，食用。

玉竹 降脂滋陰養胃

研究表明，玉竹含有山柰酚、槲皮素，能增加冠狀動脈血流量，降低血脂，促進腎上腺素的合成，因而有降脂強心的作用。

性	微寒	**歸經**	肺、腎
味	甘	**毒性**	無

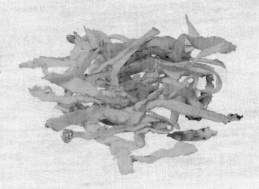

使用禁忌

使用禁忌：痰濕氣滯者禁服；脾虛便溏者慎服。

降脂用法

玉竹、黨參各40克，粉碎後製成蜜丸4丸。每日2次，每次2丸。連服45日為1個療程，停10日再進行第2個療程。可滋陰降脂，主治血脂異常。也可用玉竹20克，金櫻子35克，生山楂15克。水煎濃縮成沖劑，分服，有明顯的降脂作用。

玉竹12克，綠豆芽200克，蔥花25克，薑片10克，清湯、鹽各適量。將綠豆芽、玉竹洗淨，玉竹入鍋，加清湯、薑片，燒沸10分鐘後，放綠豆芽燒沸，起鍋放鹽、蔥花即成。有降脂減肥、潤肺生津的功效。

傳世名方

【主治】發熱口乾，小便澀。
【配方】玉竹一百五十克。
【制法】煮汁。
【用法】飲之。
——出自《外台秘要方》

功效延伸

滋陰潤肺 用於肺熱乾咳、久咳聲啞、陰虛勞嗽、乾咳痰黏、咳嗽咯血，並伴有潮熱盜汗、五心煩熱等。玉竹12克，杏仁、石膏、麥冬各9克，生甘草6克。上述諸藥同入砂鍋，加水適量，先浸30分鐘，再煎煮30分鐘，取汁。上、下午分服，每日1劑。可滋陰清肺。

養胃生津 用於胃陰不足所致的食慾缺乏、倦怠乏力、咽乾口渴、大便乾結等。玉竹、蔗糖各500克。取玉竹碎斷，加水煎煮3次，取濾液濃縮至清膏。另取蔗糖製成糖漿，加入清膏，攪勻，繼續濃縮至稠膏，約製成1000克。每服1匙，口服或溫開水沖服，每日2次。可補中益氣，潤肺生津。

治療陰虛肺燥有熱 玉竹適用於陰虛肺燥有熱的乾咳少痰、咯血、聲音嘶啞等症，常與沙參、麥冬、桑葉等同用。治療陰虛上火發炎、咯血、咽乾、失音，可與麥冬、地黃、貝母等同用。玉竹與疏散風熱的薄荷、淡豆豉等同用，可促使發汗而不傷陰。

緩解皮膚衰老 玉竹富含維生素A類物質和黏液質，與富含膠原蛋白的雞腳、鴨腳搭配，可使皮膚水分充足，保持彈性，從而防止皮膚鬆弛起皺紋。玉竹30克，雞腳2對，文火煲至雞腳上的肉脫骨，加鹽調味，吃時放幾滴醋即可。

家用中藥大補帖

> **別名**

尾參、葳蕤、玉參、鈴鐺菜等。

> **道地藥材**

主產於河南、湖南、江蘇、浙江等地。

> **挑選儲存**

以條長、肉肥、黃白色、光澤柔潤者為佳。置於乾燥通風處，防黴蛀走油。

> **用法用量**

煎服：為6～12克，鮮品加倍。

📖 **聽故事記中藥**

相傳，唐代有一位宮女，因不堪忍受皇帝蹂躪逃出宮，躲入深山老林之中。她無食充飢便採玉竹為食，久而久之，身體輕盈如燕，皮膚光潔似玉。後來宮女與一獵人相遇，結廬深山，生兒育女，到60歲時，一家人才回到家鄉。家鄉父老見她依然是當年進宮時的青春容貌，驚嘆不已。便問是吃了什麼藥，當時也沒合適的名字，因其莖梗看起來像玉，葉如竹葉，便取名為玉竹。

外用：研末調敷，或煎湯塗，亦可鮮品搗汁抹。

> **本草成分**

玉竹根莖含黏液質、微量皂苷等成分，可使外周血管和冠狀動脈擴張，有降脂、耐缺氧等作用。對血壓和心肌搏動則隨劑量不同而有雙向的效果：大劑量可短暫地降壓、增強心肌搏動；小劑量則可使血壓上升，減弱心肌搏動。

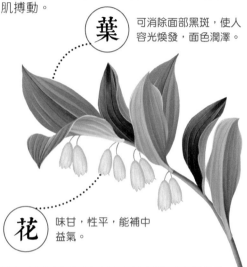

葉 可消除面部黑斑，使人容光煥發，面色潤澤。

花 味甘，性平，能補中益氣。

家庭簡單用法

水煎	氣陰兩虛型糖尿病：玉竹、黃精各20克，洗淨，曬乾，切片，放入砂鍋，加水煎成稠汁約300毫升。代茶頻飲，當天服完。
	熱病傷陰、口乾思飲、大便乾燥：玉竹、北沙參、石斛、麥冬各15克，烏梅5枚，冰糖適量。水煎取汁，加冰糖調味，代茶時時飲之。
	小便不暢：玉竹30克，芭蕉120克，滑石粉10克。玉竹、芭蕉，水煎取汁，沖入滑石粉。分3次服用，飯前服。
隔水蒸	少氣懶言、心悸失眠、咽乾口渴、自汗盜汗、倦怠乏力：玉竹20克，白參片5克，雞腿2個，黃酒、鹽各適量。雞腿剁大塊，洗淨。玉竹洗淨，和雞塊、白參片一道放進燉鍋內，加調味料和4碗水，並以保鮮膜覆蓋住鍋口。隔水蒸約30分鐘，待雞肉熟透即可食用。可補中益氣，潤肺安神。
炒菜	肺熱乾咳、潮熱盜汗、陰虛勞嗽：玉竹20克，苦瓜300克。加調料適量炒食。能清火、養陰潤燥。
燉湯	心煩失眠、潮熱盜汗、五心煩熱：玉竹20克，豬肝200克，食物油、鹽各適量。玉竹入砂鍋，加水浸30分鐘後煎煮30分鐘，取汁。豬肝洗淨切片，放入鍋內一同煨湯，豬肝熟後加入食用油、鹽調味，再煮沸即成。當湯佐餐，隨意食用。可清熱滋陰，養血明目。

117味中藥對症速查

045

沙苑子

降脂補腎養肝

研究發現，沙苑子總黃酮具有顯著的降血脂作用，能明顯降低血清膽固醇、甘油三酯，並能增加腦血流量。

性 溫		**歸經** 肝、腎	
味 甘		**毒性** 無	

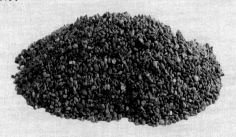

使用禁忌

一般禁忌：相火偏旺之遺精者忌服；膀胱濕熱之淋濁帶下者禁服。

➤別名
潼蒺藜、沙苑蒺藜、沙蒺藜等。

➤道地藥材
主產於內蒙古、東北、西北地方。

➤挑選儲存
以飽滿、均勻者為佳。乾燥儲存。

➤用法用量
煎服：單味文火慢煎，去渣飲汁，用量一般為10～20克，

或者配伍其他藥味一起煎服。

泡酒：沙苑子浸入適量優質白酒中，浸泡數周後飲酒。

➤本草成分
沙苑子含黃酮類、蛋白質、多種氨基酸、脂肪酸及微量元素，具有降脂、降壓、增加腦血流量、抗利尿、抑制血小板聚集、抗腫瘤、鎮痛、抗疲勞、保肝及增強免疫力等作用。

傳世名方

【主治】脾胃虛，飲食不消，濕熱成鼓脹。

【配方】沙苑子六十克（酒拌炒），蒼朮二百四十克（米泔水浸一日，曬乾，炒）。

【制法】共研為末。

【用法】每服九克，米湯調服。

——出自《本草匯言》

降脂用法

沙苑子30克，白菊花10克。上兩味藥同入鍋，加水煎煮成300毫升。分6次，當茶飲，溫服。當日服完。此法可以降低血脂，平補肝腎，降壓明目。主治高脂血症及高血壓病引起的頭昏、目眩、腰痛、尿頻等症，辨證治療肝腎不足。

功效延伸

補腎益精 主治腎精不足所致的腰膝酸軟、耳聾耳鳴、陽痿、遺精遺尿、不孕不育、胎漏、胎動不安等。取沙苑子10～15克，用文火慢煎，去渣飲汁，早晚各1次。可治療腎虛腰疼。

取沙苑子，用鹽水拌勻，稍悶，用文火加熱，炒至棕黃色，鼓起，有香氣逸出，取出放涼。有補腎固精的作用。

養肝明目 用於肝腎兩虛所致的視物模糊、視力減退等病症。沙苑子可入菜肴食用，與其他食材如烏骨雞、鴨等燉服。或者水煎取汁，與粳米同煮為粥。可以養肝明目等。

沙苑子、菟絲子各15克，枸杞子、補骨脂、炒杜仲各9克。上述諸藥同入砂鍋，加水500毫升，武火煮沸後改文火煮20分鐘，倒出汁液，再煎1次，2次藥汁混合。每日

1劑，每日2次，上、下午服用。可補腎益精，養肝明目。

雖然兩種蒺藜都有明目作用，但白蒺藜長於平肝疏風，潼蒺藜則長於補肝益腎，用於明目的機理不同。二者在形態、大小、色澤方面也相差很大，臨床應用時需注意鑒別。

鑒別用藥

白蒺藜、潼蒺藜

常用的蒺藜有白蒺藜和潼蒺藜兩種。白蒺藜（又名刺蒺藜）歸屬平肝息風藥，潼蒺藜（又名沙苑蒺藜，即沙苑子）歸屬補陽藥。

📖 **聽故事記中藥**

相傳，唐朝永樂公主自小就面黃髮焦，常常生病。安史之亂中，公主與皇家失散，在今日陝西沙苑一帶被人收留。公主常到沙灘上找沙苑子泡茶喝。三年後，公主神采奕奕，簡直像換了個人。後來她回到長安，向皇上詳細說了沙苑子的妙用。皇上一連試用了半月，果覺神清氣爽，耳聰目明，遂令鳳翔縣每年進貢沙苑子入宮。從此這沙灘上的野草變成了一味名藥。

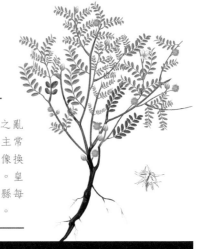

家庭簡單用法	
製丸	脾腎不足、眼目昏花、視物不清、腰酸氣短：沙苑子500克，黃耆、炒白朮各150克，當歸、菟絲子、山藥各100克，茯苓、白扁豆、芡實（麩炒）、陳皮各50克。以上10味，粉碎成細粉，過篩，混勻。煉蜜製成大蜜丸，每丸重6克。口服，每次2丸，每日2次。可健脾補腎，益氣明目。
泡酒	腎虛陽痿、腰痛：沙苑子30克，韭菜子10克，杜仲15克，白酒500毫升。將中藥浸於酒中，密封浸泡10日即可服用。每次飲1小杯。
水煎	老年人多尿、遺尿：沙苑子、覆盆子、金櫻子、桑螵蛸各10克。用水煎煮後代茶飲。
煮粥	腎虛腰膝酸痛、遺精早洩、夜尿頻數等：沙苑子20克，粳米100克，冰糖適量。沙苑子洗淨，用紗布包好；粳米淘淨。砂鍋置火上，加水適量，放入粳米、藥包煮粥，至米爛湯稠、表面浮有粥油時，加冰糖，再煮5分鐘。早晚溫熱食。
燉湯	肝腎不足所致的目暗昏花、視物不清、腰膝酸軟：豬肝300克，枸杞子10克，沙苑子30克，雞蛋1個，上湯2000毫升，蔥段、薑片、料酒、乾澱粉、鹽各適量。豬肝洗淨，去筋膜切片。蛋清與乾澱粉調成蛋糊，將豬肝漿好。沙苑子用水煎煮2次取濃汁。起鍋，摻料酒加上湯調味，除豬肝外全入鍋，武火燒開後放豬肝，水再沸改文火，入藥汁再煲10分鐘，加鹽調味即可。有益腎養血、養肝明目之效。
	腎精不固型遺精：魚鰾15克，沙苑子10克，菟絲子12克，五味子9克。將魚鰾洗淨，與沙苑子、菟絲子、五味子同放入砂鍋，加適量水，先用武火煮沸，再用文火煨煮1小時，加鹽，調勻即成。每日2次，取溫湯服，當日服完。可補腎固精。

117味中藥對症速查

薏苡仁 降脂清熱健脾

薏苡仁是禾本科植物中最滋養、易於消化的穀物，含有脂肪油、薏苡仁酯等成分，有降血脂、降血糖、解熱、鎮靜、鎮痛、抗腫瘤等作用。

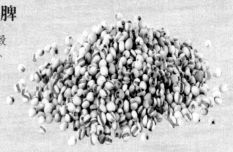

性 涼	**歸經** 脾、肺、腎
味 甘、淡	**毒性** 無

使用禁忌

一般禁忌：津液不足者忌用；孕婦慎用。

➤別名
薏米、苡米、苡仁、米仁等。

➤道地藥材
主產於四川、福建、河北、遼寧、廣東、海南等地。

➤挑選儲存
以粒大、飽滿、色白、完整者為佳。易生蟲，需經常翻曬。

➤用法用量
煎服：薏苡仁同其他藥配伍使用，一般用量為10～50克。

➤本草成分
薏苡仁含蛋白質、脂類、膳食纖維、醣類及多種維生素和微量元素，具有降血脂、降血糖、誘發排卵的作用。此外，薏苡仁還能增加激素調節、促進免疫系統和酶系統功能，對於細胞免疫、體液免疫有促進作用。

傳世名方
【主治】久風濕痹，補正氣，利腸胃，消水腫，除胸中邪氣，治筋脈拘攣。
【配方】薏苡仁、粳米各適量。
【制法】薏苡仁為末，同粳米煮粥。
【用法】日日食之。
——出自《本草匯言》

降脂用法

芹菜250克，薏苡仁100克。芹菜擇洗乾淨，切末。薏苡仁洗淨，放入砂鍋，加適量水，武火煮沸，改用文火煨煮30分鐘，調入芹菜末，拌勻，繼續用文火煨煮成黏稠粥即成。早晚分食。可平肝降壓，調脂減肥，清熱解毒。

薏苡仁、海帶各20克，雞蛋2個，食用油、鹽、胡椒粉各適量。將海帶洗淨切條，與洗淨的薏苡仁一同放入高壓鍋內，加水燉至極爛。炒鍋上武火，放油燒熱，將打勻的雞蛋炒熟，立即將海帶、薏苡仁連湯倒入，加鹽、胡椒粉，燉煮片刻，起鍋即成。可佐餐食用，降脂降壓，利濕軟堅。

功效延伸

補氣健脾 適用於神疲乏力、食慾缺乏、面色少華、少氣懶言等病症。薏苡仁50克，蜂蜜適量。將薏苡仁淘洗乾淨，加入適量水煮稀粥，再調入蜂蜜拌勻。每日1劑，分1～2次服用，連續食用3日。可補氣健脾，清化濕熱。

利水滲濕 適用於水腫腳氣、淋濁、白帶量多質稀等病症。每天取薏苡仁10～20克，用沸水沖泡，加蓋悶數分鐘，趁熱溫服，有利水滲濕的功效。

薏苡仁、車前草、赤小豆、炙甘草各10克。上述諸藥同入砂鍋，加水500毫升，文

火煎，取汁200毫升，二煎加水300毫升，取汁200毫升，2次藥汁混合。上、下午分服，每日1劑。可健脾利水，去水腫。

清熱排膿 適用於肺痿、腸癰、癰瘍破潰、膿出不暢等病症。薏苡仁30克，制附子6克，敗醬草15克。上述3味藥研成粉末，放入砂鍋，加水300毫升，文火煎取汁200毫升。一次服完，每日1劑。可清熱排膿。

📖 **聽故事記中藥**

相傳東漢時期，南方流行「腳氣病（維生素B1缺乏）」。「伏波將軍」馬援時奉命率兵遠征廣西，軍中士卒多北方人，染此病無法打仗。馬援下令：只要有人獻方治病，賞銀五百兩。不久有個乞丐求見，馬援見他從討飯罐中拿出一把珠子一樣的東西說這叫「薏苡仁」，田間都有種植，用它煎湯服用即好。馬援半信半疑，一試之下果然見效，正準備賞銀重謝乞丐，乞丐卻不知去向了。

祛風濕、強筋骨、健脾胃 薏苡仁還適合釀酒食用，可祛風濕、強筋骨、健脾胃。可以用薏苡仁粉，與酒麴、米一起釀酒，或用袋將薏苡仁粉裝好，放在酒中煮後飲用。

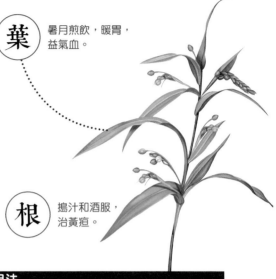

葉 暑月煎飲，暖胃，益氣血。

根 搗汁和酒服，治黃疸。

家庭簡單用法

煮粥	血脂異常、冠心病、高血壓病、糖尿病：薏苡仁100克，冬瓜（連皮）500克，鹽適量。薏苡仁用水浸泡20分鐘，冬瓜去皮、瓤，洗淨，切成塊狀。同放砂鍋內，加水適量，煮至薏苡仁熟爛，加鹽拌勻即成。上、下午分食。可清熱解毒，健脾祛瘀。
	脾腎氣虛型妊娠高血壓綜合症：山藥、薏苡仁各30克，大棗20枚，肉桂0.5克。將山藥、大棗、肉桂、薏苡仁一同放入鍋煮粥。早晚餐食用，每日1劑，連用4～5日。可健脾益腎利尿。
	益氣健脾、養血和胃、增強免疫力：薏苡仁、粳米、小麥、大棗、枸杞子各適量，煮成米粥食用。有益氣健脾、養血和胃、增強免疫力的功效，久病體虛、腫瘤患者可以經常食用。粥中加入適量白扁豆、白朮，還有健脾益氣、補中和胃的功效，是脾胃虛弱、腹脹泄瀉患者的保健食品。
	慢性膽囊炎：薏苡仁50克，白糖20克。先將薏苡仁加水煮爛，調入白糖即成。早晚分服。可清化濕熱。
調糊	動脈粥樣硬化、冠心病、慢性腸炎、神疲乏力、食慾缺乏：麥麩、薏苡仁各50克，蓮子20克，大棗12枚。麥麩用文火炒香研末。薏苡仁、蓮子、大棗用冷開水浸泡片刻，大棗去核後，3味同入鍋，加水適量，先用武火煮沸，改文火煮至蓮子熟爛，薏苡仁、大棗呈羹糊狀，調入麥麩末，攪拌均勻即成。早晚分食。可補氣養血，健脾養胃。
燉湯	黃褐斑：薏苡仁100克，大棗12枚。薏苡仁用清水洗淨，放入鍋中，倒入4碗水，稍煮，最後放入去核的大棗，用文火煮45分鐘即可。

靈芝 降脂益氣安神

靈芝能調節神經系統功能，增進冠狀動脈血流量，加強心肌收縮能力，降低血脂、血壓，促進血紅蛋白的合成，保護肝細胞，提高機體的免疫功能。

性	平	歸經	肺、心、肝、腎
味	甘	毒性	無

使用禁忌

一般禁忌：實證慎服；患有頑固性皮膚瘙癢者忌用。

降脂用法

靈芝、山楂、何首烏各10克。水煎頻飲。可治療痰濁阻滯型高脂血症。

靈芝、黃耆各等份，研為細末。每次10克，沸水浸泡飲。此法可補氣益脾，升白細胞，並以靈芝降血脂。適用於氣虛白細胞減少或血脂偏高者。

靈芝6克，茯苓10克，茶葉2克。將靈芝、茯苓粉碎，與茶葉混合，裝入紗布小袋，每袋6克，用開水沖泡服用。每天沖服2～3袋，能降低血脂，並能通便、預防感冒、祛除老年斑。

傳世名方

【主治】積年胃病。
【配方】木靈芝二克。
【制法】切碎，用老酒浸泡。
【用法】服之。
——出自《杭州藥植志》

功效延伸

益氣健脾 用於氣虛所致的神疲乏力、食慾缺乏、少氣懶言等病症。靈芝粉5克，牛奶250毫升，白糖10克。將牛奶倒入鍋中，煮沸，加靈芝粉、白糖拌勻即成。睡前30分鐘服用，每日1劑。可補益心脾，寧心安神。主治失眠症，對伴有頭暈心慌者尤為適宜。

養血安神 用於氣血兩虛、心神失養所致的面色萎黃、心悸、失眠、健忘等。靈芝10克，洗淨，曬乾或烘乾，切成飲片，放入有蓋杯中，用開水沖泡，加蓋悶15分鐘即可飲用，一般可沖泡3～5次。亦可入鍋，加水適量，中火煎煮30分鐘，取汁。可代茶，頻頻飲用。有益氣健脾，養血安神的功效。

靈芝9克，銀耳6克，冰糖15克。用小火煮2～3小時，至銀耳成稠汁，取出靈芝殘渣，每日分3次服用。

增強免疫力 用於增強免疫力，可將靈芝剪塊後泡茶飲用，可連續沖泡5次以上。也可將靈芝剪碎，放入砂鍋內，加水煎煮，一般煎煮3～4次，把所有藥汁混合，分幾次服用。

> **別名**

靈芝草、神芝、芝草、仙草、瑞草等。

> **道地藥材**

主產於四川、浙江、江西、湖南等地。

> **挑選儲存**

以柄短、肉厚、顏色呈淡黃或者金黃色者為佳。用密封袋包裝，放在陰涼乾燥處保存，切記要通風，防止黴變。

> **用法用量**

煎服：單味文火慢煎，或者同其他藥一同煎服，一般用量為6～12克。

研末：研成細粉狀，一般用量為1.5～3克。

> **本草成分**

靈芝含多醣、核苷類、呋喃類、甾醇類、生物鹼、三萜類、油脂類等，具有降血脂、降血糖、降血壓、免疫調節、抗氧化、抗衰老、抗腫瘤、抗心律失常等作用。

📖 **聽故事記中藥**

靈芝神話起源於《山海經》。傳說炎帝小女名「瑤姬」，剛到出嫁之年即卒。她的精魂飄蕩到姑瑤之山，化為瑤草，實為靈芝。因炎帝哀憐瑤姬早逝，便封她做巫山雲雨之神。有一天，楚懷王來到雲夢，這位渴慕愛情的女神悄然走進寢宮，向正在午睡的楚懷王傾訴情愛，楚懷王從朦朧中醒來，記起她在夢中臨別時的叮囑：「妾在巫山之陽，高邱之岨，旦為朝雲，暮為行雨，朝朝暮暮，陽臺之下。」現在，巫山生長靈芝特別多，傳說都是女神灑下的相思子。

秋季採取，全株入藥。

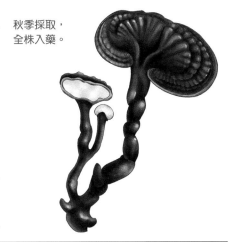

	家庭簡單用法
水煎	卵巢癌：靈芝15克，大棗50克，分別洗淨，放入鍋中，加水適量，煎煮取汁，加水適量再煎煮取汁。將2次所取藥汁倒入鍋中，再煮沸片刻，稍涼後加入蜂蜜5毫升。經常飲用，有益氣補虛、防癌抗癌的功效。
	慢性遷延性肝炎：靈芝6克，生甘草5克。同入砂鍋，加水適量，先浸30分鐘，再煎煮30分鐘，取汁。每日1劑，早晚分服。可滋陰保肝。
煮粥	面色萎黃、容顏憔悴、皮膚衰老、免疫力低下、動脈粥樣硬化：靈芝15克，花生仁50克，粳米100克，鹽適量。靈芝洗淨，切成小塊；花生仁、粳米洗淨。共入鍋，加水適量，武火燒沸，文火煮爛，表面浮現粥油時，加鹽調味即成。當主食食用，每日1劑。可補氣養血。
燉湯	失眠症：靈芝25克，蚌肉250克，冰糖適量。靈芝用溫開水浸軟，洗淨，切末。蚌肉250克放入鹽水中浸泡15分鐘，去泥沙，洗淨。砂鍋加水，放入靈芝煮1小時，去靈芝取汁。蚌肉放入靈芝汁中煮至熟爛，放入冰糖適量，溶化即成。當菜佐餐，隨意食用。可滋補強體，安神健胃。
外用	鼻炎：靈芝500克切碎，文火水煎2次，每次3～4小時，合併煎液，濃縮後用多層紗布過濾，濾液加蒸餾水至500毫升，滴鼻。每次2～6滴，每日2～4次。

冠心病

赤芍 活絡清熱止痛

赤芍味苦，性微寒，有涼血瀉熱散瘀的作用，常用治血熱、血瘀證，故稱「能瀉能散」。其苦寒涼血祛瘀，可使心率減慢，心搏出量減少，冠狀動脈血流量增加，血壓下降，抗心肌缺血。

性	微寒	歸經	肝、腎
味	苦	毒性	無

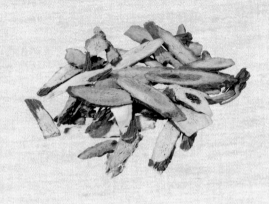

使用禁忌

一般禁忌：血虛者慎服。
服用禁忌：「十八反」中反藜蘆，不可與之同食。

> **別名**
木芍藥、紅芍藥、赤芍藥等。

> **道地藥材**
主產於內蒙古、四川及東北等地。

> **挑選儲存**
以根條粗長，外皮易脫落，皺紋粗而深，斷面白色，粉性大者為佳。乾燥儲存。

> **用法用量**
煎服：一般用量6～12克。

傳世名方

【主治】血痢腹痛。
【配方】赤芍，黃柏（去粗皮、炙），地榆各五十克。
【制法】上三味搗篩。
【用法】每服十五克，以漿水一盞，煎至七成，去渣，不拘時溫服。
——出自《聖濟總錄》

活絡用法

單用赤芍煎湯內服，對治療冠心病效果良好。赤芍能擴張冠狀動脈、增加冠脈血流量，其水煎劑能延長體外血栓形成時間，有鎮靜、抗炎止痛的作用。

功效延伸

治赤痢多、腹痛不可忍 赤芍、黃柏、地榆各50克。將以上3味中藥研成細末，每次15克，水煎，去渣，不拘時服。

清熱涼血，散瘀止痛 可以用於治療經閉、跌打損傷、瘡癰腫毒等氣血瘀滯證。赤芍10克，大棗10枚，紅茶5克。赤芍加水適量，燒開後加入大棗再煮10分鐘，加入紅茶即成。可涼血去瘀、消腫止痛。

治療面部暗瘡 赤芍20克，綠豆50克，茯苓40克，紫花地丁15克，豬瘦肉150克，鹽適量。各材料洗淨放入砂鍋，加水適量，武火燒開，文火煮2小時，加鹽調味，喝湯，食肉。

補腎 腎虛者，可用當歸芍藥肉湯來補腎。赤芍、當歸各13克，枸杞子20克，牛肉250克，山藥10克，蔥段、薑片、鹽各適量。赤芍、當歸用布包，牛肉洗淨切塊，加水適量，放蔥段、薑片與諸藥同燉，待熟時去藥包，加鹽調味即可。每週食用2次。

紅花 活血祛瘀通經

紅花有活血、行瘀的作用，能消除因瘀血引起的發熱症狀。現代常用於冠心病、心絞痛、血栓閉塞性脈管炎等。一般適用於因瘀血不行導致的經閉、難產或產後瘀阻腹痛及跌打損傷所致瘀血作痛等症。

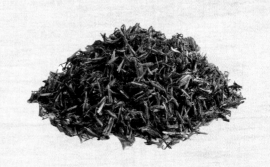

| 性 | 溫 | 歸經 | 心、肝 |
| 味 | 辛 | 毒性 | 無 |

使用禁忌

一般禁忌：各種出血性疾病患者忌用；孕婦忌用；服用紅花後出現鼻出血、月經延長或提前、嗜睡、萎靡不振、口乾、尿液呈粉紅色或過敏者慎服。

➤ **別名**

草紅花、刺紅花、杜紅花、金紅花等。

➤ **道地藥材**

主產於河南、浙江、四川等地。

➤ **挑選儲存**

以花片長、色鮮紅、質柔軟者為佳。乾燥儲存。

➤ **用法用量**

煎服：3～10克。

外用：研末撒患處。

活絡用法

冠心病心絞痛等症患者可以飲用紅花茶改善。紅花5克，冰糖適量。將紅花包入紗布包中，再將紗布袋及冰糖放入壺中，用沸水沖泡3分鐘後，過濾即可飲用，可沖泡到無味為止。

功效延伸

活血通經，祛瘀止痛 紅花活血作用很強，可以用於治療經閉、痛經、跌打損傷等。桃仁10克搗泥，與紅花6克一起煎煮，取汁。再同粳米50克煮粥，加紅糖調味，每日趁熱喝2次。

消食化積 紅花6克，生山楂100克，白糖適量。將山楂洗淨、去核，鍋中加入水、山楂、紅花，用武火燒開後，改用文火煮至熟爛，調入白糖即可。

養血祛斑 用紅花煲雞肉可養血祛斑。雞肉150克，水發木耳20克，紅花5克，蔥段、薑片、鹽、醋、番茄汁各適量。雞肉、木耳切片，紅花用水浸泡後瀝乾。雞肉、蔥段、薑片、醋入鍋加水，武火煮沸後撇去浮沫，改文火煮45分鐘。再加入番茄汁、紅花、木耳，煮5分鐘，加鹽調味即可。

降血脂及血清膽固醇 紅花的果實叫白平子，富含油脂，榨出的油就是紅花子油。這種油富含亞油酸，可降低血脂及血清膽固醇，軟化和擴張動脈，是老年人極好的保健食用油。

葉 味辛，性溫，可活血潤燥、止痛散腫，通經。

傳世名方

【主治】一切腫。

【配方】紅花適量。

【制法】熟揉搗取汁。

【用法】服之。

——出自《外台秘要方》

117味中藥對症速查

仙茅

助陽補腎強筋骨

仙茅具有補腎助陽、益精血、強筋骨和行血消腫的作用,主要用於腎陽不足、陽痿遺精、虛勞內傷和筋骨疼痛等病症。

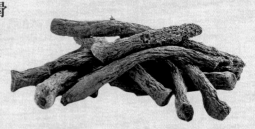

性	溫	歸經	腎、肝
味	辛	毒性	小毒

使用禁忌

一般禁忌:凡陰虛火旺者忌服;實熱者忌服。

病症禁忌:元陽虛弱所致的陽痿不宜用仙茅。

壯陽用法

仙茅、山藥各30克,益智仁20克,一起搗為粗末,放入乾淨的器皿中,倒入1000毫升酒中浸泡,密封。10日後開取,過濾去渣用。每日早晚各1次,每次15毫升。將酒溫熱空腹服用。可補腎壯陽。

仙茅5克,淫羊藿10克,龍眼肉適量。一起用紗布包好,放入鍋中,加水適量,武火煮沸後轉文火燉3小時即成。可溫腎壯陽。

功效延伸

補肝腎,治腰膝冷痛 仙茅辛散燥烈,補腎陽兼有散寒濕、強筋骨之功,常與杜仲、獨活、附子等同用。此外,仙茅培補肝腎,用治肝腎虧虛、鬚髮早白、目昏目暗,常與枸杞子、車前子、生熟地等同用。

溫腎助陽 仙茅是補陽溫腎的專藥,與巴戟天、淫羊藿功效類似,但是比它們猛烈,用於腎陽虛衰所致的腰膝酸軟、頭暈耳鳴、畏寒肢冷、帶下清稀量多、小便頻多、陽痿、宮冷不孕等。

強筋骨,祛寒濕 用於寒濕痹證見心腹冷痛、四肢拘急、行走不利、筋骨痿軟、畏寒肢冷等。仙茅有小毒,如果出現中毒症狀,含服一片大黃即可解毒。

治女性更年期綜合徵 仙茅、淫羊藿各15克,巴戟天、當歸、黃柏、知母各9克。水煎服,每日1劑。

治滑精、白濁 仙茅15克,蓮心6克,用水煎服。

治風冷牙痛 仙茅9～15克,雞蛋2個,共煮服。

治療沖任不調導致的高血壓 仙茅、淫羊藿、巴戟天、知母、黃柏、當歸各等份。煎成濃縮液。每日2次,每次25～50毫升。

傳世名方

【主治】癰疽火毒,漫腫無頭,色青黑者。

【配方】仙茅不拘多少。

【制法】連根鬚煎。

【用法】點水酒服。或以新鮮者搗爛敷之。有膿者潰,無膿者消。

——出自《滇南本草》

> **別名**

地棕、獨茅、山黨參、仙茅參、海南參。

> **道地藥材**

主產於四川、貴州、福建、雲南、海南等地。

> **挑選儲存**

以根條粗長、質地堅脆、表面黑褐色者為佳。宜儲存於乾燥、陰涼處。

📖 **聽故事記中藥**

仙茅並不是中國土生土長的藥用植物。提起它的來歷，還有一段曲折驚奇的故事。本草著作記載：中國使用仙茅的歷史始於唐代。開元元年，一位從西域來的婆羅門僧為唐明皇進獻此藥，明皇服後有效，遂將它列為宮禁秘方，據為私有，概不外傳。到了天寶安祿山之亂時，大量的方書流散，仙茅秘方才從宮中傳出。因其功效顯著，人們常把它與人參相提並論，後來索性直呼它婆羅門參。大約從這時起，人們才開始栽種和使用仙茅，也難怪漢代的本草著作《神農本草經》對這味佳品保持緘默，隻字未提。

> **用法用量**

煎服：配伍其他藥一同煎服，一般用量10～15克。外用：新鮮仙茅搗爛外敷或者乾品煎汁外塗，用於治療癰疽火毒。

> **本草成分**

仙茅含有苷類、黃酮類、揮發油類、β-穀甾醇、石蒜鹼、醣類及多種微量元素，具有調節免疫、抗氧化、保肝、抗高血糖、抗骨質疏鬆、抗炎、抗驚厥、鎮靜催眠和抗應激等作用。

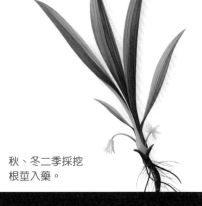

秋、冬二季採挖根莖入藥。

	家庭簡單用法
沖服	氣短氣喘、心悸胸悶、失眠健忘：仙茅100克放入米泔水中浸3天，取出曬乾，文火炒至微黃。糯米粉200克文火炒至微黃，備用。仙茅、黨參各30克，阿膠200克，焙乾共研細末，與糯米粉混合備用。每次20克，空腹服，溫開水調服。可補心腎，定喘下氣。
煮粥	腰膝酸軟、頭暈耳鳴、小便頻多、陽痿、宮冷不孕：雞肉、粳米各100克，仙茅10克，金櫻子15克，蔥段、薑片、鹽各適量。雞肉切細絲，與蔥段、薑片一同放入砂鍋中，加適量水，武火煮沸後改文火燉20分鐘，撈出蔥薑。仙茅、金櫻子用紗布包好，放入鍋中同燉，待雞肉爛後，取出藥包，放入洗淨的粳米，共煮成粥，加入鹽調味即成。早晚餐分食，可溫腎健脾。
燉湯	五更泄瀉、尿頻、水腫、倦怠乏力、小便清長：仙茅、蝦仁各50克，食用油、黃酒、蔥、薑、鹽各適量。仙茅洗淨，切碎；蝦仁洗淨。將仙茅、蝦仁同入燉鍋，加入食用油、黃酒、蔥、薑，武火煮開3分鐘，改文火煲1小時，出鍋前加鹽調味即成。佐餐食用，可溫腎健脾止瀉。
水煎	遺精：仙茅、覆盆子、熟地黃、芡實、菟絲子各15克，山茱萸、龍骨、牡蠣、鎖陽各30克。水煎服，每日1劑。
泡酒	驅體寒、強筋骨：仙茅浸入適量優質白酒中，浸泡數月後飲用。可驅體寒、強筋骨，用於腰膝酸軟、尿頻、陽痿、不孕不育等症。

淫羊藿 壯陽除濕強筋骨

淫羊藿是一種常用中藥，具有很高的藥用價值，中醫學認為淫羊藿性溫，味辛、甘，有補腎壯陽、祛風除濕的功效。淫羊藿莖葉含有淫羊藿苷和揮發油，經證實，淫羊藿有增加雄性激素的作用，其功效強於蛤蚧和海馬。

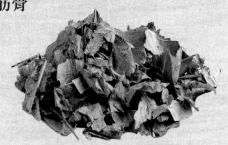

性	溫	歸經	肝、腎
味	辛、甘	毒性	無

使用禁忌

一般禁忌：陰虛火旺者忌服；實熱者忌服。

➤別名

仙靈脾、羊角風、羊藿、羊藿葉。

➤道地藥材

主產於湖南、江蘇、江西、山東、吉林、遼寧等地。

➤挑選儲存

以梗少、葉多、色黃綠、不破碎者為佳。淫羊藿易碎，易受潮發黴，儲存時宜保持乾燥，不可重壓。

➤用法用量

煎服：配伍其他藥味一同煎服，一般用量10～15克。

泡酒：淫羊藿浸入適量優質白酒中，浸泡數月後飲酒。

➤本草成分

淫羊藿含有黃酮類化合物、木酯素、生物鹼、揮發油等成分。具有延緩衰老、降血壓、降血糖、降血脂、改善腦缺血缺氧、降低血液黏度、提高免疫力、抗病毒、抗腫瘤等作用，還可促進骨骼生長，預防骨質疏鬆。

壯陽用法

淫羊藿250克，優質白酒1000毫升。將淫羊藿放入乾淨的器皿中，倒入白酒浸泡，密封。3日後即可開封飲用。每日早晚各1次，每次15毫升，將酒溫熱，空腹服用。此法對腎陽不足引起的腰膝冷痛有顯著效果。

淫羊藿250克，煅牡蠣、覆盆子各150克，蜂蜜適量。上述諸藥烘乾同研成細末，調入蜂蜜，搗杵，製成丸如梧桐子大。每次10克，淡鹽水送服，每日2次。

功效延伸

強筋骨，祛風濕 用於風濕痹痛偏於寒濕者，症見四肢拘攣麻木、心腹冷痛、筋骨痿軟等。淫羊藿3～15克，加適量水，煎服。可祛風濕、強骨質。

淫羊藿、威靈仙、川芎、桂枝、蒼耳子各100克，共研細末，裝瓶備用。每次10克，每日2次，溫酒或溫開水送服。可溫腎陽，強筋骨。

散寒暖腎 對於腰膝酸軟、性欲減退的症狀，還可用食療藥膳加以改善。取淫羊藿15克，羊腎1只，粳米100克。淫羊藿用水煎煮取藥汁，羊腎洗淨自中間切開，剔去白筋後切碎，用藥汁將羊腎和粳米煮成粥，加調料調味後食用。

傳世名方

【主治】目昏生翳（白內障）。
【配方】淫羊藿、生王瓜等份。
【制法】為末。
【用法】每服三克，茶下，日二服。
——出自《聖濟總錄》

治療神經衰弱 淫羊藿15克，生曬參、合歡皮各5克。用水煎煮，分早晚服用。

益氣活血 淫羊藿10克，丹參、生曬參各5克。上述藥材用水煎煮，當茶飲，有益氣活血的功效。

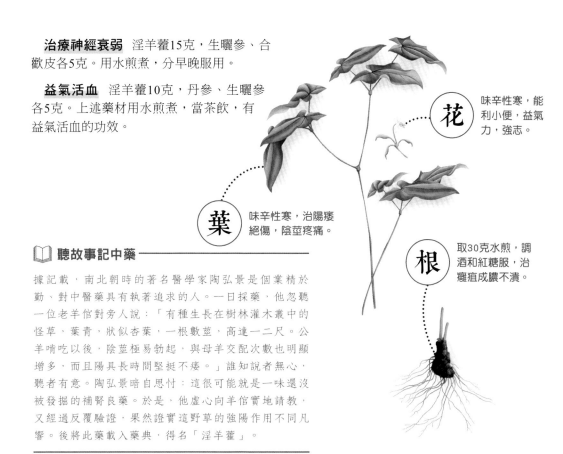

花 味辛性寒，能利小便，益氣力，強志。

葉 味辛性寒，治陽痿絕傷，陰莖疼痛。

根 取30克水煎，調酒和紅糖服，治癰疽成膿不潰。

📖 聽故事記中藥

據記載，南北朝時的著名醫學家陶弘景是個業精於勤、對中醫藥具有執著追求的人。一日採藥，他忽聽一位老羊倌對旁人說：「有種生長在樹林灌木叢中的怪草，葉青，狀似杏葉，一根數莖，高達一二尺。公羊啃吃以後，陰莖極易勃起，與母羊交配次數也明顯增多，而且陽具長時間堅挺不痿。」誰知說者無心，聽者有意。陶弘景暗自思忖：這很可能就是一味還沒被發掘的補腎良藥。於是，他虛心向羊倌實地請教，又經過反覆驗證，果然證實這野草的強陽作用不同凡響。後將此藥載入藥典，得名「淫羊藿」。

	家庭簡單用法
泡茶	骨質疏鬆：淫羊藿10克。用開水浸泡，每日當茶飲，適用於骨質疏鬆者。
水煎	高脂血症：淫羊藿、山楂各10克，川芎5克。水煎，代茶飲。有補腎活血、降低血脂的功效。
	高血壓病（腎陽虛型）：淫羊藿10克，三七5克。水煎，代茶飲。或者用淫羊藿、杜仲葉各10克，泡水，代茶飲。可溫補腎陽。
	高血壓（氣滯血瘀型）：淫羊藿15克，夏枯草10克，川芎5克。水煎，代茶飲。
	高血糖：淫羊藿20克，玉竹、山藥各15克，枸杞子12克。煎水服用。每日1劑，每劑藥煎2次，上、下午各服1次。
	氣管炎：淫羊藿10克，杏仁、貝母各5克。水煎當茶飲，有鎮咳、祛痰、平喘的功效。
燉湯	男子更年期腎陽虛引起的性欲淡漠、四肢水腫、食少尿頻：淫羊藿10克，仙茅5克，羊肉片、龍眼肉、鹽各適量。用紗布包好，同放入鍋中，加水，武火煮沸後，再改文火煮3小時，加鹽即可。有溫腎壯陽的功效。
外用	牙痛：淫羊藿不拘多少，研為粗末，煎湯漱口，可降虛火、緩牙痛。

肉蓯蓉 壯陽潤腸益精

　　肉蓯蓉素有「沙漠人參」之美譽，具有極高的藥用價值，有補腎壯陽、填精補髓、養血潤燥、悦色延年等功效。在歷史上就被西域各國作為上貢朝廷的珍品，也是歷代補腎壯陽類處方中使用頻度最高的補益藥物之一。

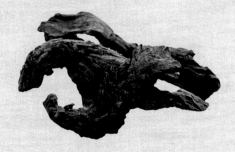

性	溫	歸經	腎、大腸
味	甘、鹹	毒性	無

使用禁忌

一般禁忌：胃弱便溏者忌服；陰虛火旺者忌服；火盛便閉、心虛氣脹者忌服。

> ### 別名
肉鬆蓉、黑司令、蓯蓉等。

> ### 道地藥材
主產於新疆、內蒙古、甘肅、寧夏等。

> ### 挑選儲存
以肉質堅、條粗長、棕褐色、柔嫩滋潤者為佳。易發黴和蟲蛀，宜儲存在乾燥、低溫處，夏天最好放冰箱冷藏。

> ### 用法用量
煎服：單味文火慢煎，飲汁；或配伍其他藥味一同煎服，一般用量10～15克。研末：配伍其他藥味烘乾研末，溫開水或黃酒送服。

> ### 本草成分
本品含有微量生物鹼及結晶性中性物質，有促進體重增長、增強體液及細胞免疫、調節內分泌、促代謝、抗衰老等作用。

傳世名方

【主治】腎虛白濁（小便混濁）。
【配方】肉蓯蓉、鹿茸、山藥、白茯苓等份。
【制法】研末，米糊丸，如梧桐子大。
【用法】每棗湯下三十九。
——出自《聖濟總錄》

壯陽用法

　　肉蓯蓉、制何首烏、枸杞子各10克。用水煎煮2次，分早中晚服用，對腎陽不足所致的陽痿早洩有輔助治療效果。

　　將豬瘦肉250克洗淨切薄片，肉蓯蓉30克煎濃汁，大蒜、蔥洗淨切成細末。將肉蓯蓉汁加入適量澱粉和豬肉片混合勾芡。炒鍋上火，放油燒熱，加入蔥花、大蒜煸香，再倒入混合的豬肉片，加鹽調味，炒至嫩熟出鍋即成。當菜佐餐，隨意食用。可溫腎壯陽、補益氣血。

功效延伸

　　潤燥滑腸　主治腸燥津枯所致的大便乾結，伴有腰膝酸軟、耳鳴等尤為適宜。老年人大便乾燥或便秘，可用肉蓯蓉10克，加水煎煮2次，每次半小時，服前加入蜂蜜適量。或用肉蓯蓉、何首烏各10克，用水煎煮後服用，兩個方子都有潤腸通便的功效。

　　補腎益精縮尿　老年人的多尿症，可用肉蓯蓉15克，金櫻子10克，粳米50克，同煮為粥，每日傍晚食用，有補腎縮尿的作用。或用肉蓯蓉50克，小公雞1隻，黃酒適量。將公雞去毛除內臟，洗淨切塊，放入肉蓯蓉、黃酒和調料適量，燉煮1小時，吃肉喝湯，有補腎益精、縮尿的功效。

滋補精血 用於中老年腎陽不足引起的頭暈目眩、腰膝酸軟。肉蓯蓉100克，枸杞子50克，白酒500毫升。將肉蓯蓉和枸杞子洗淨後放入白酒中，浸泡1個月後飲用，每次20～30毫升，有補益肝腎、滋補精血的功效。

治療陽虛肢冷 肉蓯蓉、韭菜子、補骨脂各6克，豬肉30克，食用油、太白粉水、鹽、蔥、生薑、辣油各適量。上述藥材一起加水煎煮，然後取汁。將豬肉加油稍炒，加入藥汁，用太白粉水勾芡，再加鹽、蔥、生薑、辣油調味。可佐餐食用，此菜可治療陽虛肢冷，對男子精少所致的不育有輔助食療效果。

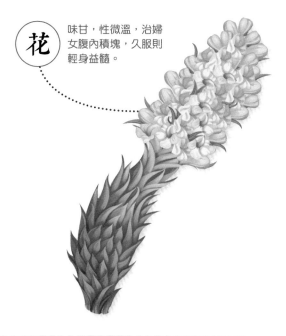

花 味甘，性微溫，治婦女腹內積塊，久服則輕身益髓。

📖 聽故事記中藥

傳說中，肉蓯蓉是天神派神馬賜給成吉思汗（鐵木真）的神物。1190年，鐵木真的結拜兄弟箚木合因嫉恨他的強大，聯合泰赤烏等部進攻他。鐵木真集結部眾迎敵，雙方大戰。鐵木真失利，被圍困於長滿梭梭林的沙山。箚木合殘忍地屠殺了俘虜，激怒了天神。天神派出神馬，神馬一躍到鐵木真面前，仰天長鳴，將精血射向梭梭樹根，然後用蹄子刨出了像神馬生殖器一樣的植物根塊，鐵木真與部將們吃了根塊，神力湧現，一舉擊潰了箚木合部落。

家庭簡單用法	
水煎	前列腺增生：肉蓯蓉15克，牛膝、黃耆、通草各10克。用水煎煮2次，合併藥汁，分早、中、晚服用，有補腎、利尿的作用。 便秘：肉蓯蓉30克，火麻仁、當歸各15克。用水煎煮服用，每日1劑，連服5劑，間隔1日之後，再每日1劑，連服5劑。
調羹	陽虛肢冷：肉蓯蓉150克，羊肉100克，山藥50克，鹽適量。肉蓯蓉用黃酒洗，與山藥、羊肉加適量水煮成羹，再加鹽調味，適用於腎陽虛和精血少引起的腰痛、肢冷等。
燉湯	腰膝酸軟、頭暈耳鳴、小便頻多、陽痿、宮冷不孕：小公雞1隻，肉蓯蓉30克，黃酒、鹽各適量。小公雞處理乾淨，洗淨切塊。肉蓯蓉洗淨濾乾，放入紗布袋內，紮緊袋口，與雞肉共入砂鍋內，加入黃酒和水適量，用武火燒開後轉用文火慢燉，至雞肉熟爛，加鹽調味即成。當菜佐餐，隨意食用。可溫腎壯陽，補益氣血。
煮粥	便秘：肉蓯蓉15克，羊肉50克，粳米100克，蔥花、薑末、鹽、胡椒粉各適量。將肉蓯蓉放鍋內煮30分鐘，濾渣取汁。將羊肉洗淨，切成薄片，粳米淘洗乾淨。一同入鍋中，加入水、藥汁、蔥花、薑末、鹽、胡椒粉煮成稠粥。早晚分食。有補腎壯陽，潤腸通便之效。

鎖陽 壯陽潤腸固腎

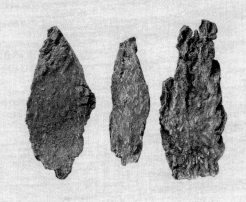

鎖陽有壯陽補精、養筋健骨、潤燥滑腸的作用，適用於腎虛引起的陽痿遺精、筋骨瘦弱、腰膝無力及腸燥便秘等症，對改善性功能衰弱有一定的作用。

性	溫	歸經	腎、肝、大腸
味	甘	毒性	無

使用禁忌

一般禁忌：脾虛泄瀉者忌服；陰虛火旺者忌服；實熱便秘者忌服。

> ### 別名

不老藥、地毛球、鏽鐵棒、鎖嚴子。

> ### 道地藥材

主產於甘肅河西走廊，內蒙阿拉善盟、新疆阿勒泰、青海海西亦有產。

> ### 挑選儲存

以個肥大、色紅、堅實、斷面粉性、不顯筋脈者為佳。乾燥儲存。

> ### 用法用量

煎服：配伍其他藥一同煎服，一般用量10～15克。

壯陽用法

鎖陽有助於治療腎虛精虧所致的腰膝酸軟、耳聾耳鳴、遺尿、遺精等症。鎖陽20克洗淨，切成薄片。粳米100克淘洗乾淨。將鎖陽片煎取汁液與粳米一同放入砂鍋熬製成粥。早晚餐分食，可補腎助陽，健脾養胃。

功效延伸

潤燥滑腸 用於腸燥津枯所致的大便乾結，對伴有腰膝酸軟、耳鳴等尤為適宜。鎖陽20克，桑葚30克，同入砂鍋，加水500毫升，水煎取濃汁，調入蜂蜜。代茶飲，分2次服。可滋陰補腎，潤腸通便。

固腎縮尿 用於腎虛所致的尿頻、遺尿、遺精、滑泄、腰膝酸軟、耳聾耳鳴等病症。鎖陽150克，煆龍骨60克，覆盆子、菟絲子各90克，蜂蜜適量。上述諸藥烘乾同研成細末，調入蜂蜜，搗200～300杵，製成丸如梧桐子大。每次10克，淡鹽水送服，每日2次。

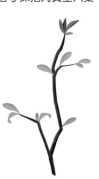

莖圓柱形，暗紫紅色，春季採挖肉質莖入藥。

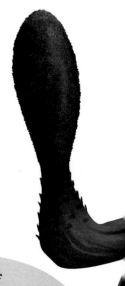

傳世名方

【主治】老年氣弱陰虛，大便燥結。
【配方】鎖陽、桑葚子各十五克，白蜂蜜三十克。
【制法】水煎取濃汁，加白蜂蜜。
【用法】分兩次服。
——出自《本草切要》

鹿茸 壯陽溫腎健脾

　　鹿茸性溫而不燥，具有振奮和提高機體功能的功效，對全身虛弱、久病之後的患者，有較好的強身作用。李時珍在《本草綱目》上稱鹿茸善於「補腎壯陽、生精益血、補髓健骨」。

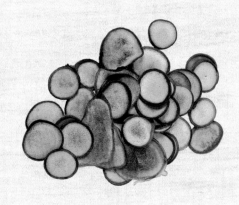

性	溫	歸經	腎、肝
味	甘、鹹	毒性	無

使用禁忌

一般禁忌：陰虛陽亢者、血分有熱、胃火盛或肺有痰熱以及外感熱病者均禁服。

服用禁忌：宜從小劑量開始，緩緩增加，不可驟用大劑量，以免頭暈目赤，或傷陰動血。

➢別名

斑龍珠。

➢道地藥材

主產於吉林、黑龍江、遼寧、內蒙古、新疆、青海等地。

➢挑選儲存

梅花鹿茸以粗大、挺圓、頂端豐滿、質嫩、毛細、皮紅棕色、油潤者為佳；馬鹿茸以茸體飽滿、體輕、下部不起筋、斷面蜂窩緻密、少骨質者為佳。宜放在陰涼通風的器皿中，也可與細辛、花椒等放一起保存。

➢用法用量

煎服：單味文火慢煎，飲汁食渣，或者將煎取汁液加入其他藥汁中同服。一般用量2～5克。

研末：鹿茸研末，用開水沖服，每次1～2克，日服1次。

含服：鹿茸切薄片，取2片於口中含化嚼食服用。

壯陽用法

　　鹿茸40克，洗淨烘乾，切成薄片，泡入50度以上的1000毫升優質白酒中，密封浸泡2周即成。每日服25～50毫升。飲完後可入白酒浸泡，複飲完後，每日嚼食鹿茸2片，可補腎壯陽。

　　鹿茸2克，洗淨，切成薄片，粳米50克，淘洗乾淨。將鹿茸片與粳米一同放入砂鍋熬製成粥。早、晚餐分食。可溫腎益精，健脾養胃。

功效延伸

　　溫補內托　用於瘡瘍久潰不斂，陰疽瘡腫內陷不起，通過補陽氣、益精血而達到溫補內托的目的。鹿茸30克，龍眼肉500克，黃耆150克，混合，文火焙乾，研成細粉，調入蜂蜜，製成梧桐子大小的蜜丸。每日上、下午各1次，每次10克，溫開水送服。可溫腎益精，補氣養血。

　　治療腰膝酸軟、夜尿頻多　鹿茸5克，魚肚15克，料酒、紅糖各適量。將鹿茸、魚肚、料酒、紅糖放入鍋中燉煮，燉至魚肚熟爛時，可喝湯吃魚肚，鹿茸可再燉一次後嚼食。此湯適用於腎陽虛衰引起的腰膝酸軟、夜尿頻多。

傳世名方

【主治】精血俱虛、潮熱自汗、怔忡驚悸、肢體倦乏等一切虛弱之症。

【配方】鹿茸(酒蒸)、附子(炮)各三十克。

【制法】上細切，分作四劑，水二盞，生薑十片，煎至八成，去渣。

【用法】食前溫服。

——出自《世醫得效方》

失眠

酸棗仁 安神養心益肝

酸棗仁為安神之最，以安定神志為主要目的，適用於失眠多夢、煩躁不安、心悸、記憶力減退等病症的治療。

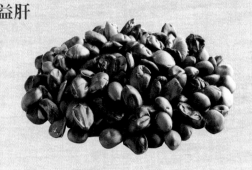

| 性 | 平 | 歸經 | 心、肝、膽 |
| 味 | 酸、甘 | 毒性 | 無 |

使用禁忌

一般禁忌：內有實邪鬱火者，有胃潰瘍或胃炎者慎用。

➤別名

棗仁、酸棗核。

➤道地藥材

主要生產於河北、遼寧、河南、陝西等地。

➤挑選儲存

以粒大、飽滿，有光澤，外皮紅棕色，種仁色黃白者為佳。置於陰涼乾燥處儲存。

➤用法用量

煎服：9～15克。

研末：1.5～2克。炒後質脆易碎，便於煎出有效成分，可增強療效。

➤本草成分

酸棗仁含酸棗仁皂苷、白樺脂酸、白樺脂醇、黃酮等成分，有鎮靜、催眠、鎮痛、抗驚厥、降溫、降壓等作用。

傳世名方

【主治】膽虛睡臥不安，心多驚悸。

【配方】酸棗仁三十克。

【制法】炒熟令香，搗細羅為散。

【用法】每服六克，以竹葉湯調下，不計時候。

——出自《太平聖惠方》

安神用法

用於安眠，酸棗仁粥是最簡單的食療方法。經常因為心煩而導致失眠多夢的人，可取酸棗仁10克研成細末，加粳米60克，熬成粥後，每天早晚各喝1次，睡眠品質能得以改善。在粥中加入一些熟地黃，還可補肝腎。

酸棗仁、柏子仁各9克，麥冬、黨參各12克，五味子6克。用水煎煮2次，合併藥汁服用，亦可滋陰降火，寧心安神，主治肝鬱化火型失眠。

功效延伸

治療更年期綜合徵 酸棗仁、阿膠各15克。酸棗仁水煎。阿膠在水中加熱溶化。將阿膠與酸棗仁加水拌勻，睡前服用，有養心安神之效，適用於血虛陰虧、虛煩不眠等症。

潤澤肌膚、滋養五臟 用酸棗仁泡酒，每天早餐和晚餐前溫熱後喝一小杯，除了寧心安神，還有潤澤肌膚、滋養五臟的作用，也可在泡酒的時候加入黃耆、茯苓、五味子、牛膝、防風等中藥材。

健脾益氣 酸棗仁10克，大棗5枚，粳米100克，紅糖適量。先煎酸棗仁、大棗，去渣取汁，同粳米煮粥，粥成調入紅糖，稍煮

即可。每週食用2次。貧血心悸者，可用此粥來健脾益氣、補血養心。

養心 酸棗仁、玉竹、龍眼肉各15克，茯苓9克，粳米100克，冰糖適量。酸棗仁、玉竹、龍眼肉洗淨，與茯苓一起放入鍋中，加水煎取濃汁，去渣。粳米淘淨後放入鍋內，加水適量，煮為稀粥，加入冰糖，再煮沸片刻即可。

安神補血 豬肝300克，酸棗仁30克，玉竹、川芎、陳皮各3克，大棗7枚，生薑3片，料酒、鹽各適量。豬肝切大塊用料酒醃泡後洗去血水，大棗去核。酸棗仁加1000毫升水，用文火煮40分鐘後過濾留湯，將其他材料（豬肝除外）倒入鍋中，用文火煮1小時後，再放入豬肝煮熟，添加料酒及鹽調味即可。

📖 **聽故事記中藥**

唐代永淳年間，相國寺有位允惠和尚患癲狂症，雖服過許多名醫的湯藥，仍不見好轉。允惠的哥哥與名醫孫思邈是至交，遂懇請其設法治療。孫思邈詳詢病情，細察苔脈，說道：「令弟今夜睡著，明日醒來便愈。」孫思邈取出一包藥粉，調入約250毫升白酒中，讓允惠服下，並讓其住一間僻靜的房間。不多時，允惠便昏昏入睡，孫思邈再三囑咐不要吵醒病人，待其自己醒來，直到次日半夜，允惠醒後，神志已完全清醒，癲狂痊癒。這一巧治癲狂之法，正是取酸棗仁安神之功，配伍他藥，才收到理想療效。

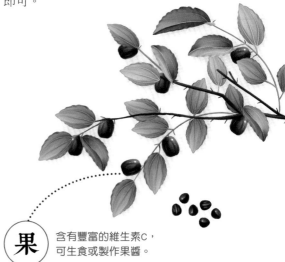

果 含有豐富的維生素C，可生食或製作果醬。

家庭簡單用法

飲品	風濕性心臟病（心脾兩虛型）：酸棗仁10克，茯苓、白糖各20克。酸棗仁去小殼，研末；茯苓烘乾，研末。同入鍋中，以文火煮成稠飲，飲將成時加入白糖即成。早晚分食，可補益心脾。
水煎	心律失常（陰虛火旺型）：百合45克，生地黃18克，酸棗仁20克。共入鍋中，水煎2次，去渣合併濾汁，調入冰糖適量稍煮即成。上、下午分服。可滋陰降火，寧心安神。
	神經衰弱：酸棗仁30克，搗碎，用紗布包裹，加水200毫升，煎至30毫升。每晚睡前半小時服，10日為1個療程。也可取酸棗仁5克，研碎後加白糖拌勻，於睡前用溫開水沖服。
	心悸心煩，失眠多夢：玉竹30克，洗淨；酸棗仁20克，打碎。同入鍋中，加水適量，煎煮2次，每次30分鐘，合併濾汁即成。早晚分服。可滋陰降火，寧心安神
煮粥	痛風合併腦血管意外：白參3克，洗淨切薄片；遠志、酸棗仁各10克，粳米50克。三者放入砂鍋內，加水適量，用武火燒開後轉用文火煮至粥半熟，加入白參片及適量蜂蜜。分三餐食用。有補氣養血，安神之效。

遠志 安神益智祛痰濕

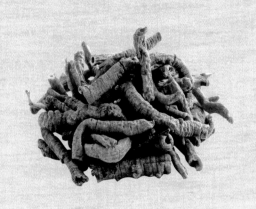

遠志能益智強志，故有遠志之名，藥王孫思邈將其列為益智方藥的第一味。遠志有安神益智、祛痰鎮咳、消散癰腫的功效，主治驚悸、健忘、失眠、咳嗽痰多等症。

性 溫		**歸經** 心、腎、肺	
味 苦、辛		**毒性** 無	

使用禁忌

一般禁忌：有實火或痰熱者慎用。

病症禁忌：有潰瘍或胃炎者慎用。

食用禁忌：不可與豬血、菠菜同食，也不可與富含有機酸的水果同食。

➤ **別名**

小草根皮、小雞根、細葉遠志。

➤ **道地藥材**

主產於河北、山西、陝西等地。

➤ **挑選儲存**

以質脆易斷，斷面黃白色、較平坦，微有青草氣為佳。宜儲存於乾燥、陰涼處。

➤ **用法用量**

煎服：3～9克。

➤ **本草成分**

遠志含有皂苷、黃酮等成分，有抑菌、鎮靜、祛痰、抗驚厥、增強記憶力、增加子宮收縮力等作用。

傳世名方

【主治】久心痛。

【配方】遠志（去心）、菖蒲（細切）各三十克。

【制法】上二味，粗搗篩，水一盞，煎至七分，去渣。

【用法】每服六克，不拘時溫服。

——出自《聖濟總錄》

安神用法

遠志善安神益智，可用於心腎不交引起的失眠多夢、健忘驚悸、神志恍惚、咳痰不爽等症，常與茯神、龍齒、朱砂等鎮靜安神藥同用，治療健忘症。常與人參、茯苓、石菖蒲同用，若方中再加茯神，即中醫名方「不忘散」。

遠志、菖蒲各150克，茯苓60克。將上述藥物加工成細末，每日早、中、晚各1次，每次空腹用開水沖服3～5克，主治失眠、健忘。

功效延伸

開心竅、疏通氣血 遠志味辛且苦，能開心竅，善疏通氣血、消散癰腫。用於癰疽瘡毒、乳房腫痛，可治一切癰疽，不問寒熱虛實，單用研末，黃酒送服，或外用調敷患處均有療效。內服可單用，研為末，黃酒送服。

安神益智，消腫止痛 遠志10克，白酒500毫升。遠志研末，浸入白酒中，3日可飲用。每日1小盅，有安神益智，消腫止痛之功用，適用於驚悸失眠、迷惑善忘、癰疽腫毒等症。

祛痰止咳 遠志入肺經，能祛痰止咳，故可用於痰多黏稠，咳吐不爽或外感風寒。咳嗽痰多者，常與杏仁、貝母、瓜蔞、桔梗、甘草等同用。治痰阻心竅之精神錯亂、驚癇等症，常與石菖蒲、鬱金、白礬等同用。臨床用來治癡呆有一定效果。

遠志肉、炒酸棗仁各9克，粳米50克。粳米放入鍋內，加水適量煮粥。開鍋後放入遠志、炒棗仁，煮熟即可。晚間睡前作為夜宵食之。

📖 **聽故事記中藥**

「九邊爛熟等雕蟲，遠志真看小草同。枉說健兒身在手，青燈夜雪阻山東。」詩人龔自珍是清末思想家、文學家。他借喻中藥遠志，吟詩抒懷，表達自己的思想和心境。詩的大意是說，我縱然通曉兵書，熟悉邊境的作戰地形和有抗擊敵人的具體辦法，可是卻得不到朝廷的重用。所以雖有保衛國家的遠大理想，但卻像中藥的遠志一樣，空有其名，仔細看看其長相，它和普通小草無二樣。現在雖有健身好漢的抱負，不平凡的身手，但卻像被大雪封阻在山東道上的遊子一樣，不能前進。

補血養心、益肝寧神 遠志5克，酸棗仁、茯苓各15克，豬心1個，鹽適量。把豬心洗淨切兩半，與酸棗仁、茯苓、遠志一塊入鍋，加適量水，武火燒開後撇去浮沫，改文火燉至豬心熟爛後，除去藥渣，加鹽調味即成。

葉 味苦性溫，能益精補陰氣，止虛損夢遺。

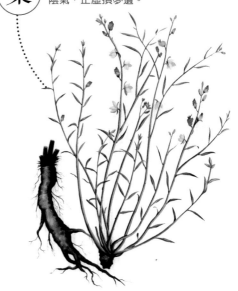

家庭簡單用法

沖服	神經衰弱、健忘：遠志5克，研末，用米湯沖服，每日2次。
煮粥	健忘、怔忡、失眠：遠志30克，蓮子15克，粳米50克。將遠志泡去心皮，與蓮子共研為末。粳米入鍋煮成粥，煮熟後加遠志和蓮子粉，再待煮沸即可。此方可隨意食用，具有補中益志、聰耳明目的作用。
製丸	胸痹心痛，逆氣膈中，飲食不下：遠志、桂心、乾薑、細辛、炒蜀椒各90克，制附子0.6克，一起搗細，加蜂蜜和成藥丸，如梧桐子大。每次服3丸，用米汁送下，每日3次。如不見效，可稍增加藥量。忌食豬肉、冷水、生蔥。 小便赤濁：遠志250克，用甘草水煮過後，與茯神、益智仁各60克共研為末，加酒，糊做成丸子，如梧桐子大。每次服50丸，空腹服，用棗湯送下。
外用	腦風頭痛：遠志研為細末，吸入鼻中，可治腦風頭痛。 吹乳（產後乳腺炎）腫痛：遠志焙乾，研為細末，用酒沖服6克。藥渣敷患處。 各種癰疽：遠志放入米泔水中浸洗過，去心，研為細末。每次服9克，以溫酒一杯調澄。清汁飲下，藥渣敷患處。

生薑

止咳止嘔抗感冒

生薑特有的「薑辣素」能刺激胃腸黏膜，使胃腸道充血，消化能力增強。同時使血管擴張，血液迴圈加快，不但能把體內多餘的熱帶走，還能把病菌、寒氣一同帶出，對治療感冒有良好效果。

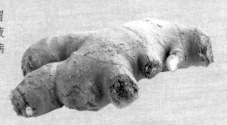

性	溫	歸經	心、腎、肺
味	辛	毒性	無

使用禁忌

一般禁忌：陰虛內熱及熱盛者、痔瘡患者忌服；高血壓患者不宜多食。

服用禁忌：不宜久服。

➤ **別名**

薑皮、薑、薑根、百辣雲。

➤ **道地藥材**

主產於中國中部、南部各省。

➤ **挑選儲存**

以氣香、味辣、質堅、外皮灰黃者為佳。將生薑洗淨晾乾切片，裝進乾燥罐頭瓶中，然後倒入白酒，酒量以剛淹沒生薑片為度，最後加蓋密封，隨吃隨取，可長期保鮮。

➤ **用法用量**

煎服：一般用量為3～9克。

外用：搗汁外敷，或炒熱敷。

➤ **本草成分**

生薑能促進消化液分泌、保護胃黏膜，具有抗潰瘍、保肝、利膽、抗炎、解熱、抗菌、鎮痛、鎮吐作用。其醇提物能興奮血管運動中樞、呼吸中樞和心臟。

傳世名方

【主治】風寒感冒。

【配方】生薑五片，紫蘇葉三十克。

【制法】水煎。

【用法】內服。

——出自《本草匯言》

抗感冒用法

生薑具有解表散寒、溫中止嘔、溫肺止咳的功效。可用於治療風寒感冒、惡風發熱、鼻塞頭痛，以及脾胃虛寒、食慾減退、噁心嘔吐、痰飲嘔吐、胃氣不和嘔吐、風寒或寒痰咳嗽等症。生薑5片，紫蘇葉30克。水煎服，治療風寒感冒效果良好。

生薑1塊，切片，煎水，代茶飲，可治風寒感冒。也可在此法中加入紅糖調味，效果更好。

功效延伸

溫肺止咳 可用於肺寒咳嗽。生薑10克，杏仁6克，白蘿蔔100克。水煎，去渣，趁溫熱服用，每日1劑，可治風寒咳嗽。

生薑30～60克，飴糖30克。加水煎成濃湯，趁溫緩緩飲用，可治療虛寒性咳嗽。

溫中止嘔 可用於胃寒嘔吐。生薑1塊，洗淨，用草紙包裹，水中浸濕後，放入火中煨熟，食用。生薑30～60克，醋、鹽各適量。生薑洗淨，去皮，切成絲，加醋、鹽拌勻，食用，有止嘔之效。

健脾、補血、助消化 大棗5枚，生薑10克，紅茶1克，蜂蜜適量。將大棗加水煮熟晾乾，生薑切片炒乾，加入蜂蜜炒至微黃。

再將大棗、生薑和紅茶用開水沖泡5分鐘即可。每日1劑，分3次，趁溫熱時服用，吃大棗。常飲有健脾、補血、助消化的功效。

開胃和中　半夏12克，生薑適量。半夏加水煎煮，取汁。生薑用榨汁機榨汁。將半夏汁與生薑汁一同倒入鍋中，煎沸即可。分4次服用。此法有開胃和中的功效，主治胃氣不和、嘔噦不安。

鑑別用藥

生薑、乾薑、炮薑

此三者實是一物三用。生薑含有水分，氣重於味，辛散之力較強，偏於發表。其性溫，味辛。入肺、脾、胃經，有散寒解表、溫中止嘔、化痰行水、引藥歸經、解毒等功效。

乾薑是生薑風乾後所得。水分全無，氣走味存，辛散之力減弱，其性熱，味辛。入心、肺、脾、胃經，善除裡寒，以溫脾胃之陽。凡有脾胃虛寒、吐利冷痛之症，都可用它。

炮薑是用乾薑砂燙至鼓起，表面呈棕褐色。經炮製後，散烈之性已乏，藥性變為溫，味苦。入脾、肝經，有溫經止血、溫中止痛等功效。為治中焦虛寒、脾不統血、產後血虛寒凝之要藥。

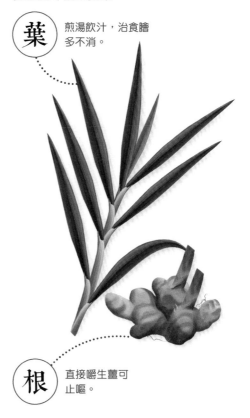

葉　煎湯飲汁，治食膾多不消。

根　直接嚼生薑可止嘔。

家庭簡單用法	
水煎	咳嗽痰多、噁心嘔吐、心悸：生薑10克，烏梅1枚，半夏、化橘紅各15克，茯苓9克，炙甘草4.5克。水煎，去渣，溫服，不拘時服。
沖服	胃虛風熱、食慾不振：生薑搗汁。薑汁半杯，生地黃汁適量，蜂蜜適量，水60毫升，調和後服用。
燉湯	畏寒疼痛：生薑30克，橘皮10克，鯽魚1條（約250克），鹽、胡椒各適量。鯽魚處理乾淨，生薑洗淨，切片，與橘皮、胡椒一起用紗布包起，填入魚腹，加水適量，文火煨熟。食用前調入鹽即可。
	脾胃虛寒：茯苓、白朮各10克，羊肚250克，大棗2枚，生薑、料酒、鹽各適量。將各種藥材放入燉盅，加開水，把燉盅蓋上蓋，隔水燉至熟爛，去藥渣，加入調料即可。
外用	小兒咳嗽：生薑120克，煎湯洗浴。
	脫髮少髮：生薑1片，蹭塗頭皮。連續使用1月左右，有生髮之效。
	濕熱黃疸：用生薑隨時擦身，對治療濕熱黃疸效果較好。

薄荷 散熱利咽抗感冒

薄荷有疏散風熱、清利頭目、疏肝解鬱等功效，適用於風熱感冒、頭痛目赤、咽喉腫痛；肝氣鬱結、胸悶不舒；乳房脹痛、月經不調等。

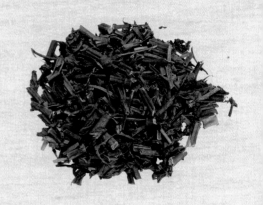

性 涼		**歸經** 肺、肝	
味 辛		**毒性** 無	

使用禁忌

一般禁忌：陰虛血燥、汗多表虛者忌用。
病症禁忌：脾胃虛寒、腹瀉便溏者慎用。
服用禁忌：薄荷不可與甲魚肉同食；忌食辛辣、羊肉等食物；不宜長時間咀嚼，否則會使口腔黏膜受到損害。

➢ **別名**
蕃荷菜、南薄荷、人丹草、夜息香。

➢ **道地藥材**
廣泛分佈於中國境內各地。

➢ **挑選儲存**
以個大、乾燥、色綠、氣味香濃者為佳。置於陰涼、乾燥處。

➢ **用法用量**
煎服：3～6克，宜後下。

外用：取適量，搗汁或煎汁塗。

➢ **本草成分**
薄荷含有薄荷醇、薄荷酮、乙酸薄荷酯等成分，有消炎抗菌、刺激神經中樞、抗過敏、止癢、鎮痛、健胃、祛風等作用。

傳世名方

【主治】血痢。
【配方】薄荷葉適量。
【制法】水煎。
【用法】服之。
——出自《普濟方》

抗感冒用法

薄荷善治療風熱感冒，頭痛發熱，咽痛目赤。鮮薄荷葉30克，粳米60克，冰糖適量。水煎鮮薄荷葉5分鐘，去渣取汁。另用水煮粳米，粥成，加入薄荷汁，再稍煮片刻，加冰糖調化。分早、晚溫熱服食。

傷風感冒出現鼻塞時，可每天喝1碗薄荷豆腐湯。準備鮮薄荷葉40克，豆腐200克，蔥段、鹽各適量。將豆腐洗淨切片，薄荷葉洗淨待用。鍋中放水，將所有材料一起入鍋煮沸，至水減半，出鍋前加鹽調味即可。趁熱飲用，可緩解傷風鼻塞、流涕。

功效延伸

疏風散熱，通絡止痛 可用於外感風熱、頭痛、口瘡、牙痛。薄荷15克，荷葉30克（撕成小片），加水煎煮15分鐘，取汁，頻飲。可祛風清熱、通絡止痛。

薄荷配伍其他藥材可有效治療各種頭痛。治療肝陽上亢型頭痛，可用夏枯草、菊花各10克，生梔子、薄荷各5克，水煎當茶飲。治療腎虛型頭痛，可用黃耆10克，升麻、柴胡各5克，薄荷3克，水煎當茶飲。治療血虛型頭痛，可用當歸、元胡各10克，升麻、薄荷各5克，水煎當茶飲。

利咽透疹，止咳 可用於咽喉腫痛、瘡疹、癮疹、溫病初起、風疹瘙癢。薄荷、甘草各3克，用沸水沖泡即可，常飲此茶，可防治咽喉癢痛和風熱型咳嗽。

清熱利咽、清涼解暑 薄荷與綠茶共同浸泡，當茶飲，可以清熱利咽、清涼解暑，也可加適量西瓜汁煮成湯，效果更佳。將1根新鮮黃瓜、適量豆漿、3片薄荷一同打碎攪拌，製成清涼的薄荷黃瓜汁，解乏又美容。

📖 **聽故事記中藥**

關於薄荷，有一段神奇的傳說。冥王哈迪斯愛上了美麗的精靈曼茜，引起了冥王的妻子佩瑟芬妮的嫉妒。為了使冥王忘記曼茜，佩瑟芬妮將曼茜變成了一株不起眼的小草，長在路邊任人踩踏。可是內心堅強善良的曼茜變成小草後，身上卻擁有了一股令人舒服的清涼迷人的芬芳，越是被摧折踩踏香氣就越濃烈。曼茜雖然變成了小草，卻被越來越多的人喜愛。人們把這種草叫作薄荷。

消腫止痛、祛風止癢 薄荷與升麻同煎服，能消腫止痛，用於治療風熱牙痛及牙齦腫痛。鮮薄荷葉與荸薺同取汁飲用或同煮食，能清熱生津、祛風止癢，用於治療蕁麻疹屬風熱引起者。

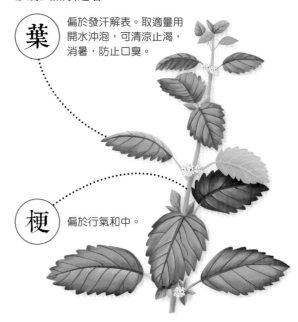

葉 偏於發汗解表。取適量用開水沖泡，可清涼止渴，消暑，防止口臭。

梗 偏於行氣和中。

家庭簡單用法	
水煎	風熱型偏頭痛：荷葉30克，薄荷15克。荷葉撕成小片或切碎，與薄荷同放入砂鍋，加適量水，中火煎煮15分鐘，用潔淨紗布過濾取汁。代茶頻飲。
煮粥	補脾益胃：芋頭50克，粳米30克，鮮薄荷、白糖各適量。芋頭洗淨、去皮，切成小塊。粳米淘洗乾淨，薄荷葉洗淨。芋頭、粳米一同放入鍋中，加適量水煮粥。粥將熟時，加入薄荷葉再煮片刻。粥熟後，加入白糖稍煮片刻即可。
涼拌	開胃解乏：鮮薄荷200克，醬油、辣椒油、醋、彩椒、鹽各適量。將薄荷洗淨，備用。水煮沸，下入薄荷焯水，用涼開水沖涼，控淨水分，裝盤待用。將醬油、辣椒油、醋、彩椒拌勻，澆在薄荷上即可。
燉湯	潤膚瘦身：鴨肉250克，鮮薄荷50克，食用油、生薑、鹽、胡椒粉各適量。鴨肉洗淨，斬成小塊。薄荷洗淨，摘取嫩葉。生薑切片。鍋中加水燒沸，下入鴨塊汆去血水，撇去浮沫後撈出。油鍋燒熱，下入生薑、鴨塊，炒乾水分。加入適量水，倒入煲中煮半小時，再下入薄荷葉、鹽、胡椒粉拌勻即可。
飲品	腎虛濕盛型高脂血症：獼猴桃1個，蘋果半個，鮮薄荷葉3克。獼猴桃削皮，切成塊。蘋果削皮，去核，切塊。將薄荷葉洗淨，放入榨汁機中攪碎，再加入獼猴桃、蘋果塊，攪打成汁即可。

藿香 和胃袪濕抗感冒

藿香有芳香化濕、袪暑解表、和中止嘔等功效。適用於濕阻中焦（濕邪阻滯脾胃），症見心悸胸悶、食慾不振、肢體困倦、大便溏瀉、舌苔濁膩；嘔吐，暑濕感冒及濕溫初起，鼻淵（鼻流濁涕，不聞香臭）等。

性	微溫	歸經	肺、脾、胃
味	辛	毒性	無

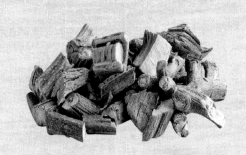

使用禁忌

一般禁忌：陰虛火旺、邪實便秘者忌用。

➤別名

土藿香、貓把、青莖薄荷、排香草、大葉薄荷、貓尾巴香、貓巴虎、雞蘇、水麻葉。

➤道地藥材

主產於廣東、四川、江蘇、浙江、湖北、雲南、遼寧等地。

➤挑選儲存

以莖粗、結實、斷面發綠、葉厚柔軟、香氣濃厚者為佳。置於陰涼、乾燥處。

➤用法用量

煎服：5～10克，鮮者加倍，不宜久煎。

外用：取適量，煎水浸泡或含漱；或研末外抹。

➤本草成分

藿香含有藿香苷、異藿香苷、藿香素、鞣質、苦味質等成分，具有抗菌、抗病毒、刺激胃黏膜、促進胃液分泌、幫助消化等作用。

傳世名方

【主治】胎氣不安，嘔吐酸水。
【配方】香附、藿香、甘草各六克。
【制法】研末，每次六克，加鹽適量。
【用法】開水調服。
——出自《太平聖惠方》

抗感冒用法

藿香、佩蘭各3～10克，冬瓜塊、粳米各20～60克，鹽適量。將藿香、佩蘭水煎取汁，入冬瓜塊、粳米煮成粥，加鹽調味即可。每日1劑，分2～3次食用。具有消暑解表、清熱利濕等功效，適用於暑濕（熱）感冒。

藿香、菊花、碎乾荷葉各適量，加入冰糖適量，以開水沖泡5～8分鐘即可，有解暑袪濕、開胃止嘔之效，適用於夏感暑熱、發寒熱、頭腦昏痛、嘔吐泄瀉等症。

功效延伸

治療胃脹、暑濕、惡寒發熱、胸悶 用於胃脹，藿香可與佩蘭、薄荷、茵陳、黃芩等同用，藿香與佩蘭搭配還常用於暑濕，不論偏寒、偏熱，都可應用。藿香、佩蘭各9克，茶葉6克。開水沖泡10～20分鐘，代茶飲，可解暑熱，治吐瀉。

用於惡寒發熱、胸悶，藿香還可配伍紫蘇、陳皮。

治療嘔吐、脾胃虛弱 用於嘔吐、泄瀉等，藿香可與蘇葉、半夏、厚樸、陳皮等同用。若胃寒嘔吐者，可配半夏同用。濕熱者，可配黃連、竹茹。脾胃虛弱者，可配黨參、甘草。妊娠嘔吐，可配砂仁同用。藿香

豆蔻茶可緩解脾虛濕阻型胃炎。藿香、白豆蔻、訶子各6克。共研末，每次取3克，薑湯送服。適用於噁心吐酸症狀。

醒酒、助消化 用葛花10克和藿香6克泡水喝，既能醒酒，又助消化。脾胃虛弱、食慾不佳的人，可以泡藿香薑棗茶，將藿香、生薑、大棗分別洗淨，入生薑、大棗，加水煮20分鐘，再加入藿香葉繼續煮10分鐘，加白糖調味即可。

治療寒濕型腹瀉 藿香有溫胃和中的功效。治療寒濕型腹瀉，可取藿香、佩蘭、木香各10克，吳茱萸、甘草各5克。水煎當茶飲。

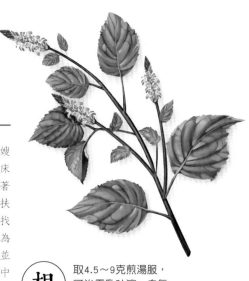

📖 **聽故事記中藥**

深山裡有戶人家只有姑嫂二人相依為命。一年夏天，嫂子因勞累中暑，突然病倒。小姑霍香急忙把嫂子扶到床上，獨自入後山採藥為其治病。天黑時，霍香手裡提著一小筐藥草，一進門便撲倒在地。嫂子連忙下床將她扶坐在床上，發現她右腳被毒蛇咬傷。等嫂子將郎中找來，卻為時已晚。嫂子用小姑採來的藥草治好了病，為牢記這份情誼，便把這有香味的藥草稱為「霍香」，並種在房前屋後、地邊路旁以便隨時採用，治好了不少中暑的病人。久而久之，人們便將霍香寫成了「藿香」。

根 取4.5～9克煎湯服，可治霍亂吐瀉，血氣痛，發表。

家庭簡單用法

泡茶	口臭：藿香、佩蘭各10克，薄荷、綠茶各5克。沸水沖泡，當茶飲用。
水煎	高脂血症（脾腎陽虛型）：藿香6克，生薑4片，荷葉15克。以上材料洗淨，用水煎煮後服用，每日2～3次。
	清新口氣：藿香洗淨，煎湯，時時含漱。
	慢性腹瀉：肉豆蔻20克，藿香100克。研成粗末。每次取10克，加水300毫升，煎至100毫升，過濾去渣，不計時候溫服。可澀腸止瀉。
	神經性皮炎：蘋果1個，藿香15克，綠茶3克，蜂蜜適量。蘋果用水洗淨，去蒂、去核，切成片狀，與藿香、綠茶放入砂鍋內，加水適量，撇去浮沫，煮沸15分鐘左右，濾去茶渣，加入蜂蜜拌勻即可。
煮粥	消化不良：藿香15克，粳米100克，冰糖適量。將藿香洗淨，加水適量，煮15分鐘，去渣，留汁液，備用。將粳米淘洗乾淨，放入鍋內，加入備好的汁液，武火燒沸，再用文火煮30分鐘，加入冰糖攪勻即成，每週食用2次。消化不良嘔吐者，可用此粥來開胃止嘔。
燉湯	健脾醒胃：藿香、薄荷葉、荷葉各3克，枇杷葉、鮮蘆根、佩蘭葉各30克，冬瓜60克，白糖適量。將以上材料洗淨，先將枇杷葉、冬瓜共煎湯約500毫升，再加入其他藥同煎10分鐘，調入白糖即可。

紫蘇 潤腸止咳抗感冒

紫蘇具有解表散寒、行氣寬中、解魚蟹毒的功效。可以用於治療風寒感冒引起的噁心嘔逆、胸脘滿悶、咳喘痰多、脾胃氣滯、頭痛、魚蟹中毒等。

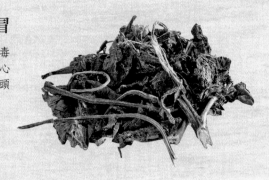

性	溫	歸經	肺、脾
味	辛	毒性	無

使用禁忌

一般禁忌：脾虛、大便稀薄、腹瀉、氣虛者忌用；陰虛喘咳者慎用。

➤別名

赤蘇、紅蘇、紅紫蘇、皺紫蘇。

➤道地藥材

主產於河南、安徽、浙江、江蘇、湖北、湖南等地。

➤挑選儲存

以色紫、葉大不碎、沒有枝梗、香氣濃郁者為佳。置於陰涼、乾燥處。

➤用法用量

煎服：5～9克，不宜久煎。潤肺止咳蜜炙後用，脾虛患者製霜後用。

➤本草成分

紫蘇含揮發油，其中主要為紫蘇醛、左旋檸檬烯等。紫蘇葉煎劑有緩和的解熱作用；能促進消化液分泌，增進胃腸蠕動；能減少支氣管分泌，緩解支氣管痙攣。

傳世名方

【主治】咳逆短氣。
【配方】紫蘇莖葉（銼）三十克，人參十五克。
【制法】上二味，粗搗篩，每服五克，水一盞，煎至七分，去渣。
【用法】溫服。
—— 出自《聖濟總錄》

抗感冒用法

紫蘇能散表寒，發汗力較強，用於風寒表證，見惡寒、發熱、無汗等症。紫蘇15克，粳米50克，紅糖適量。粳米煮稀粥，粥成，入紫蘇稍煮，加入紅糖攪勻即成。可健胃解暑，適用於風寒感冒、咳嗽、胸悶不舒等病症。

功效延伸

治療風寒感冒 紫蘇嫩葉300克，鹽、醬油、香油適量。將紫蘇葉洗淨，入沸水鍋內焯透，撈出洗淨，擠乾水分。切段放盤內，加入鹽、醬油、香油，拌勻即成。此菜適用於風寒感冒、惡寒發熱、咳嗽、氣喘、胸腹脹滿等病症。健康人亦可食用。氣表虛弱者忌食。

治魚蟹中毒 腹痛、嘔吐、腹瀉，取紫蘇葉30克，生薑9克，大蒜頭10克，水煎服。

增強食慾、助消化 鮮紫蘇葉10克，白糖適量。將紫蘇葉洗淨瀝水，放入杯內用開水沖泡，放入白糖代茶飲。可增強食慾、助消化、防暑降溫，還可預防感冒、治療胸腹脹滿等病症。

治療糖尿病併發症 紫蘇子文火微炒後浸泡於黃酒中，密封7日後飲用，有降氣化痰

之功效，適用於糖尿病併發氣管炎。紫蘇子與蘿蔔各半混合，略炒，研末，一次12克，與桑白皮一起煎湯服，對糖尿病併發腎病有一定療效。

溫肺化痰 杏仁、紫蘇子各15克，乾薑、紅糖各10克。乾薑洗淨，切細，與杏仁、紫蘇子同入砂鍋，加水同煎20分鐘，取汁。趁熱調入紅糖溶化即成。早晚分服。適用於寒痰伏肺型慢性肺源性心臟病，症見咳嗽痰多，色白而稀，短氣喘息、惡風易汗，舌質淡，脈細或脈律不齊。

鑒別用藥

紫蘇葉、紫蘇梗、蘇子

紫蘇葉子稱為紫蘇葉，梗稱為紫蘇梗，種子稱為蘇子，三味都是常用的中藥。

紫蘇葉：味辛，性溫，可解表散寒、行氣和胃。常用於治療風寒感冒、咳嗽、妊娠嘔吐等。

紫蘇梗：味辛、甘，性微溫，具有理氣寬中、安胎等功效。

紫蘇子：味辛、性溫，具有降氣化痰、止咳平喘、潤腸通便等功效。常用於治療咳嗽痰多、久咳痰喘、腸燥便秘等症。

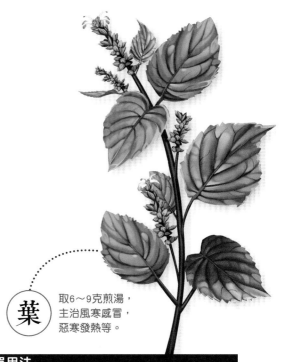

葉 取6～9克煎湯，主治風寒感冒，惡寒發熱等。

家庭簡單用法

泡酒	消化不良，嘔吐，呃逆：紫蘇子30克，清酒1000毫升。紫蘇子搗碎，以絹袋盛，納於清酒中，浸3日。適量飲服。
水煎	風寒型慢性支氣管炎：紫蘇子15克，生薑10克，大棗10枚。加適量水，先用武火煮沸，再用文火煨煮至稠飲即成。早晚分服。
	痰凝氣滯：紫蘇6克，厚樸9克，茯苓、半夏各12克，生薑15克。水煎，去渣，分溫4服。具有行氣散結、降逆化痰的功效。
	外感風寒、氣鬱不舒：紫蘇、香附子各12克，炙甘草30克，陳皮60克。水煎，去渣，熱服，每日3次。
煮粥	產婦體虛腸燥、大便乾結難解：紫蘇子10克，火麻仁15克，粳米100克。紫蘇子、火麻仁搗爛，加水研磨，濾取汁，與粳米同煮成粥。作早餐或點心食用。
	老年人急慢性支氣管炎、腸燥便秘：紫蘇子與粳米同煮粥，加紅糖適量，有降氣消痰、止咳平喘、養胃潤腸的作用，適用於中老年人急慢性支氣管炎及腸燥便秘。大便稀薄的老人忌服
	胃中虛寒，嘔吐涎水，胸悶：紫蘇子6克，伏龍肝12克，米粉30克。紫蘇子、伏龍肝水煎，去渣取汁，下米粉熬成稀粥。少量頻食。

桑葉 養肝益胃抗感冒

桑葉有疏風散熱、清熱潤肺、清肝明目等功效，適用於風熱外感或風溫初起、咳嗽咽痛；燥熱咳嗽、痰黏難咯；目赤腫痛、視物昏花。

性	寒	歸經	肺、肝
味	苦、甘	毒性	無

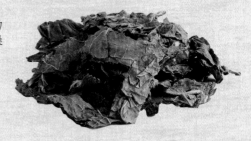

使用禁忌

一般禁忌：桑葉性寒，脾虛泄瀉者慎用。
病症禁忌：桑葉味苦，有收斂作用，熱病汗多、斑疹已透者忌用；風寒咳嗽患者忌服。

➤別名
霜桑葉、雙葉、雙桑葉、童桑葉、神仙葉、鐵扇子等。

➤道地藥材
中國各地皆有栽培，尤其以江蘇、浙江一帶為多。

➤挑選儲存
以葉大、肥厚、完整無損者為佳。置於陰涼、乾燥處。

➤用法用量
煎服：5～10克。

外用：取適量，煎水洗。

➤本草成分
桑葉含有牛膝固酮、脫皮固酮、β-保甾醇、芸香苷、桑苷等成分，有抗炎、解痙、降血糖、降血壓、降血脂、利尿等作用。

傳世名方

【主治】手足痲木，不知痛癢。
【配方】霜降後桑葉適量。
【制法】用霜降後桑葉煎湯。
【用法】頻頻洗浴。
——出自《救急方》

抗感冒用法

桑葉有疏散風熱的功效，可用於風熱感冒，或溫病初起，發熱、咽癢、咳嗽等。桑葉、菊花各6克，白茅根、苦竹葉各30克，薄荷3克。將所有藥材放入茶壺內，用開水沖泡15分鐘即成。代茶頻飲，可防治風熱感冒、頭痛目赤。

桑葉兼有清、潤兩種功效。用乾桑葉30克泡水，每日1次，也可以與梨皮、杏仁共煮，熬湯當茶飲，既可防治感冒，又能養生。

功效延伸

養肝明目 桑葉入肝經，善養肝明目，可用於風熱及肝陽上擾所致的目赤腫痛、風痹、下肢水腫等。桑葉搓碎、去梗，加蜂蜜和開水適量，拌勻，蓋上蓋子悶一會兒之後放入鍋內，用文火炒至不黏手為度，取出放涼，每次取10克，用開水沖泡飲用。

清熱散風、益胃 用桑葉、白菊花、淡竹葉加水共煎而成的桑菊茶，具有清熱散風、益胃的作用。

桑葉炒豬肝也可疏風清熱。桑葉15克洗淨，豬肝200克洗淨切片，用鹽、醬油醃拌片刻。先把桑葉和生薑放進砂鍋中，加水適量，用武火燉至沸騰，改用文火燉約20分鐘，加入豬肝至熟，加入鹽調味即可。

清肺潤燥 用於燥氣傷肺引起的肺熱咳嗽、胸痛、乾咳無痰、咽乾口渴等。桑葉水煎取汁，加蜂蜜同飲，能清熱潤肺，可用於小兒肺熱咳嗽及口渴者。

止汗 用於白天動輒出汗，夜晚心神不穩的人，可以將桑葉與豆豉、小米煮粥食用。

治療糖尿病 鮮桑葉60克，鮮車前子30克，鮮枸杞果葉20克。將上述藥材洗淨後一起入鍋，加水煎煮，取汁，代茶飲。每日1劑，連服7日。

📖 **聽故事記中藥** ────

相傳宋代時，某日嚴山寺來一遊僧，身體瘦弱且胃口極差，每夜一上床入寐就渾身是汗，醒後衣衫盡濕，甚至被單、草席皆濕，20年來多方求醫皆無效。一日，嚴山寺的監寺和尚知道了遊僧的病情後，便說：「不要灰心，我有一祖傳驗方治你的病保證管用，還不花你分文，也沒什麼毒，何不試試？」翌日，天剛亮，監寺和尚就帶著遊僧來到桑樹下，趁晨露未乾時，採摘了一把桑葉帶回寺中。叮囑遊僧焙乾研末後每次服6克，空腹時用米湯沖服，每日1次。連服3日後，纏綿20年的頑疾竟然痊癒了。遊僧與寺中眾和尚無不驚奇於這一祖傳驗方藥到病除的功效。

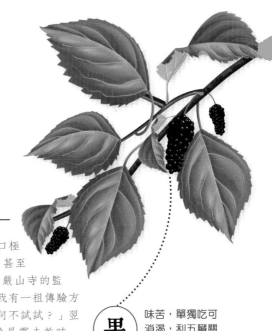

果 味苦，單獨吃可消渴，利五臟關節，通血氣。

	家庭簡單用法
泡茶	風熱頭痛目赤：桑葉、菊花各10克，沸水沖泡當茶飲用。或者用水煎煮，分幾次服用，也可加適量蜂蜜或白糖調味。可清肝明目。
水煎	臍下絞痛：木瓜3片，桑葉7片，大棗3枚，加水3000毫升，煮至500毫升，一次服下。
	急性眼結膜炎、紅腫赤痛：桑葉、白菊花各15克，黃豆60克，白糖適量。將黃豆浸透洗淨，同桑葉、白菊花一起加水3碗，煎至1碗。去渣，加白糖攪勻即成。每日2次。
	燥火型咳嗽：桑葉9克，杏仁、桑白皮各10克，薄荷5克。水煎取汁，分早、中、晚服用。
煮粥	失眠、精神疲乏：黃耆、首烏藤各20克，刺五加、桑葉、當歸各10克，三七5克，小麥100克，大棗10枚，冰糖適量。將前6味藥放在砂鍋內，加水煎成藥汁，煎好後倒出約1碗。鍋內加水，放入洗淨的小麥和大棗，武火煮開，改文火煮成粥。粥將熟時，倒入煎好的藥汁，再煮一會兒，放冰糖即可。可安神助眠。
	退熱：桑葉10克，石膏、粳米各50克，豆豉、麻黃各5克，生薑3片，冰糖適量。將桑葉、石膏、豆豉、麻黃、生薑片加水煎煮，去渣取汁，加入粳米，煮成粥，加入冰糖調味，食用。

枇杷葉

止咳清肺生津液

《本草綱目》記載枇杷葉「和胃降氣，清熱解暑毒，療腳氣」。枇杷葉有清肺止咳、降逆止嘔等功效。適用於肺熱咳嗽、氣逆喘急，胃熱嘔吐、呃逆等。

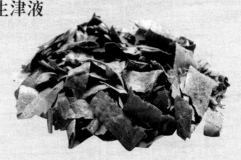

性	微寒	歸經	肺、胃
味	苦	毒性	無

使用禁忌

一般禁忌：胃寒嘔吐、風寒咳嗽者忌用。

服用禁忌：不可大量服用新鮮枇杷葉，易引起不適。

➤別名

杷葉、巴葉、蘆橘葉。

➤道地藥材

主要產於廣東、江蘇、浙江、福建、湖北等地。

➤挑選儲存

以完整、色灰綠者為佳。置於陰涼、乾燥處。

➤用法用量

煎服：乾品4.5～9克，鮮品15～30克。止咳宜炙用；止嘔宜生用。

➤本草成分

枇杷葉所含的苦杏仁苷在體內水解產生的氫氰酸有止咳作用，其水煎劑或乙酸乙酯提取物有祛痰和平喘作用，其葉所含的揮發油則有輕度祛痰的作用。

傳世名方

【主治】咳嗽，喉中有痰。

【配方】枇杷葉十五克，川貝母五克，巴旦杏仁六克，廣陳皮六克。

【制法】共為末。

【用法】每服五克，開水送下。

——出自《滇南本草》

止咳用法

枇杷葉味苦，性微寒，具有降氣清肺止咳之功，用於治療肺熱咳嗽，可配黃芩等藥以清肺、化痰、止咳。枇杷葉能疏泄肺氣，故風熱咳嗽也可配伍桔梗、前胡、桑葉等，以疏風、宣肺、止咳。

桔梗、枇杷葉、杏仁各15克，大棗10枚，冰糖適量。枇杷葉、大棗、杏仁、桔梗用水洗淨。取乾淨的紗布將枇杷葉包好，與大棗、杏仁、桔梗用3碗水一起煎煮。先用武火煮開，再用文火慢煮，水煮至1碗半左右時，調入適量冰糖即可。主治風熱型咳嗽。

功效延伸

清熱和胃 用於肺熱咳嗽、氣逆喘急。清肺胃之熱，可取枇杷葉10克。沸水沖泡，當茶飲用，適用於肺胃熱的青春痘患者。也可蒸制其葉，取露而成的「枇杷葉露」，有清熱和胃等作用。

鮮枇杷葉水煎取汁，加蜂蜜同飲，能清肺和胃，可治療酒糟鼻、肺燥咳嗽等症。

生津通便 枇杷葉10克，白茅根30克，白扁豆花5朵。用水煎煮，加白糖調味，當茶飲用，每日1劑。可清熱生津，主治腸胃積熱型便秘。

降逆止嘔 用於胃熱嘔逆。枇杷葉與蘆根同煎服，能祛風清熱，止咳和胃，可用於風熱咳嗽、噁心嘔吐。枇杷葉2片，柿蒂5個，石菖蒲6克，桂竹青（桂皮刮下的第二層皮）一把。將上述藥一同入鍋，用水煎服，可降逆止嘔。

枇杷葉120克去毛，陳皮150克，炙甘草90克，生薑片適量。前3味粗搗篩。每次5克左右，加水一盞，入生薑片，同煎至七成，去渣稍熱服，不拘時。主治噦逆不止，飲食不入。

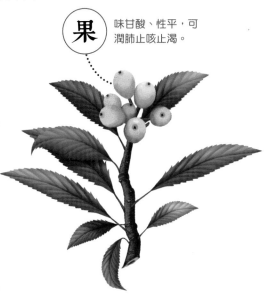

果 味甘酸、性平，可潤肺止咳止渴。

家庭簡單用法	
泡茶	肝陽上亢頭昏及血壓升高：枇杷葉、桑葉、野菊花各10克。上述中藥分別焙乾，研成碎末，用沸水沖泡，代茶飲即可。
水煎	肺炎急性期：枇杷葉30克，刷洗去枇杷葉絨毛，沖乾淨後剪碎，放入砂鍋，加適量水，濃煎30分鐘，用潔淨紗布過濾取汁即成。早晚分服。可清肺止咳、化痰。
	回乳：枇杷葉5克，去毛洗淨，土牛膝9克。將枇杷葉和土牛膝一同放入鍋內，加水300毫升煎煮，當茶飲用。適用於回乳時乳房脹痛。
煮粥	氣陰兩虛而發熱：枇杷葉15克（鮮品加倍），粳米100克。枇杷葉煎水，取汁，加粳米煮粥，食用。
	上火：枇杷葉9克，菊花6克，石膏15克，粳米60克。前3味中藥一起用紗布包好，用水煎煮、留汁。加入粳米，武火煮沸，再用文火慢煮，粥熟即成。每日1次。可清熱降火。
燉湯	口腔潰瘍（虛火型）：枇杷葉20克用紗布包好，冬瓜、豆腐各100克，三者一同放入鍋內，加水，用武火煮沸5～7分鐘，揀出枇杷葉袋，加鹽調味即成。可清熱解毒，潤燥消腫。
	青春痘（肺胃熱型）：枇杷葉15克，玫瑰花10克，綠豆、海帶各30克，紅糖適量。將枇杷葉、玫瑰花用紗布包好，與綠豆、海帶同煮15分鐘，加入紅糖，稍煮即可。喝湯，吃海帶和綠豆。可清肺胃熱。

苦杏仁 止咳平喘潤腸

苦杏仁降氣、止咳平喘、潤腸通便，主要用於咳嗽氣喘、胸滿痰多、血虛津枯、腸燥便秘等。需要注意的是，苦杏仁有小毒，少服則清熱，多服則會中毒。

| 性 | 微溫 | 歸經 | 肺、大腸 |
| 味 | 苦 | 毒性 | 小毒 |

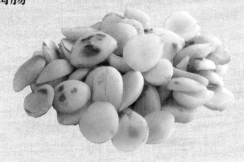

使用禁忌

一般禁忌：苦杏仁有潤腸通便的作用，大便稀薄者慎用；嬰兒慎服。

病症禁忌：陰虛咳嗽者忌服。

服用禁忌：不可與豬肉同食，否則易引起腹痛、腹瀉，有損身體元氣。不宜與小米同食，會使人嘔吐、泄瀉。

> **別名**

杏子、木落子、杏梅仁。

> **道地藥材**

主產於東北、內蒙古、華北。

> **挑選儲存**

以表面顏色偏淺、顆粒飽滿、個大者為佳。密封儲存，置於乾燥處；也可冷藏，注意防受潮或結冰。

> **用法用量**

煎服：3～10克，宜打碎入煎。

外用：搗敷。

> **本草成分**

苦杏仁含有苦杏仁苷、苦杏仁酶、苦杏仁苷酶、櫻葉酶等成分，有鎮咳、平喘、鎮痛、抗腫瘤、降血糖、降血脂等作用。

功效延伸

用於肺虛咳喘、慢性支氣管炎 苦杏仁10克，冰糖適量。將苦杏仁與冰糖各研碎然後混匀，每天早上服10克，或與白蘿蔔、豬肺同燉煮。

補肺虛、止咳 苦杏仁5克，豬肺300克，薑片、蜂蜜各適量。豬肺洗淨，切小塊，用開水汆2分鐘，去血水，撈出洗淨，與苦杏仁、薑片一起放入砂鍋中，加水適量，武火煮沸轉文火煲1小時，放涼後加蜂蜜調味即可。

潤腸通便 可用於血虛津枯、腸燥便秘。若血虛便秘，常與當歸、生地黃、桃仁等同用，以補血養陰，潤腸通便。治津枯腸燥便秘，常與柏子仁、鬱李仁等同用。

瘦豬肉250克，菊花、桑葉各15克，苦杏仁、生薑各5克，鹽適量。瘦肉洗淨，切成小塊。用水4碗，瘦肉連同菊花、苦杏仁、桑葉、生薑一同放進煲內，煮2小時，出鍋前加入鹽調味即可。主治大便秘結。

治療風寒咳嗽 苦杏仁6克，生薑15克，白蘿蔔100克。水煎，去渣取汁。每日1劑，分早、晚溫服。

鑒別用藥

苦杏仁、甜杏仁

苦杏仁又名北杏仁，味苦，性微溫，有小毒。多藥用，具有止咳平喘，潤腸通便的功效。主治咳嗽氣喘、胸滿痰多、血虛津枯、

腸燥便秘等，多用於治療外感咳嗽。

　　甜杏仁又名南杏仁，味道微甜、細膩，多食用，還可作為原料加入蛋糕、餅乾和菜肴中，具有潤肺、止咳、滑腸等功效，對乾咳無痰、肺虛久咳等症有一定的緩解作用。

止咳用法

　　苦杏仁有宣肺化痰、止咳平喘之功效，可用於咳嗽氣喘、胸滿痰多、乾咳等多種咳喘病症。苦杏仁與粳米同煮粥，可起到宣肺化痰、止咳平喘的作用。服用期間，飲食不宜過飽，需清淡，忌食油膩、辛辣食物，不宜飲用濃茶、咖啡、酒、可樂等。可取苦杏仁10克，粳米、冰糖各適量。將苦杏仁與粳米同煮粥，至米熟，加冰糖調味即可。

　　百合100克，苦杏仁10克，蜂蜜30克。百合掰開、洗淨，與苦杏仁同入砂鍋，加水適量，用中火煨煮至酥爛，趁溫調入蜂蜜即食。可清肺化痰。

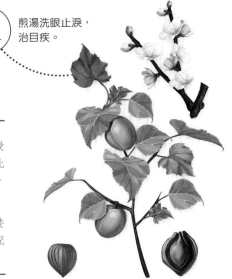

葉　煎湯洗眼止淚，治目疾。

📖 聽故事記中藥

傳說明代翰林辛士遜夜宿青城山道院，夢見一位皇姑傳授秘方，每天早上食杏仁七枚，可延年益壽，耳聰目明。此後，這位翰林堅持服食杏仁，至老肢體輕健，頭腦敏捷。這雖是傳說，但杏仁的營養和藥用價值卻是有目共睹的。

此外，杏仁還可防癌抗癌。據資料介紹，南太平洋島國斐濟是現今世界上唯一一個沒有癌症的國家。科學家經研究後發現，斐濟人不罹癌與吃杏息息相關。

家庭簡單用法	
調服	胸中氣悶，並頭痛：苦杏仁500克，加水適量，研汁，濾去渣，文火煮10～14小時，如脂膏狀時，空腹以酒調服2～5克，每日3次。
水煎	宣肺止咳：苦杏仁、紫蘇子、生薑、紅糖各10克。將苦杏仁去皮、尖，搗爛；生薑洗淨切片。將苦杏仁、生薑與紫蘇子一同放入砂鍋，加適量水煮20分鐘，去渣留汁，加入紅糖攪勻，略煮片刻即可。
	糖尿病併發肺炎：用於糖尿病併發肺炎，屬陰虛肺燥者，可取苦杏仁10克，梨1個（切塊），冰糖適量。將苦杏仁、梨塊、冰糖一起蒸煮即可。有滋陰清熱、潤燥止咳之功效。
	散寒化痰、止咳平喘：炙麻黃10克，杏仁15克，炙甘草3克。將炙麻黃、杏仁、炙甘草同入鍋中，加適量水，煎煮20分鐘，去渣取藥汁。早晚分服。適用於寒痰伏肺型支氣管哮喘，症見喘促氣逆，喉中痰鳴，胸膈滿悶，或咳嗽，痰稀薄色白有泡沫，或痰成黏沫狀，形寒怕冷，天冷或受寒易發，舌苔白。
製丸	上氣喘急：桃仁、炒苦杏仁各25克，生薑、蜂蜜各適量，麵粉適量。桃仁、苦杏仁共研為末，加麵粉和適量水，製成梧桐子大小的藥丸。生薑煎水，加入蜂蜜，沖服藥丸。每次10丸，食後臥床。

桑白皮 止咳瀉肺消腫

桑白皮具有瀉肺平喘、利水消腫的功效，可以用於治療肺熱咳喘、水飲停肺、脹滿喘急、咳喘氣短、潮熱、盜汗、面目水腫、水腫、小便不利、鼻出血、咯血、高血壓等。

性	寒	歸經	肺、脾
味	甘	毒性	無

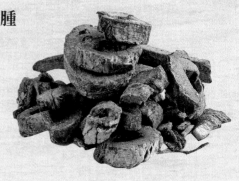

使用禁忌

一般禁忌：肺虛無火力、風寒咳嗽者忌服。

➤ **別名**

桑皮、桑根白皮。

➤ **道地藥材**

主產於安徽、河南、浙江、江蘇、湖南等地。

➤ **挑選儲存**

以色白、皮厚、粉性足者為佳。置於陰涼、乾燥處。

➤ **用法用量**

煎服：5～15克。

外用：取適量，搗汁塗或煎水洗。治肺虛咳嗽宜蜜炙用；瀉肺利水、清肝清火宜生用。

➤ **本草成分**

桑白皮含多種黃酮類衍生物，還含有作用類似乙醯膽鹼的降壓成分，有輕度止咳作用，並能利尿，降壓，對神經系統有鎮靜、安定、抗驚厥、鎮痛、降溫作用。近年研究還表明，桑白皮能抗愛滋病毒。

止咳用法

桑白皮味甘性寒，主入肺經，能清瀉肺火兼瀉肺中水氣而平喘。治肺熱咳喘，常配伍地骨皮同用。桑白皮、地骨皮各15克，炙甘草5克，粳米6克。將以上3味中藥和粳米研成細末。水煎，去渣，取汁，溫服。

治肺痿、咳嗽、吐痰，可取桑白皮30克，去粗皮洗淨，糯米、豬肺各60克，苦杏仁適量去皮尖，花椒、小茴香各適量。桑白皮、花椒、小茴香裝入紗袋內，加水適量，與糯米、豬肺、苦杏仁共煮成粥。早晨服食。

功效延伸

治通身水腫 桑白皮能瀉降肺氣、通調水道而利水消腫，適用於全身水腫、面目肌膚水腫、脹滿喘急、小便不利者。桑白皮250克，吳茱萸100克，炙甘草50克。將以上3味中藥研成粗末。每次15克，加適量生薑、大棗和飴糖水煎，去渣，取汁，溫服。

治肺氣喘急、坐臥不安 桑白皮、葶藶子各等份，研成粗末。每次15克，水煎，去渣，取汁，溫服。

清肺化痰 適用於痰熱伏肺型慢性肺源性心臟病，症見咳嗽氣喘，不能平臥，痰黃或黏稠不易咳出，或身熱口乾，大便乾燥，苔

傳世名方

【主治】水飲停肺，脹滿喘急。
【配方】桑白皮六克，麻黃、桂枝、細辛、乾薑各五克，杏仁十四粒（去皮）。
【制法】水煎。
【用法】服之。
——出自《本草匯言》

黃或黃膩，脈滑數。葶藶子10克，桑白皮20克，白糖適量。將桑白皮洗淨、切片，與葶藶子同入砂鍋，加水煎煮30分鐘，去渣取汁，調入白糖即成。早晚分服。

治療糖尿病多飲、身體消瘦 桑白皮15克，地骨皮30克，麥冬10克，粳米適量。地骨皮、桑白皮、麥冬浸泡20分鐘，加適量水煎後，去渣，取汁。用藥汁和粳米一起煮粥。每日1劑。

治療久嗽兼唾血 桑白皮、桔梗各60克，白前90克，炙甘草30克。上述4味中藥，研末，加水2000毫升，煎取藥汁500毫升，空腹一次服完。忌與豬肉、海藻、白菜同食。

📖 聽故事記中藥

桑白皮藥用歷史悠久。話說很久以前，華佗上山採藥，見有位砍柴的婦女失手把腿削破了皮，鮮血直冒。他連忙拿出止血藥要給她敷，婦女卻拒絕了。只見她削了片桑樹皮，朝傷口一貼，用雞屎藤綁紮過，又去幹活了。第三天，華佗又遇見那婦女，她解了雞屎藤，揭下桑樹皮，華佗一看，傷口竟然真的癒合了！從此，醫治皮破血流，華佗就用這個方法，傷口癒合得又快又好。後來，有人把這方法寫進書裡，桑白皮因此為世人所熟知。

治療急性胃炎 桑白皮15克，陳皮10克，白糖適量。將桑白皮、陳皮洗淨，加水適量，武火煮沸，改文火煎30分鐘，取汁調入白糖即成。早晚分服。

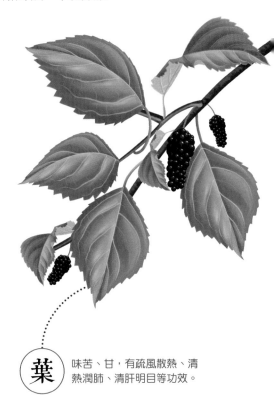

葉 味苦、甘，有疏風散熱、清熱潤肺、清肝明目等功效。

家庭簡單用法	
沖服	咳嗽吐血：桑白皮500克，糯米120克。桑白皮用米泔水浸3天後，刮去黃皮，銼細，入糯米，焙乾後共研為末。每次3克，米湯送服。
水煎	急性支氣管炎（風熱型）：魚腥草20克，桑白皮、枇杷葉、蜂蜜各30克。魚腥草去雜洗淨，放入砂鍋，加水浸泡30分鐘。桑白皮、枇杷葉切碎，裝入紗布袋中，紮緊袋口，一併放入砂鍋，加適量水，武火煮沸後改用中火煎煮30分鐘，取出藥袋，調入蜂蜜，拌勻即成。早晚分服。可疏風散寒，宣肺止咳。
	肺燥咳嗽：桑白皮、麥冬各15克，同入砂鍋，加水500毫升，先浸30分鐘，再煎煮30分鐘，取汁；藥渣加水300毫升，再煎煮30分鐘，去渣取汁，合併2次藥汁即成。每日2～3次分服，每日1劑。可滋陰潤肺。
煮粥	咳嗽：桑白皮15克，糯米50克。桑白皮用水煎煮，去渣，取汁。用藥汁和糯米一起煮粥。每日1劑。

117味中藥對症速查

甘草 止咳止痛健心脾

甘草有補益心脾、潤肺止咳、瀉火解毒、緩急止痛、緩和藥性等功效。適用於心氣不足所致的心悸、咳嗽氣喘、熱毒瘡瘍、咽喉腫痛、藥食中毒，也適用於減輕其他藥的不良反應，調和藥味。

性	平	歸經	肺、脾、胃
味	甘	毒性	無

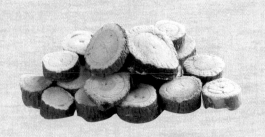

使用禁忌

一般禁忌：濕邪內盛致胸腹脹滿、嘔吐、水腫者忌服。

服用禁忌：不宜大劑量久服；不可與鯉魚同食；反甘遂、芫花、大戟、海藻。

➤別名

甜草根、紅甘草、粉草。

➤道地藥材

主產於內蒙古、寧夏、新疆、甘肅等地。

➤挑選儲存

以外皮細緊、色紅棕、質堅實、斷面黃白色、味甜者為佳。置於陰涼、乾燥處。

➤用法用量

煎服：1.5～9克。調和諸藥用量宜小；作為主藥用量宜稍大，可用至10克；用於中毒搶救，可用至30～60克。生用清熱解毒，蜜炙用補益心脾、潤肺止咳。

➤本草成分

甘草主要含甘草甜素、甘草素及異黃酮類等，有鎮咳、抗炎、抗潰瘍、解毒、解痙、降低血膽固醇、增加膽汁分泌等藥理作用。

止咳用法

甘草具有清熱解毒、祛痰止咳的功效。炙甘草10克，洗淨，曬乾或烘乾，切片，放入有蓋杯中，用開水沖泡，加蓋悶15分鐘即可飲用，一般可沖泡3～5次。亦可入鍋，加水適量，中火煎煮30分鐘，取汁。代茶，頻頻飲用。可補益心脾，潤肺止咳。

甘草6克，大棗8枚，同入砂鍋，加水500毫升，武火煮沸後改文火煮至汁液減半，吃棗飲汁。可補益心脾，潤肺止咳，潤腸通便。主治脾胃虛弱、咳嗽氣喘、腸燥便秘等病症。

功效延伸

健脾養胃，養心安神 用於心氣虛所致的心胸隱痛、胸悶氣短。亦常用於婦人臟躁，症見急躁易怒、情緒起伏大，不能自控。甘

傳世名方

【主治】脾虛、食慾不振。
【配方】炙甘草、人參、白朮、茯苓各九克。
【製法】共研為細末。
【用法】每次取十五克，水煎服。
——出自《本草匯言》

草10克，小麥20克，大棗10枚，同入砂鍋，加水500毫升，武火煮沸後改文火煎，取汁200毫升。上、下午分服，每日1劑。有益氣養血、潤肺止咳的功效。

甘草補脾和胃的功效更強，主治脾胃功能減退、大便稀溏、乏力發熱、心悸等。甘草20克，加水適量煎汁，去渣取汁，倒入淘淨的粳米50克，同煮成粥。早晚分食。可健脾養胃，養心安神。主治食慾缺乏、食不知味、面色少華、心煩失眠等病症。

緩急止痛　用於脘腹隱痛、四肢拘攣等病症。白芍30克，炙甘草10克，同入砂鍋，加水500毫升，武火煮沸後改文火煎，取汁200毫升。上、下午分服，每日1劑。可緩急止痛。主治腿腳攣急或腹中疼痛。

緩和藥性　甘草具有調和諸藥的功效，用於緩解藥性、烈性，減輕其他藥味的毒副作用。

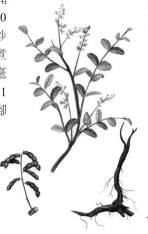

鑒別用藥

生甘草、炙甘草

生甘草可補脾益氣，清熱解毒，祛痰止咳，緩急止痛，調和諸藥。主治咽喉腫痛，痛疽瘡瘍，胃腸道潰瘍、食物中毒、四肢攣急疼痛，緩解藥物毒性、烈性等。

炙甘草可補脾和胃，益氣復脈。主治脾胃功能減退，大便溏薄，乏力發熱以及咳嗽、心悸、脈結代，可解附子毒等。

📖 **聽故事記中藥**

相傳從前有一位老醫生醫術精湛。一次，他應邀到外地赴診，臨行前給徒弟留了幾包事先開好的藥，囑託他以此藥可應付一般的諸如感冒咳嗽、頭痛腦熱等小毛病患者。不料老醫生一去多日未歸，徒弟眼看那幾包草藥快用完了，情急之下便將師傅常泡水喝的一些乾柴樣的藥物切碎，混進藥包充數。誰知很多患有咳嗽痰多、咽喉腫痛、氣短乏力的病人吃了這些甜絲絲的草藥，很快就痊癒了。這種藥物就是今天我們所熟知的最甜的中藥—甘草。

家庭簡單用法

沖服	慢性咽炎：每天取甘草10克，用沸水沖泡，加蓋悶數分鐘，趁熱溫服，可治療慢性咽炎。輕症服藥1～2個月，重症服藥3～5個月。
水煎	腸燥便秘、乾咳：甘草60克，蜂蜜250毫升。將甘草加水適量濃煎，去渣取汁。將蜂蜜放入砂鍋中，攪拌使其起泡，攪至泡濃密時，邊攪邊將甘草汁緩緩地滲入蜂蜜中，文火煎煮，攪至甘草汁和蜂蜜完全混合即成。日服2次，每次10毫升。可潤燥通便，清熱解毒。
	風寒外襲所致的面目水腫：麻黃20克，炙甘草10克。將麻黃以1000毫升水煮沸，去上沫，放入炙甘草，文火煮，取汁200毫升。一次服完，捂使汗出。汗出勿復服，不汗乃復服。可解表散寒。
	肺痿：炙甘草12克，乾薑6克，同入砂鍋，加水500毫升，武火煮沸後改文火煎，取汁200毫升。上、下午分服，每日1劑。可健脾補肺。
煮粥	消食化痰、清心明目：甘草、紅花、玫瑰花、金銀花各適量。水煎取汁，與粳米一起煮粥，能消食化痰、清心明目。
外用	緩解燙傷疼痛：甘草、蜂蜜各適量。甘草和蜂蜜煎煮後塗抹於燙傷部位，可以減輕疼痛。

胃痛

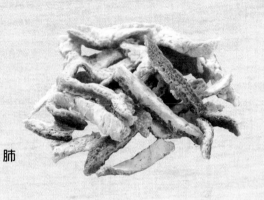

陳皮 和中開胃清熱

陳皮所含揮發油，對胃腸道有溫和的刺激作用，可促進消化液的分泌，排除腸管內積氣，有芳香健胃和祛風下氣的效用，對治療胃病有很好的功效。

性	溫	歸經	肝、脾、胃、肺
味	辛、苦	毒性	無

使用禁忌

一般禁忌：陰虛燥咳、內有實熱者、吐血者慎服。

食用禁忌：陳皮忌與生冷食物同食。生冷食物性寒，易生濕氣，與陳皮辛溫之性相反，同時服用影響藥效。

➤ 別名

橘皮、紅皮、柑皮。

➤ 道地藥材

主要產於廣東、江西、貴州、浙江、四川等地。

➤ 挑選儲存

以皮薄而大、色紅、香氣濃郁者為佳。置於陰涼、乾燥處。

➤ 用法用量

煎服：3～9克。

➤ 本草成分

陳皮含有橙皮苷、川陳素、揮發油、B族維生素等成分，有促進消化、排除腸管內積氣、增加食慾等作用。陳皮研成粉末，所含橙皮苷和類胡蘿蔔素可抑制幽門螺桿菌，果膠多醣可附著在胃黏膜，起到保護作用。

止痛用法

陳皮6克，菊花、綠茶各3克，紅糖適量。陳皮洗淨切碎，與菊花、綠茶同放入大杯中，用開水沖泡，加蓋悶5分鐘，調入紅糖即成。有行氣消脹、和中開胃之效。

陳皮10克，桑白皮15克，白糖適量。將桑白皮、陳皮洗淨，加水適量，武火煮沸，改文火煎30分鐘，取汁調入白糖即成。早晚分服。主治急性胃炎。

鴨子半隻，洗淨切塊，焯水之後備用。薑、蒜、米酒、醬油、白糖、鹽各適量。陳皮半塊，泡軟切絲。用武火爆炒薑、蒜，再放入鴨肉塊、陳皮、米酒，依次加入醬油、白糖和鹽。將鴨肉塊等一起放入砂鍋內，加水適量，燉熟即可。

功效延伸

行氣消脹，和中開胃 用於肺氣壅滯、胸膈痞滿及脾胃氣滯、脘腹脹滿等症。胡蘿蔔150克，陳皮10克，瘦豬肉100克，黃酒、鹽、蔥、薑、蒜各適量。胡蘿蔔切絲，豬肉切絲後加鹽、黃酒拌勻，陳皮泡軟切絲，將胡蘿蔔絲、肉絲、陳皮放入鍋中翻炒，加入蔥、薑、蒜等炒熟，加鹽調味即可。可寬胸理氣。

傳世名方

【主治】醉酒後昏悶煩滿。

【配方】陳皮六十克。

【制法】陳皮洗淨，焙乾為末。

【用法】用茶沖服。

——出自《經驗後方》

健胃止嘔 用於脾虛飲食減少、消化不良，以及噁心嘔吐等症。陳皮、竹茹各12克，大棗5枚，生薑9克，甘草6克，人參3克。水煎服，每日1劑。

清熱化痰 豬瘦肉200克，陳皮、熟杏仁各10克，百合30克，鹽、醬油、薑、蔥各適量。陳皮、百合洗淨，豬瘦肉切絲。將肉絲、陳皮、百合與熟杏仁放入鍋內，加適量水、薑、蔥，用文火煮至肉爛，加入鹽、醬油調味即可。

治療慢性支氣管炎 鮮陳皮30克，洗淨，水煎取汁。藥汁中再加適量水，用武火煮沸後轉用文火煨煮成稠飲即成。早晚分服。

治療便秘、痢疾 陳皮與蘿蔔同煮食，可治療便秘。陳皮與蘋果皮、生薑用清水煎煮，可治濕濁中阻所致的痢疾。

鑑別用藥

橘核、橘絡、橘葉

橘核為橘的種子，性平味苦，可理氣散結、止痛，適用於疝氣疼痛、睪丸腫痛及乳房結塊等。橘絡為橘的中果皮及內果皮之間的纖維素群，性平味甘苦，可行氣通絡，化痰止咳，適用於痰滯經絡所致的胸痛、咳嗽、痰多。橘葉為橘樹的葉，性平味辛苦，可疏肝行氣，散結消腫。適用於脅肋作痛、乳房結塊等。

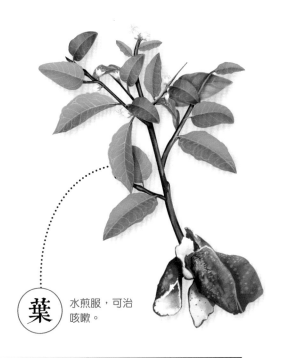

葉 水煎服，可治咳嗽。

	家庭簡單用法
泡茶	脂肪肝：陳皮、荷葉各6克，薏苡仁粉20克，山楂10克。先將陳皮、山楂一同研為細末，與薏苡仁粉、荷葉泡茶即可。
水煎	傷寒嘔吐，手足逆冷：陳皮120克，生薑30克。加水2000毫升，煎煮至1000毫升，小口慢慢飲服。
	高脂血症：陳皮15克，鮮山楂30克，紅糖20克。將鮮山楂揀雜，洗淨，切碎；陳皮洗淨，切碎。同放入紗布袋中，紮口，加足量水，中火煎煮40分鐘，取出藥袋，調入紅糖，拌和均勻即成。早晚分服。
	高脂血症：陳皮15克，鮮山楂30克，紅糖20克。將鮮山楂揀雜，洗淨，切碎；陳皮洗淨，切碎。同放入紗布袋中，紮口，加足量水，中火煎煮40分鐘，取出藥袋，調入紅糖，拌和均勻即成。早晚分服。
煮粥	益氣養顏：陳皮6克，黃耆30克，粳米50克，紅糖適量。將黃耆洗淨切片，放入鍋中，加水適量，煎煮取汁。將粳米洗淨，與陳皮、紅糖放入鍋中，倒入黃耆汁，加適量水，煮至米爛熟即可。

佛手

和胃疏肝潤肺

佛手具有疏肝解鬱、和胃止痛、理氣和中、燥濕化痰的功效。可以用於治療肝鬱氣滯引起的胸脅脹痛；脾胃氣滯引起的脘腹脹痛、嘔逆少食等。

性	溫	歸經	肝、脾、肺、胃
味	辛、苦	毒性	無

使用禁忌

一般禁忌：陰虛有火、無氣滯症狀者慎服。

➢別名

九爪木、五指橘、佛手柑等。

➢道地藥材

主產於廣東、福建、雲南、浙江、四川等地。

➢挑選儲存

以片狀均勻、平整、不破碎、肉白、香味濃者為佳。置於陰涼、乾燥處，防黴、防蛀。

➢用法用量

煎服：3～9克，使用鮮品或乾製後使用皆可。

➢本草成分

佛手主要含有香豆素類、黃酮類、三萜類、揮發油等成分，有解痙攣、抑制中樞、增加冠狀動脈血流量、抗心律失常、降血壓、抗過敏、抗炎、抗病毒等作用。臨床證明，佛手能明顯緩解老年人氣管炎、哮喘病，對一般人消化不良、胸腹脹悶也有顯著療效。

傳世名方

【主治】婦女白帶。
【配方】佛手十五至三十克，豬小腸一尺。
【制法】水煎。
【用法】服之。
——出自《閩南民間草藥》

止痛用法

佛手與粳米煮粥食，能疏肝、行氣、和胃，可作為肝失疏泄所致的疝氣患者的食療方。佛手、香附煎汁，與米酒配飲，可用於治療肝氣犯胃引起的胃痛。

佛手、麥芽各30克，山藥、白扁豆各50克，粳米、白糖各適量。同煮粥，熟時加入白糖調味即可。適用於肝病消化不良、食慾不振、胃脹、腹瀉等症。

佛手8～10克，陳皮、甘草各8克，小茴香、枳殼各12克，烏藥10～12克，厚樸8～12克。所有藥材加水，煎成300毫升，每日分2次，趁溫服用。主治肝胃不和型胃痛。

功效延伸

理氣化痰、潤肺止咳 用於理氣化痰、潤肺止咳，可製作佛手蜜。佛手100克，蜂蜜250克，白酒10毫升，共浸7天即可，每次2湯匙，含服，或沸水沖服。適用於慢性氣管炎、咽喉炎、肺氣腫、肺心病、慢性胃炎等。

行氣止痛 佛手20克，韭菜200克，料酒、鹽各適量。韭菜切段，佛手切片，加料酒同炒，熟時加鹽調味即可。適用於關節脫位復位中期，關節仍腫脹，活動不便者。

治療鬱結型神經衰弱 肝氣鬱結型神經衰弱者，可在平時製作佛香梨，當零食吃。取佛手、香附各20克混合打粉，鴨梨挖孔後放入粉，蒸10分鐘即可。

治療支氣管炎 佛手30克，丹參、杏仁、神曲各15克，麻黃5克，五味子、細辛、炙甘草各3克。水煎服，時時飲之。

治療中暑、食慾不振 佛手15克，陳皮6克，大棗10枚。用沸水沖泡，每日當茶飲。此茶可用來消暑，具有理氣、健胃、抗抑鬱的功效。

治療氣滯型便秘 《本草綱目》記載佛手「煮酒飲，治痰氣咳嗽。煎湯，治心下氣痛」。可將30克佛手浸泡於1000毫升白酒中，適量飲用。或取佛手10克，泡茶喝，可治療氣滯型便秘。

治療痰濕型咳嗽 鮮佛手10克，生薑6克。用水煎煮後去渣，加白糖趁溫飲服，每日1次。

果 3～6克煎湯，可平肝胃氣痛。

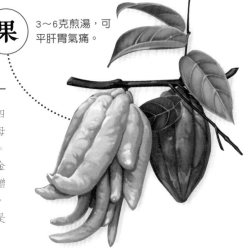

📖 **聽故事記中藥**

從前，有位母親年老久病，終日胸腹脹悶不舒，兒子四處求醫無果。一夜，他夢見一位仙女給他一個果子，母親一聞果子病就好了。醒來後他下決心尋找那種果子。他翻山越嶺爬上金華山山頂的山門，看到金花遍地，金果滿枝。夢中那位仙女飄然出現，並為他孝心所感，贈他天橘一隻。兒子回來後，將天橘給母親服用，很快，母親胸腹脹悶的症狀就消失了。他們以為這位仙女就是救世觀音，天橘像觀音的玉手，因此便稱為佛手。

家庭簡單用法	
泡茶	甲狀腺功能亢進症：佛手、竹茹、茯苓各5克，山楂1枚。開水沖泡，蓋上蓋子悶30分鐘，當茶飲用，可重複沖泡。
	肝氣鬱結型老年神經官能症：佛手10克，切薄片，曬乾。放入杯中，用開水沖泡，加蓋悶10分鐘。代茶飲，可沖泡3～5次。
	胃熱熾盛之急性胃炎：佛手花、代代花各5克，金銀花10克。放入杯中，加開水沖泡，加蓋悶10分鐘。代茶飲。
水煎	嘔吐：佛手、生薑各10克，白糖適量。加水適量煎煮，去渣，取汁，加入白糖調味，頻頻飲服。
	氣虛血瘀型冠心病：佛手、山楂各10克。水煎，去渣，取汁，頻頻飲服。
	月經不調（氣滯血瘀型）：佛手、川芎、香附各15克。水煎服，時時飲之。
燉湯	理氣扶正：豬排骨300克，佛手30克，杏仁20克，薑、蔥、料酒、鹽各適量。豬排骨洗淨切塊，沸水汆燙去血水。佛手洗淨切塊。杏仁用溫水泡軟備用。鍋內加水適量，將處理好的豬排骨、杏仁入鍋，加生薑、蔥、料酒，武火煮開後再改用文火慢煮。1小時後放入佛手，煮熟後用鹽調味即可。

117味中藥對症速查

砂仁 健脾胃消積食

砂仁具有化濕開胃、溫脾止瀉、理氣安胎等功效。適用於濕阻中焦、脘腹脹痛，脾胃虛寒、嘔吐泄瀉，妊娠惡阻、胎動不安等症。

性	溫	**歸經**	脾、胃
味	辛	**毒性**	無

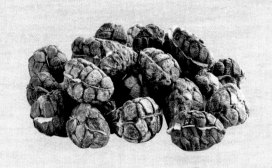

使用禁忌

一般禁忌：陰虛血燥、火熱內熾者慎服。

➤別名
縮砂蜜、縮砂仁、陽春砂、春砂仁、蜜砂仁。

➤道地藥材
主產於福建、廣東、廣西、雲南等地。

➤挑選儲存
以個大、堅實、仁飽滿、氣香濃者為佳。宜置陰涼乾燥處，忌日曬，防止散粒、走失香氣及走油。炮製品貯於密閉容器內。

➤用法用量
煎服：3～6克，入湯劑宜後下。

➤本草成分
砂仁含揮發油，油中的主要成分為龍腦、右旋樟腦、乙酸龍腦酯、芳樟醇、橙花叔醇等，能溫暖脾腎，下氣止痛，寬胸脯，疏氣滯，化宿食，除嘔逆，並治虛勞冷瀉。

傳世名方
【主治】一切食毒。
【配方】砂仁適量。
【制法】研末。
【用法】每次三至六克，水送服。
　　　　——出自《事林廣記》

止痛用法

砂仁神曲蜜茶可有效緩解胃痛，主治肝胃不和型胃痛。取砂仁5克，神曲7.5克，雞蛋殼5個。將雞蛋殼炒黃，與神曲、砂仁同碾成粉，蜂蜜拌勻，溫水沖服即可。

砂仁2克，陳皮3克，雞內金6克，粳米50克。雞內金、陳皮、砂仁研末。粳米淘淨，煮粥，粥成後撒入藥末即成。可消積和胃。

功效延伸

治脾胃虛寒吐瀉　砂仁能溫中暖胃以達止嘔止瀉之功，但其重在溫脾。生薑汁20克，砂仁4克。將砂仁加水煎煮4分鐘，取汁，調入生薑汁即成。每日服1劑，分數次食用。可醒脾、通滯氣、散寒飲、溫肝腎，適用於急性胃炎。也可單用研末吞服，或與乾薑、附子等藥同用。

治小兒疳積、噁心嘔吐、消化不良　砂仁3克，雞內金、陳皮各5克，粳米50克，白糖適量。將以上中藥研成細末。粳米煮成粥，至粥熟爛，加入藥末和白糖。每日1劑，連用7～10日。

治慢性膽囊炎　砂仁、黃連、木香各6克，柴胡、枳實、白芥子、大黃各10克，虎杖12克，金銀花、白芍各15克，吳茱

萸、甘遂、京大戟各3克。水煎，去渣，溫服，每日1劑。

治胃下垂 沉香曲5克，砂仁2克，共研細末，裝入綿紙袋中，放入杯中，用沸水沖泡，加蓋悶10分鐘即成。代茶頻飲，一般可沖泡3～5次。可疏肝和胃。適用於氣滯型胃下垂症。

溫中和胃 砂仁、乾薑各6克，肉桂、陳皮各3克，豬肚1個，胡椒4克，料酒、鹽各適量。將藥材包入紗布中，豬肚洗淨，與藥包一同放入鍋中，加入料酒燉煮，煮至豬肚熟爛，取出藥包，加入鹽調味即可。食豬肚飲湯，有溫中和胃之效。

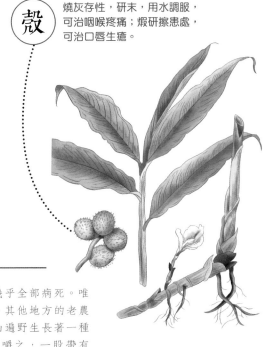

殼 燒灰存性，研末，用水調服，可治咽喉疼痛；煆研擦患處，可治口唇生瘡。

📖 **聽故事記中藥**

從前，廣東陽春縣發生了一次牛瘟，全縣耕牛幾乎全部病死。唯有蟠龍金花坑一帶的耕牛無事且頭頭強健力壯。其他地方的老農們感到十分驚奇，一同到金花坑，看見那裡漫山遍野生長著一種草，便將其連根拔起，摘下幾粒果實，放口中嚼之，一股帶有香、甜、酸、苦、辣的氣味沖入了脾胃，十分舒暢。大家覺得這種草既然可防治牛瘟，或許也能治人病。於是採挖了這種草帶回村中，一些因受了風寒引起胃脘脹痛、不思飲食、連連呃逆的人吃了後，效果較好。後來人們又將這種草移植到房前屋後，進行栽培，久而久之便成為一味常用的中藥—砂仁。

家庭簡單用法	
生嚼	牙齒疼痛：砂仁適量，常嚼。
沖服	痰氣膈脹：砂仁適量，搗碎，以白蘿蔔汁浸透，焙乾、研末。每次3～6克，飯後半小時用開水送服。
泡茶	妊娠合併腹痛：砂仁2克，玫瑰花、合歡花各5克。合歡花文火烘乾備用。砂仁打碎。將玫瑰花、合歡花、砂仁一同放入有蓋杯中，用沸水沖泡，加蓋悶3分鐘。代茶頻飲。具有疏肝理氣、和胃消食的功效。
泡酒	月經不調：砂仁、佛手、山楂各30克，米酒500毫升。砂仁、佛手、山楂共浸入米酒中，7日後可服用。每日早、晚各1次，每次15毫升。適用於氣鬱月經後期，伴經期延後、量少色暗有塊、乳房脹悶不舒等。
	消食和中，下氣止心腹痛：砂仁炒熟、研末，裝於袋中浸酒，酒煮溫飲服。
燉湯	寒性腹痛、虛性腹痛：鯽魚1條，砂仁、陳皮、蓽撥各10克，大蒜、胡椒、辣椒、蔥、鹽各適量。鯽魚處理洗淨，腹內裝入中藥和調料。油鍋燒熱，將鯽魚入油中煎3分鐘，加入醬油和水適量，燉熟即成。棄藥，吃魚肉喝湯。

117味中藥對症速查

木香 和胃行氣止痛

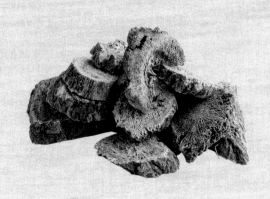

木香辛行苦泄溫通，芳香氣烈而味厚，能醒脾開胃，善通行脾胃之滯氣，既是行氣止痛之要藥，又為健脾消食的佳品。不僅能治脾胃氣滯、脘腹脹痛、食少便溏，也可治脾虛食少，兼食積氣滯，可配砂仁、枳實、白朮等同用。

性	溫	歸經	肺、肝、脾
味	辛、苦	毒性	無

使用禁忌

一般禁忌：陰虛津液不足者慎服。

➤別名

蜜香、五香、五木香、雲木香、川木香。

➤道地藥材

主產於雲南的為雲木香，主產於四川的為川木香。

➤挑選儲存

雲木香以色黃白，質堅實，香濃者為佳；川木香以枝條粗大，堅實，香濃者為佳。置陰涼乾燥處、防潮，炮製品貯於乾燥容器內。

➤用法用量

煎服：1.5～4.5克。

外用：研末調敷或磨汁塗。生用行氣力強，煨用行氣力緩而實腸止瀉，可用於泄瀉腹痛。

止痛用法

木香善通行脾胃之滯氣，為行氣止痛之要藥。木香6克，麥冬、烏梅各10克。將3味藥洗淨，共入砂鍋，加適量水，用中火煮沸15分鐘，用乾淨紗布過濾，棄渣取汁即成。每日1次，熱服，連服6日為1個療程。可養胃生津、行氣止痛，主治胃酸缺乏的萎縮性胃炎。

此外，木香氣味芳香，能醒脾開胃，在補益方劑中用，能減輕補益藥滋膩礙胃和滯氣之弊，有助於消化吸收。

功效延伸

健脾養胃，養心安神 人參、木香各6克，白朮、茯神、黃耆、龍眼肉、酸棗仁各15克，炙甘草3克，生薑5克，大棗2枚。上述諸藥同入砂鍋，加水500毫升，武火煮沸後改文火，取汁200毫升，二煎加水300毫升，取汁200毫升，2次藥汁混合。上下午分服，每日1劑，趁熱溫服。主治思慮過度、勞傷心脾所致的健忘、怔忡、倦怠乏力、食慾缺乏、面色少華等病症。

瀉痢裡急後重 木香善行大腸之滯氣，為治濕熱瀉痢裡急後重之要藥，常與黃連配伍。

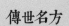

傳世名方

【主治】腸胃虛弱，冷熱不調。

【配方】黃連六百克，木香一百五十克。

【制法】上細為末，醋糊為丸，如梧桐子大。

【用法】每服二十丸，濃煎米飲下，空腹，日三服。

——出自《本草匯言》

小茴香 散寒止痛和脾胃

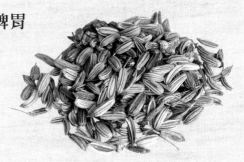

小茴香味辛，性溫。辛散而溫通，具有理氣和胃的功效，可以用於治療寒傷脾胃引起的胃脘寒痛、得熱則緩、受寒則重，腎陽不足引起的遺尿、腰膝酸軟等，並有暖肝溫腎、散寒理氣、止痛的作用，能消除疝氣疼痛和少腹寒痛、腰痛。

性	溫	歸經	腎、膀胱、胃
味	辛	毒性	無

使用禁忌

一般禁忌：熱證及陰虛火旺者忌用。

服用禁忌：不宜短期內多服，每日食用不宜超過10克，否則有損視力。

> **別名**

懷香、穀香、茴香。

> **道地藥材**

主產於內蒙古、山西、黑龍江等地。

> **挑選儲存**

以粒大而長，質地飽滿，色澤黃綠，無雜質為佳。宜置陰涼乾燥處。

> **用法用量**

煎服：3～9克。

外用：研末調服或炒熱溫熨。

止痛用法

小茴香善理脾胃之氣，有開胃、止嘔的作用，用於胃寒氣滯之胃脹痛，可與高良薑、香附、烏藥等同用。用於脾胃虛寒的胃脹痛、嘔吐食少，可與白朮、陳皮、生薑等同用。

治療肝胃不和型胃痛，可用小茴香、石菖蒲、枳殼各12克，烏藥10克，佛手9克，川厚樸11克，陳皮、甘草各8克。加水煎2次，合併藥液，每日分2次，趁溫服用。

功效延伸

治療小腹冷痛、痛經 小茴香常與烏藥、青皮、高良薑等配伍，用於小腹和陰部牽引痛，也可將小茴香炒熱，用布包裹放於腹部。用於肝經受寒之小腹冷痛和痛經。可與當歸、川芎、肉桂等同用。

開胃消食 粳米50克，小茴香適量。小茴香煎水，去渣取汁，放入粳米，煮成粥，食用。可開胃消食。

治療疝氣腹痛 小茴香10～15克，炒焦，研成細粉，分3次用開水沖服即可。

葉 搗汁和酒服，可理小腸氣。

傳世名方

【主治】疝氣，小腹冷痛、脹滿。

【配方】小茴香十六克，胡椒十克。

【制法】研末，酒糊為丸。

【用法】每次服三至六克，溫酒送下。

——出自《三因方》

助消化

山楂 消食化積益脾胃

山楂有消食健胃、行氣散瘀等功效，適用於食積不化、泄瀉、痢疾、小兒疳積，血瘀經閉、痛經及產後瘀滯腹痛、惡露不盡，胸痹心痛、胸痛短氣、心悸怔忡等。

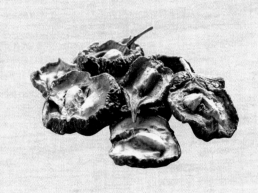

性 微溫	**歸經** 脾、胃、肝
味 甘、酸	**毒性** 無

使用禁忌

一般禁忌：山楂能加強子宮平滑肌的收縮，孕婦慎用；山楂多食耗氣，體虛者少吃；胃酸過多者慎用。

病症禁忌：消化性潰瘍、齲齒、氣虛便溏、脾虛無積滯者忌用。

食用禁忌：山楂忌用鐵鍋熬煮；吃人參時不宜吃山楂；大蒜與山楂不宜同食。

➤**別名**
酸棗、棠梨子、山里紅果。

➤**道地藥材**
主要產於山東、河南、山西、河北、遼寧等地。

➤**挑選儲存**
以個圓、色潤、無蟲蛀者為佳。宜置乾燥陰涼處貯存。

➤**用法用量**
煎服：6～12克，大劑量可用至30克。山楂生用散瘀，炒用消食，炒炭用治瀉痢和血積。

➤**本草成分**
山楂含多種有機酸以及黃酮類、解脂酶等成分，具有促進消化、擴張冠狀動脈、降血壓、抗動脈粥樣硬化、抗心律失常、降血脂、增強免疫等作用。

助消化用法

山楂是消食開胃的能手，食慾不佳或是食積胃脹，都可以嚼食幾個山楂，或吃山楂片、山楂糕都很有效果。

山楂加糯米製成山楂粥，能開胃消食、化滯消積、活血化瘀、收斂止痢，適於食積腹脹、消化不良、腹痛泄瀉患者食用。

山楂、甘草各100克，曬乾研成細末。每次服2克，每日早、晚飯後各服1次。此法可消食、開胃、健脾，主治消化性潰瘍。

功效延伸

行氣散瘀，止痛 用於痛經、瘀滯胸脅痛、產後瘀阻疼痛、瀉痢腹痛。山楂能除瘀血而不傷新血，民間常用山楂切片煮汁，加一些紅糖給產婦吃，用於治療產後惡露不盡，伴有小腹疼痛。用紅糖煮山楂，還可以治療血瘀實證的閉經、痛經、行經不暢。

活血調經 山楂30克，青皮10克，分別洗淨、切碎，同放入砂鍋，加適量水，濃煎40分鐘，用潔淨紗布過濾，取汁待用。鍋內留汁加入紅糖30克拌勻，繼續煨煮至沸即成。早晚分服，可行氣、活血、調經，主治氣血瘀滯型月經不調。

減肥瘦身 山楂與荷葉搭配泡茶喝，減肥瘦身效果顯著。山楂與白菊花同泡服，能擴張冠狀動脈，改善心臟功能。加少量枸杞子，補益肝腎效果更佳。

平肝降壓，潤腸通便 決明子15克，打粗顆粒，與菊花10克、山楂片15克同水煎。當飲料飲用，可酌加白糖。適用於冠心病兼有高血壓患者，對大便秘結者效佳。

鑑別用藥

生山楂、焦山楂

生山楂就是指山楂，有消積開胃、活血散瘀、防暑、降壓等藥用價值。但生山楂中所含的鞣酸與胃酸結合容易形成胃石，很難消化。因此，應儘量少吃生山楂，尤其是胃腸功能弱的人。醫生建議，最好將山楂煮熟後再吃。

焦山楂是山楂的製品，主治秋季腹瀉。取淨山楂，置炒製容器內，用中火加熱，炒至外表焦褐色，內部焦黃色，取出放涼即得。這種焦山楂，除了有消食導滯的作用，還善

於治療伴有積食的瀉利，這也就是很多兒科專家在治療孩子食積伴瀉利時，多選用焦山楂的原因。

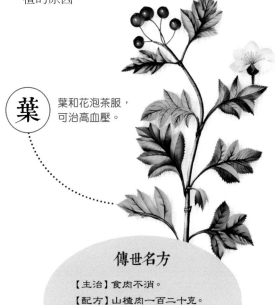

葉 葉和花泡茶服，可治高血壓。

傳世名方

【主治】食肉不消。
【配方】山楂肉一百二十克。
【制法】水煎。
【用法】食之，並飲其汁。
——出自《簡便單方》

家庭簡單用法	
水煎	食慾不振、月經不調：焦山楂10克，紅茶3克，紅糖適量。同入砂鍋，水煎取汁。分3次飯前代茶飲，每日1劑，連服3～4天。可加生薑1～2片同用。可消食和中。
	急性胃炎：焦山楂15克，白朮、竹茹各10克，佩蘭6克。同入鍋中，煎煮30分鐘，去渣取汁即成。每日1劑，分2次服。可健脾和胃、止嘔。
	單純性肥胖症：山楂、決明子、麥芽各30克，茶葉5克，荷葉6克。前3味洗淨，置於鍋內，加水煎30分鐘，再加入茶葉、荷葉，煮10分鐘，倒出藥汁備用。復加水煎取汁液，將2次汁液混勻即成。代茶頻飲。可減肥降脂，化瘀平肝。
隔水蒸	脂肪肝：山楂100克，桃仁10克，蜂蜜250克。將山楂洗淨後用刀拍碎，桃仁洗淨後研細。將山楂、桃仁一同放入鍋中，加入適量水浸泡半小時，煎取藥汁，再加等量的水煎取1次，2次藥汁合併後裝入瓶中，兌入蜂蜜拌勻，蓋上蓋子，隔水蒸1小時，冷卻即可。
煮粥	補血養顏：山楂30克，大棗10枚，粳米適量。大棗掰開，與山楂、粳米放入鍋中，加適量水同煮，至米熟即可。

白朮 健脾胃助消化

白朮有益胃健脾、補氣、燥濕利水、止汗、安胎的功效，可用於脾虛食少、腹脹泄瀉、痰飲眩悸、水腫、自汗、胎動不安等。

性 溫		**歸經** 脾、胃	
味 甘、苦		**毒性** 無	

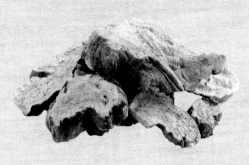

使用禁忌

一般禁忌：陰虛內熱或津液不足者不宜用。
病症禁忌：氣滯脹悶者忌服。
服用禁忌：白朮不得與寒性食物同用，也不可與過於燥熱的食物同食。

➤別名
朮、於朮、冬朮、冬白朮、雲燭、山精、山連、平朮等。

➤道地藥材
主產於浙江、安徽。

➤挑選儲存
以個大、肥壯而分支少、質堅實不空泡、斷面黃白色、香氣濃者為佳。不宜久存，儲存時需保持乾燥。

➤用法用量
煎服：6～12克。炒用可增強補氣健脾止瀉的作用。

➤本草成分
白朮含有揮發油、維生素A和豐富的微量元素，有雙向調節腸胃功能、提高機體免疫力、促進造血功能、降血糖、抗腫瘤等作用。

傳世名方

【主治】濕瀉暑瀉。
【配方】白朮、車前子等份。
【制法】炒為末。
【用法】白湯（白開水）下十至十五克。
——出自《本草匯言》

助消化用法

豬肚半隻，洗淨切塊，備用。白朮20克，生薑片10克，放入砂鍋煎取藥汁，去渣取汁後加豬肚、粳米100克一同煮粥，粥稠後調入鹽即成。早晚分食。可補益脾胃，增強免疫力。主治由脾胃虛弱引起的不欲飲食，倦怠乏力。

將白朮100克浸泡在1000毫升溫水中2小時，取汁，用其汁浸泡500克白粱米，待其吸進白朮汁後，用文火炒到外焦裡黃，放涼，研成細粉，每次服20克，每日4次。

功效延伸

健脾益氣、燥濕利水 用於脾胃虛弱所致的面色少華、體倦乏力、食少便溏、久瀉久痢等病症。白朮烘乾研末，開水沖服，每次10克，每日2～3次，一般用藥3日可明顯改善症狀。

祛寒除濕 白朮15克，乾薑6克，八角2粒，花椒1小勺同裝在紗布包裡，與粳米60克一起煮粥，可祛寒除濕，且不傷胃。主治腹瀉。也可用炒白朮、炒白芍各6克，防風3克，炒陳皮4.5克，用水煎服。

治療脂肪肝 如有大便乾結、頭暈耳鳴、兩額紅赤、心煩少眠、潮熱盜汗、腰膝酸軟

等症狀，可用炒枳實15克，炒白朮30克，生地黃30～40克，按此比例加大劑量，研成粗粉，每次取藥50～60克，用紗布包好，放在保溫瓶中，用沸水適量沖泡，蓋好蓋悶15分鐘即可。當茶飲用。此方也可用於治療脂肪肝伴大便秘結、腹脹、不思飲食。

增強免疫力 將白朮研磨成粉，用白開水送服，每天3～15克，可增強免疫力。

治療老人自汗、氣短、頭暈 可用白朮20克，參鬚10克，浮小麥15克。煎水服用，每日1劑。

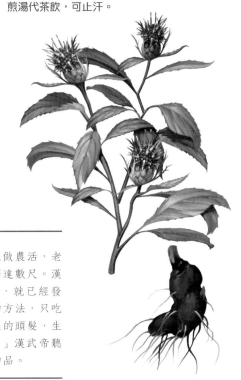
苗葉（朮苗），冬季採取，煎湯代茶飲，可止汗。

📖 **聽故事記中藥**

傳說漢武帝巡視東方，遇見一位老漢在路邊的田裡做農活，老漢頭上放出有「道行」的人才有的白色光環，竟高達數尺。漢武帝好奇地詢問老漢，老漢回答說：「我85歲時，就已經發白齒落。後來有一個道士教我絕穀（不吃糧食）的方法，只吃白朮飲水。沒有多少日子我就返老還童，長出烏黑的頭髮，生出新的牙齒，能日行三百里，如今我已經180歲。」漢武帝聽後，感謝老漢傳授了長壽秘方，連忙賜他玉帛等物品。

家庭簡單用法	
沖服	妊娠劇吐及妊娠水腫：白朮、白茯苓各100克，豬苓、木瓜各150克，共研為末。每服10克，食前溫開水送服，每日3次。可利水消腫，主治妊娠期後兩腳腫甚。
	便秘：將白朮烘乾研末，用開水沖服，每次10克，每日2～3次，一般用藥3日可明顯改善症狀。
泡酒	中老年人脾胃素虛、女性習慣性流產或先兆性流產：白朮60克，黃酒適量。白朮焙乾，研細末，過篩，裝瓶備用。用時取白朮末放入裝有黃酒的器皿中，加熱至沸，3～5沸後，飲酒液。建議每次用白朮3～6克（保健宜用小量），黃酒50毫升，每日可飲1～2次。
水煎	便秘：白朮40克，生地黃30克，升麻3克，同入砂鍋，加水500毫升，浸泡半小時，武火煮沸後改文火煮20分鐘，取汁200毫升。二煎加水300毫升，取汁200毫升，2次藥汁混合。上、下午分服，每日1劑。一般服1～4劑，可補氣通便。
燉湯	小便不利：鱸魚1條，處理乾淨，切塊。白朮60克，橘皮10克，洗淨，與鱸魚一同放入鍋中，加適量水煮沸後轉文火煲2小時，加鹽、胡椒粉調味即成。當菜佐餐，隨意食用。

枳實

消積行氣止痛

枳實具有破氣消積、化痰除痞的功效。可以用於治療積滯內停、痞滿脹痛、大便秘結、瀉痢後重、胃下垂、子宮脫垂、脫肛等。

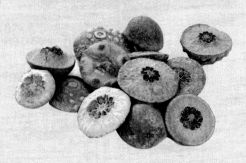

性	寒	**歸經**	脾、胃
味	苦	**毒性**	無

使用禁忌

一般禁忌：孕婦慎用，以免流產。
病症禁忌：枳實破氣，脾胃虛弱、體虛久病等需要補氣者慎用。

➤別名

鵝眼枳實。

➤道地藥材

主產於江蘇、浙江、廣東、貴州、四川、江西等地。

➤挑選儲存

以氣香、汁胞味微酸苦為佳。置陰涼乾燥處，防熱，防蛀。

➤用法用量

煎服：3～9克。

外用：適量，研末調塗；或炒熱熨。

➤本草成分

枳實含揮發油、黃酮苷、脂肪、蛋白質、碳水化合物、胡蘿蔔素、核黃素、鈣、磷、鐵等，有緩解小腸痙攣、抑制血栓形成、抗潰瘍、強心、升高血壓的作用。

傳世名方

【主治】胸陽不振、胸中滿悶、胸痛徹背。
【配方】枳實、瓜蔞、厚樸各十二克，薤白九克，桂枝六克。
【制法】水煎，去渣，取汁。
【用法】分三次溫服。
——出自《金匱要略》

助消化用法

枳實善破氣除脹、消積導滯，可治飲食積滯，常與山楂、麥芽、神曲等同用。若胃腸積滯，熱結便秘，腹滿脹痛，則與大黃、芒硝、厚樸等同用。

枳實、升麻各15克，兔肉250克，黃耆30克，蔥、生薑、料酒、鹽各適量。兔肉洗淨切塊。將枳實、升麻、黃耆裝入紗布袋中，放於鍋內，加水適量，煮沸後用文火煮20分鐘，去除藥渣。將兔肉放於鍋中，加蔥、生薑、料酒、鹽燜酥即可。可健胃益氣。

功效延伸

行氣化痰、破氣止痛 枳實能行氣化痰，破氣止痛。治痰阻胸中所致的滿悶、疼痛，多與薤白、桂枝、瓜蔞等同用。治痰熱結胸，可與黃連、瓜蔞、半夏同用。治療胸脅疼痛，可與川芎、桂枝配伍。用於產後瘀滯腹痛、煩躁，可與芍藥同用，或與當歸、益母草同用。

枳實10克，粳米50克。將枳實擇淨，放入鍋中，加水適量，浸泡5～10分鐘後，用水煎煮，取汁，加粳米煮成稀粥即可。可行氣消痰。

治療胃下垂、子宮脫垂、脫肛等 枳實用於胃下垂、子宮脫垂、脫肛等臟器下垂病症，可單用本品，或配伍補中益氣之品如黃耆、白朮等，以增強療效。

治療氣滯血瘀型胃炎 炒枳實10克，炒黨參12克，煨木香7克，蒲公英15克。研粗粉，每次取20克，用紗布包好，放入杯中，用沸水適量沖泡，當茶飲用，每日1～2劑。胃陰不足，舌紅無苔者忌用。

治療失眠、抑鬱 炙枳實、白芍、炙甘草、柴胡各9克。共研成細末，白開水調服。每天1劑，分3次服用。

治療青春痘 可用枳實大黃茶來治療青春痘。具體做法是，取枳實、黃芩、防風各6克，大黃、茯苓、連翹、赤芍、川芎各9克，白朮4克，山楂15克。將上述所有藥材一起入鍋，加水適量煎煮，每天分為早晚2次服用，連用10日為1個療程。

📖 **聽故事記中藥** ——————

《紅樓夢》第五十一回：寶玉的丫環晴雯得了風寒，有些鼻塞聲重，懶得動彈。請來胡庸醫開了藥方，有紫蘇、桔梗、防風、荊芥，又有枳實、麻黃。賈寶玉自作聰明，認定胡庸醫給晴雯開的是「虎狼藥」。後又請王太醫重開一方，方上沒有枳實、麻黃等藥，倒有當歸、陳皮、白芍，分量也減了些。其實胡庸醫摸脈準確，用紫蘇、桔梗、防風、荊芥散發，用枳實、麻黃消滯，立方有據。王太醫的方子雖然受到寶玉肯定，但是用藥後晴雯依舊高熱、咳嗽，終於死在小傷寒的病根上。該投「虎狼藥」而不投，故而誤事，寶玉、王太醫是有責任的。

根 皮

浸酒，水煎含漱，可治齒痛。

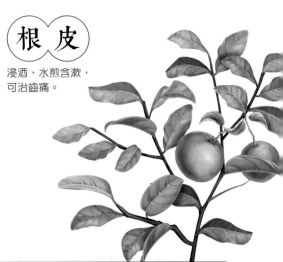

家庭簡單用法

沖服	大便乾結、形體消瘦、頭暈耳鳴：炒枳實15克，炒白朮30克，生地黃40克。研成粗粉，用紗布包好，放在保溫瓶中，用開水沖泡，代茶。
	嘔吐：炒枳實30克，炒白朮60克，炒神曲50克。研粗粉，每次取20克，用紗布包好，放入杯中，用沸水適量沖泡，蓋上蓋子悶15分鐘，當茶飲用，每日1～2劑。
燉湯	順氣通便：枳實10克，白蘿蔔、蝦米、豬油、蔥、生薑、鹽各適量。用水煎煮枳實，取汁備用。將白蘿蔔切塊，用豬油煸炒，加蝦米，倒入適量藥液，煨至極爛，加蔥、生薑、鹽調味即可。
	健脾補氣：枳實12克，牛肚250克，砂仁2克，鹽適量。牛肚洗淨，切條備用。鍋中加入適量水，放入砂仁、枳實和牛肚條後武火煮沸，然後轉文火繼續煮約2小時。食用時加入適量鹽調味即可。
蒸糕	順氣清熱：枳實10克，決明子5克，大黃2克，玉米麵400克，白糖適量。枳實、決明子、大黃共研為末，加入玉米麵中拌勻，再加白糖，用水和麵，做成蒸糕劑子，蒸熟即可。

麥芽

消食回乳疏肝

麥芽味甘，性微溫，長於健胃消食、回乳，可用於脾虛食少、消化不良、產婦斷乳、乳房脹痛等症。能消化停留在胃腸中的食物，特別是促進澱粉性食物的消化，適用於麵食積滯和小兒乳積引起的胸腹脹滿，同時還有行血和疏肝散滯的作用。

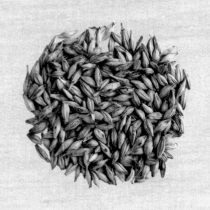

性	微溫	**歸經**	脾、胃、肝
味	甘	**毒性**	無

使用禁忌

一般禁忌：孕婦禁用；哺乳期女性慎用。

➤別名
麥蘗、大麥蘗、大麥芽、大麥毛、擴麥蘗、草大麥等。

➤道地藥材
中國大部分地區均有生產。

➤挑選儲存
以色淡黃、有胚芽者為佳。置乾燥陰涼處保存，不宜久貯，易老化。

➤用法用量
煎服：10～15克，大劑量30～120克。炒麥芽功偏消食健胃，生用多用於回乳消脹。

助消化用法

麥芽能消食健胃，主要用於米麵薯芋類積滯不化、腹滿泄瀉、噁心嘔吐、食慾不振等。麥芽30克，穀芽20克，神曲15克，同入鍋中，加水適量，武火煮沸，改用文火煎煮30分鐘，去渣，取汁即成。每日早晚分飲。可健脾開胃、消食和中，主治慢性胃炎。

麥芽10克，揀去雜質，洗淨，曬乾或烘乾，入鍋，文火炒至微黃，加適量水煮沸，加入調成稀黏液狀的藕粉50克，邊加入邊攪拌，成羹糊即可。早晚分服，亦可健脾消食。

功效延伸

回乳消脹 用於回乳、乳汁鬱積、乳房脹痛。炒麥芽60～90克，水煎代茶飲，每日1劑，連服7日左右。

疏肝解鬱 用於肝氣鬱滯或肝胃不和引起的脅痛、脘腹脹痛。麥芽50克，山楂、金橘葉各15克，水煎服，每次適量。每日1劑，10日為1個療程。可疏肝解鬱，主治乳腺增生。

莖 杆

浸酒，水煎含漱，可治齒痛。

傳世名方

【主治】快膈進食。

【配方】麥芽一百二十克，神曲六十克，白朮、陳皮各三十克。

【制法】共研為末，蒸餅丸如梧桐子大。

【用法】每人參湯下三十至五十丸。

——出自《本草綱目》

萊菔子

消食降氣化痰

　　萊菔子能消食除脹，降氣化痰，用於飲食停滯，脘腹脹痛，大便秘結，積滯瀉痢，痰壅喘咳，有「沖牆倒壁」之稱。臨床慣用於治療實證。對虛證用之，獲效亦佳。

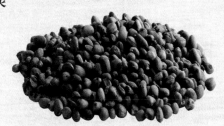

性	平	歸經	肺、胃
味	辛、甘	毒性	無

使用禁忌

一般禁忌：氣虛者慎服。

服用禁忌：不宜與人參一同食用。

➤別名

蘿蔔子、蘆菔子。

➤道地藥材

中國各地均產。

➤挑選儲存

以粒大、飽滿、堅實、色紅棕、無雜質者為佳。貯乾燥容器內密閉，置通風乾燥處，防蛀。

➤用法用量

煎服：一般用量4.5～9克。生用吐風痰，炒用清食下氣化痰。

助消化用法

　　萊菔子擅長消食化積、除脹行滯。常配伍山楂、神曲、半夏、陳皮等同用。小兒便秘，用炒萊菔子研極細末，每次取5～9克，加白糖適量沖泡後飲用，較小的嬰幼兒可減量拌奶粉或稀飯食用，發揮潤下通便的作用，易為小兒接受。

功效延伸

　　治腹瀉　萊菔子20克，雞內金、山楂、炒麥芽各10克，甘草5克。水煎當茶飲。

　　降氣化痰　炒萊菔子10克，粳米50克。萊菔子煎水，取汁，加粳米，煮為稀粥，每日2次，溫熱服食。主治咳嗽痰多兼消化不良。

　　治療支氣管哮喘　萊菔子15克，白芥子、紫蘇子、杏仁各10克。水煎30分鐘，去渣取汁即成。早晚分服。

　　降眼壓　萊菔子10克，胡蘿蔔適量。先將萊菔子裝入小紗布袋中，與切成碎末的胡蘿蔔同煮，待胡蘿蔔熟後，取出萊菔子，連湯食用。每日1次。

味辛苦，性平，鮮者不拘多少，搗汁服，可治婦女乳汁不通。

葉

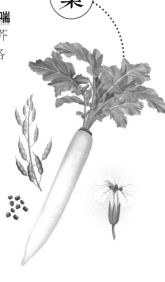

傳世名方

【主治】痢疾有積，肛門重墜。

【配方】萊菔子、白芍各十五克，大黃三克，木香二克。

【制法】水煎。

【用法】服之。

——出自《方脈正宗》

便祕

蜂蜜 潤腸滋陰養顏

蜂蜜能潤腸通便，常用於體虛津虧所致的便祕，也可緩急止痛、潤肺止咳等。用於脾胃虛弱所致的倦怠食少、脘腹作痛，以及肺虛久咳、肺燥乾咳、咽乾等。

| 性 | 平 | 歸經 | 脾、肺、大腸 |
| 味 | 甘 | 毒性 | 無 |

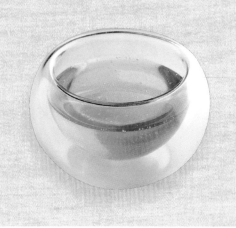

使用禁忌

一般禁忌：濕熱痰滯、胸悶不寬、便溏或泄瀉者忌服；糖尿病患者少服；1歲內兒童忌服。

服用禁忌：忌煮沸，忌用沸水沖泡，以免破壞其中的營養成分。

➤別名

石蜜、石飴、白沙蜜等。

➤道地藥材

中國大部分地區均產。

➤挑選儲存

以色澤白或黃，透明或凝固如脂，無雜質，甜味純正者為佳。宜置低溫避光處。

➤用法用量

沖調：一般早晚各服1次，每次15～30克。

外用：塗於燙傷部位。

傳世名方

【主治】癮疹瘙癢。

【配方】蜂蜜適量。

【制法】好酒調下。

【用法】服之。

——出自《太平聖惠方》

通便用法

蜂蜜可潤燥通便，用於津傷所致的久咳、咽燥少痰、大便乾結難解等病症。蜂蜜60克，香油30克。用溫開水將蜂蜜和香油調和，溫服，早晚各1次。適宜大便秘結者食用。

蜂蜜55克，黑芝麻45克。將黑芝麻蒸熟搗如泥，攪入蜂蜜，用溫水沖化，每日2次。

功效延伸

養顏潤膚 用於手足皸裂等。豬油30克，煎湯待冷，加蜂蜜70克調勻，裝瓶待用。先將患處用熱水洗淨，然後敷上藥膏，每日2次。

滋陰潤肺 用於慢性咽炎等。鮮木瓜1個，削去外皮，切成薄片，加蜂蜜500克浸泡，裝瓶密封10日後用。每次嚼含化數片，每日3次。

解毒 服烏頭類藥物中毒者，大劑量服用蜂蜜，有一定解毒作用。蜂蜜對潰瘍、燒燙傷也有解毒生肌之效。

支氣管炎 蜂蜜20克，梨1個，貝母3克。將梨洗淨，去核，切塊，和貝母同放入碗中蒸1小時，加蜂蜜調和服用，喝湯吃梨。

黑芝麻 潤腸養肝補腎

黑芝麻含有多種人體必需氨基酸，在維生素E和維生素B1的作用下，能加速人體的代謝功能。黑芝麻還能有效預防貧血、活化腦細胞、消除血管膽固醇，有延年益壽的作用。

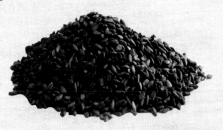

性	平	歸經	肝、腎
味	甘	毒性	無

使用禁忌

一般禁忌：慢性腸炎、便溏腹瀉者，男子陽痿、遺精者禁用。

通便用法

黑芝麻6克炒出香味，研末。粳米30克煮成粥，將熟時加入黑芝麻末、蜂蜜適量即成。早晚餐食用。可補血潤腸，主治胃癌出血、便秘。

黃豆40克淘洗乾淨，用500毫升水浸泡1夜，然後研磨成漿，用多層潔淨紗布濾去豆渣。把豆漿燒至沸騰後，改文火煮20分鐘，加白糖30克、黑芝麻末15克，攪勻後即成。可滋補肝腎、潤燥滑腸。

功效延伸

補益肝腎 用於肝腎不足所致的頭暈目眩、鬚髮早白、失眠健忘等病症。桑葉800克，黑芝麻（炒）200克，研末，過篩，混勻，用水泛丸，乾燥即得。口服，每次6克，每日3次。可滋養肝腎。

補腎安胎 黑芝麻100克，文火炒熟，搗爛。蓮子、核桃仁各250克洗淨，一同入鍋，加水適量，武火燒開，改文火煮至熟爛，繼續煨至水將乾時，加入紅糖適量溶化後，放入黑芝麻末攪勻即成。當點心佐餐食用，主治習慣性流產、營養不良。

> ## 別名

黑脂麻、胡麻、油麻、烏芝麻。

> ## 道地藥材

主產於四川、山東、山西、河南等地。

> ## 挑選儲存

以籽粒大、飽滿、色黑者為佳。炒熟後，置於瓶中保存。

> ## 用法用量

內服：煎湯，9～15克。

外用：煎水洗浴或搗敷。

葉

味甘性寒，主五臟邪氣，風寒濕痹。

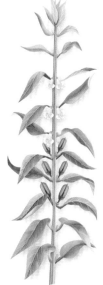

莖

麻秸燒灰，可加到點痣去惡肉的藥方中使用。

傳世名方

【主治】痔瘡風腫作痛。

【配方】黑芝麻適量。

【制法】煎湯。

【用法】洗患處。

——出自《本草綱目》

桑葚 通便滋陰潤肺

桑葚具有生津止渴、促進消化、幫助排便等作用，適量食用能促進胃液分泌，刺激腸蠕動及解除燥熱。但需注意的是，桑葚未成熟時為綠色，逐漸成長變為白色、紅色，成熟後為紫紅色或紫黑色，味酸甜。《本草新編》有「紫者為第一，紅者次之，青者不可用」的記載。

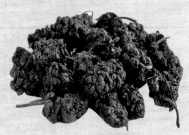

性	寒	歸經	肝、腎
味	甘、酸	毒性	無

使用禁忌

一般禁忌：脾虛便溏者、糖尿病人禁用；少年兒童不宜多吃。

> **別名**

桑葚子、桑實、桑果。

> **道地藥材**

主要產於江蘇、浙江、湖南、四川、河北等地。

> **挑選儲存**

以個大、肉厚、色紫紅、糖性大者為佳。乾品需防潮、密閉保存；鮮品可冷藏。

> **用法用量**

鮮用：每日20～30顆（30～50克）。

煎服：單味或者配伍其他藥味一同煎服，一般用量為10～15克。

泡酒：本品浸入適量優質白酒中，浸泡數周後飲酒。

通便用法

桑葚有生津潤燥的功效，可用於津傷所致的口渴、多飲、腸燥便秘等。鮮桑葚60克，用水洗淨，置溫開水中泡5分鐘即吃，可滋益肝腎，養血潤燥，主治腰膝酸軟、便秘。

用於腸燥便秘，可取桑葚50克，肉蓯蓉、黑芝麻各15克，炒枳殼10克。一起用水煎煮，取汁服用。

功效延伸

滋陰養血 用於陰血不足所致的頭暈目眩、面色萎黃等。桑葚、大棗、枸杞子、龍眼肉各15克，搗碎，放入500毫升白酒中，密封，每日振搖1次，浸泡14日後過濾即成。每日2次，每次20毫升。可滋陰補血，增強免疫力。

補肝益腎，潤肺清心 鮮桑葚、百合各30克，大棗10枚，加水煎取汁液，去渣後與淘淨的粳米100克一同煮粥，加適量冰糖即成。早晚分食。可滋補肝腎，主治咽乾口渴。

治療麻痹不仁及各種神經痛 鮮桑葚500克，米酒1升。桑葚浸於米酒中，泡1～2個月後飲用。每日2次，每次1小杯。

治療鬚髮早白 桑葚、蜂蜜各適量。桑葚水煎取汁，文火熬成膏狀，加入蜂蜜拌勻。飲服，每次10～15克，每日2～3次。

傳世名方

【主治】陰證腹痛（時痛時不痛，或饑痛而飽不痛等）。

【配方】桑葚若干。

【制法】絹包風乾過，伏天為末。

【用法】每服九克，熱酒下，取汗。

——出自《湃湖集簡方》

核桃仁

通便補腎固精

核桃仁中含有豐富的蛋白質、氨基酸及礦物元素，有很高的營養價值，並具有潤腸通便、潤肺強腎、降低血脂，預防冠心病之功效，長期食用具有益壽養顏，抗衰老等作用。

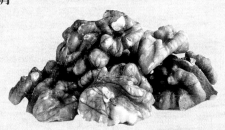

性 溫		**歸經** 腎、肺	
味 甘		**毒性** 無	

使用禁忌

一般禁忌：痰熱咳嗽、陰虛火旺及便溏者慎用。

服用禁忌：不可與濃茶同服。

通便用法

核桃仁可潤腸通便，用於肺腎虧虛所致的便秘，症見排便困難、大便乾結、便後疲乏等。核桃仁研末，用溫開水沖服或直接吞服，每日2～3次，每次10克。可潤燥滑腸。

治療氣血虧虛所致習慣性便秘，可取牛奶、豆漿各150毫升，混合，加入核桃仁粉30克，黑芝麻粉20克，煮沸，加入適量白糖即成。隨意飲用，可益氣養血，潤腸通便。

功效延伸

補腎固精 用於腎陽不足所致的陽痿、遺精、腰膝酸軟、畏寒肢冷、男子不育、女子宮冷不孕、尿頻等。核桃仁、黑芝麻各100克。將核桃仁炸酥，黑芝麻炒熟，加適量白糖一起研磨，使成糊狀。2天內分次服完。

治療失眠、多夢、食少 核桃仁、黑芝麻、桑葉各30克。將上述藥材一起搗成泥。每次取9克服用，每日2次。

> **別名**

胡桃仁、胡桃肉。

> **道地藥材**

主產於河北、山西、山東等地。

> **挑選儲存**

以果仁豐滿、仁衣色澤黃白，體積、分量足者為好。立夏前後須冷藏；防潮防蛀；勿重壓。

> **用法用量**

煎服：9～15克。

外用：搗敷。

葉 取10片，加雞蛋2個，煎服，可治白帶過多。

傳世名方

【主治】小便頻數。

【配方】核桃仁若干。

【制法】煨熟。

【用法】臥時嚼之，溫酒下。

——出自《本草綱目》

蓮子

止瀉補脾安心神

蓮子甘可補脾，澀能止瀉，既可補益脾氣，又能澀腸止瀉。醫藥古籍中用於脾虛久瀉、食慾不振，常與黨參、茯苓、白朮等同用。

性 平		**歸經** 心、脾、腎	
味 甘、澀		**毒性** 無	

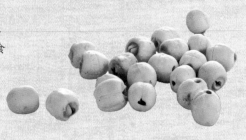

使用禁忌

一般禁忌：中滿痞脹及大便燥結者禁用。
病症禁忌：外邪犯肺，有熱咳時慎用。
服用禁忌：不宜多吃；不宜與牛奶同食。

➤ 別名
蓮蓬子、蓮實、蓮肉。

➤ 道地藥材
主產於湖南、福建、江蘇。

➤ 挑選儲存
以顆粒飽滿、身乾、肉厚、色澤鮮亮、無蟲蛀、碎粒少、刀傷少者為佳。密封，陰涼乾燥處保存。

➤ 用法用量
煎服：乾品10～15克。
研末：每次10克，烘乾研末，用開水沖服。

➤ 本草成分
蓮子含有蛋白質、脂肪、碳水化合物，以及鈣、磷、鐵等多種微量元素，能鎮靜精神，維持肌肉的伸縮性和心跳的節律。另外，對鼻咽癌也有抑制作用。

止瀉用法

用於脾虛所致的久瀉久痢、倦怠乏力、食慾缺乏。蓮子、芡實、山藥、薏苡仁各500克，炒熟，研末，裝瓶備用。用溫開水調成糊狀後服用。早晚各50克。可補益脾胃，主治各種慢性腹瀉。

新鮮蓮子、銀耳各25克，山藥15克，粳米、小米各30克，分別洗淨，一同入鍋。加水適量，共煮為粥。早晚餐食用，每日1劑。可健脾止瀉，主治脾虛泄瀉、食慾缺乏、消化不良、體弱乏力等。

功效延伸

益腎澀精 用於腎虛精虧所致的遺精、滑泄、尿頻、遺尿、婦人崩漏帶下等病症。蓮子30克，以溫水浸泡數小時。茶葉5克，以沸水泡沏濃汁。將蓮子與冰糖25克加水燉爛，和入茶汁服用。代茶飲，每日1劑。可健脾益腎。

傳世名方

【主治】久痢不止。
【配方】老蓮子六十克。
【制法】去心，為末。
【用法】每服三克，用米湯調下。
——出自《世醫得效方》

健美抗衰、烏髮明目、健身延年 蓮子和枸杞子同食，具有健美抗衰、烏髮明目、健身延年的功效。蓮子與鴨肉同食，具有補腎健脾的功效，適用於脾腎兩虛引起的食慾不振、消化不良、乏力、腰膝酸軟、小便清長等症。

養心安神 蓮子具有養心安神、清心醒脾、補脾止瀉等藥用價值，歷代醫藥典籍多有記載。現代藥理研究也證實，蓮子還有鎮靜、強心、抗衰老等多種作用。蓮子、龍眼同食，補中益氣、養心安神的功效增強，常可作為心血不足、心脾兩虛等虛證患者的食療品。蓮子15克，龍眼肉10克，大棗5枚，紅糖適量。水煎當茶飲，主治陰虛火旺型失眠。

治療多夢、失眠、記憶衰退等 將15克乾蓮子在砂盆中擦去皮，留心，研為細末。每次取5克，每日1次，用沸水沖泡，加蓋悶10分鐘，頻頻飲用，有補中強志、清心安神之效。常食可治療多夢、失眠、記憶衰退、神疲乏力等症。

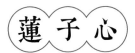

煎服1.5～3克，可清心安神，澀精止血，主治神昏譫語，失眠遺精，血熱吐血。

📖 **聽故事記中藥**

相傳徐霞客路經一村莊，時逢七月盛夏，但見一望無際、如火如荼的搖曳荷韻。有頑童跳進荷田採來新鮮蓮蓬請其品嘗，蓮子清脆香甜，食用後讓人感到暑氣全消。村民說，此地所產蓮子顆粒飽滿，清香甜潤，微甘而鮮。蓮子心嫩綠、醇厚，有安神強心之功效，可治失眠，還可降血壓。徐霞客一聽，請求村民為他備下許多，帶回孝敬母親大人。村民聽說是為孝順老人，立即為徐霞客準備，並送其歸程。

家庭簡單用法	
水煎	水腫：黑豆50克，蓮子10克。將黑豆、蓮子洗淨，放入鍋中，加800毫升水，用中火煮熟，當茶飲用。
	消化不良：蓮子20克，白扁豆10克，大棗10枚。水煎當茶飲。
	腹瀉（腎虛型）：蓮子20克，芡實10克，茯苓5克。水煎當茶飲。
煮粥	脾虛證：蓮子、綠豆、赤小豆各50克，除去雜質，淘洗乾淨，用水浸泡2小時。粳米100克淘洗乾淨。將蓮子、赤小豆、綠豆一同放入鍋內，加水適量，煮30分鐘後，加入粳米，用文火煮熟即成。早晚餐食用，可健脾除濕，消腫解毒。
蒸煮	咳嗽（燥火型）：銀耳25克，蓮子15克，冰糖適量。銀耳用水泡發，去蒂洗淨。蓮子放入沸水中浸泡，放入蒸碗內，加入銀耳、冰糖和適量水，用武火蒸40分鐘即可。
燉湯	肝膽濕熱型慢性肝炎：蓮子50克，金銀花20克，白糖適量。金銀花洗淨，蓮子用涼水浸泡，去皮、心，洗淨放入砂鍋，用武火燒沸，再轉用文火煮至蓮子熟爛，放入金銀花，煮5分鐘後加入適量白糖，調勻即成。早晚分食，可清熱化濕。脾胃虛寒及氣虛瘡瘍膿潰者忌服。

肉豆蔻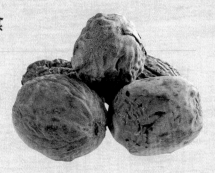

止瀉行氣消食

肉豆蔻有健胃消食、驅風的功效，可治虛瀉冷痢、脘腹冷痛、嘔吐等，其氣味芳香，經常用作芳香劑和祛風劑以及腸胃道的局部刺激劑。

性	溫	歸經	脾、胃、大腸
味	辛、微苦	毒性	無

使用禁忌

一般禁忌：濕熱瀉痢及陰虛火旺者禁服。

服用禁忌：用量不宜過大。

➤別名

豆蔻、肉果、頂頭肉。

➤道地藥材

原產於馬來西亞、印尼，中國主產於廣東、雲南等地。

➤挑選儲存

以個大、體重、堅實，破開後香氣濃者為佳。宜置通風陰涼處，防蟲防潮。

➤用法用量

煎服：1.5～6克。

止瀉用法

肉豆蔻20克，藿香100克，共研粗末。每服取10克，以水300毫升，煎至100毫升，過濾去渣，不拘時溫服。可澀腸止瀉。主治慢性腹瀉。

肉豆蔻5～10克，搗碎研為細末，用粳米50克煮粥，待煮沸後加入肉豆蔻末及生薑2片，同煮為粥。早晚溫熱服食，3～5日為1個療程。可開胃消食，溫中下氣。主治虛冷瀉痢，宿食不化，嘔吐。

功效延伸

行氣消食 用於脾胃虛寒氣滯所致的脘腹脹痛、食少嘔吐、不思飲食等。肉豆蔻15克，研細末，麵粉1000克加水適量，加酵麵50克，發麵，揉勻成團，待發好後，適時加入鹼水適量，撒入肉豆蔻粉末，用力揉麵，直至鹼水、藥粉均勻後，做成饅頭蒸熟。可作早餐主食。

補陽止瀉 肉豆蔻15克，補骨脂30克，雞蛋3個。雞蛋入水中煮沸，撈出，剝去外殼，與補骨脂、肉豆蔻同煮15分鐘即可。

治療五更瀉 肉豆蔻、吳茱萸、大棗泥（將大棗、生薑同煮爛，挑去薑）各6克，五味子、補骨脂各9克。除棗泥外所有藥材研末，加棗泥，製成丸劑，每丸9克。每日2次，每次1丸，淡鹽水送服。

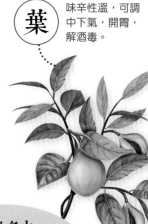

藥 味辛性溫，可調中下氣，開胃，解酒毒。

傳世名方

【主治】冷痢腹痛，不能食者。

【配方】肉豆蔻三十克去皮。

【制法】醋和麵裹煨，搗末。

【用法】每服三克，粥飲調下。

——出自《太平聖惠方》

訶子
止瀉澀腸利咽

  訶子味苦酸澀，性平。苦能瀉火，酸可斂澀，善澀腸止痢，治久瀉，是治療久瀉、久痢之常用藥物。訶子所含鞣質有收斂、止瀉作用，但需注意的是，訶子除鞣質外，還含有致瀉成分，故與大黃相似，先致瀉而後收斂。

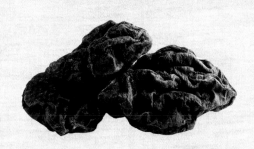

性	平	歸經	肺、胃、大腸
味	苦、酸、澀	毒性	無

使用禁忌

一般禁忌：內有濕熱火邪者忌服。
病症禁忌：氣虛及暴嗽、初瀉慎用。

> **別名**

訶黎勒、訶黎、訶梨、隨風子等。

> **道地藥材**

主產於西藏、雲南、廣西、廣東等地。

> **挑選儲存**

以黃棕色、有光澤、堅實者為佳。置於通風、乾燥處，注意防蛀。

> **用法用量**

煎服：一般用量3～10克。澀腸止瀉宜煨用，斂肺清熱、利咽開音宜生用。

傳世名方

【主治】老人久瀉不止。
【配方】訶子一克（煨，用皮），白礬三十克（燒灰）。
【制法】上藥搗細羅為散。
【用法】每服不計時候，以粥飲調下六克。
——出自《本草綱目》

止瀉用法

  治療久瀉、久痢、脫肛，可取訶子、乾薑各2克，罌粟殼、陳皮各1.5克。將以上4味中藥研成細末，水煎，去渣，取汁，熱服。

功效延伸

  治失音、不能言語 用訶子15克，桔梗30克，甘草60克。將以上3味中藥研成細末。每次6克，水煎，去渣，取汁，溫服。

  訶子（去核）、杏仁各30克，通草7.5克。將以上3味中藥切細。每次12克，加適量生薑水煎，去渣，取汁，飯後溫服。

  治療脾虛濕阻型胃炎 訶子、藿香、白豆蔻各6克。共研末，每次取3克，薑湯送服。適用於噁心吐酸症狀。

  用於胃癌 訶子、薏苡仁、藤瘤、菱角各10克，水適量，把以上藥物放入砂鍋，加水煎服。

  治大葉性肺炎 訶子、瓜蔞各15克，百部9克。水煎，去渣，取汁。代茶飲。

  治腸胃受濕，泄瀉不止 訶子、肉豆蔻、黃連各22克，炙甘草、白朮、乾薑、茯苓各15克，厚樸30克。將以上8味中藥研成細末。每次2克，空腹時米湯送服，每日2次。

芡實 除濕止瀉固腎精

芡實既能健脾除濕，又能收斂止瀉，可用於治脾虛濕盛。久瀉不愈，常與白朮、茯苓、扁豆等藥同用。芡實有較強的收澀作用，便秘、尿赤者不宜食用。

性	平	歸經	脾、腎
味	甘、澀	毒性	無

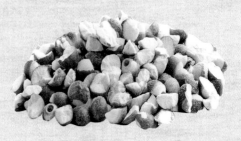

使用禁忌

一般禁忌：芡實有收斂作用，食滯不化者慎服。

病症禁忌：便秘忌用。

➤別名

雞頭米、水雞頭、雞頭、米雞頭子、雞頭蓮、刺蓮藕。

➤道地藥材

主產於江蘇、湖南、湖北、山東。

➤挑選儲存

以顆粒飽滿均勻、粉性足、無碎末及皮殼者為佳。置陰涼乾燥處，防潮。

➤用法用量

煎服：9～15克。

➤本草成分

芡實含有蛋白質、碳水化合物、鈣、磷、鐵、硫胺素等成分，有消除尿蛋白、治療慢性腎小球腎炎和慢性腸炎的作用。

傳世名方

【主治】益精氣，強志意，利耳目。
【配方】芡實一百八十克，粳米六十克。
【制法】芡實煮熟去殼，與粳米共煮粥。
【用法】每日空腹食用。
——出自《經驗後方》

止瀉用法

芡實甘澀收斂，能除濕止瀉，益腎固精。治療脾胃虛弱型腹瀉，可用芡實、山藥各200克，扁豆100克。共同搗碎，混合均勻。每次取30克，開水沖泡，服用。

芡實、山藥、韭菜各30克，粳米50克，鹽適量。山藥洗淨，去皮，切塊；芡實洗淨，泡2小時；韭菜洗淨，切碎；粳米淘洗乾淨。鍋中倒入適量水煮沸，放入芡實煮10分鐘，放入粳米煮20分鐘，加入山藥煮熟，放入韭菜末、鹽煮沸即可。此粥有健脾止瀉之效。

功效延伸

健脾，益腎，固精 用於風濕性關節炎、腰背膝痛、夢遺滑精、遺尿、尿頻。芡實燉老鴨，能健脾益腎、固精，可治療陰虛火旺所致的遺精。

芡實、蓮子各25克，龍眼肉10克，粳米150克，冰糖適量。蓮子洗淨，去皮、心。芡實、粳米、龍眼肉洗淨，去雜質。蓮子、芡實、龍眼肉放入鍋內，加水用文火煮爛，備用。粳米入鍋，加水用武火煮沸後，轉用文火煮成稀粥，再將蓮子、芡實、龍眼肉倒入，加入冰糖拌勻即可。

治療盜汗 芡實、蓮子、酸棗仁各10克，龍眼12個。龍眼去殼，取肉，與其他材料一同煎煮，睡前服用。

補中益氣、消腫利尿 芡實、山藥各200克，鮮荷葉2張。芡實煮熟，去殼曬乾，和山藥共研成粉末，每次取30克，與荷葉共煮為茶，趁溫飲用。有補中益氣、消腫利尿作用。

強身健體 養生有個著名的「四神湯」，取蓮子、薏苡仁、山藥、芡實煮成湯，是適合氣虛之人的養生飲食。也可在四神湯中加排骨、雞肉等，為防止營養過剩、發胖，可以去掉附著的油脂再煮。

📖 聽故事記中藥

芡實又稱雞頭米，可作主食，也是很好的藥材，有收澀止瀉、健脾去濕的功效。芡實也是蘇南地區的傳統食物「水八仙」之一。蘇杭一帶特產芡實糕。相傳從前那一帶正值饑荒，有個叫倩倩的寡婦，上有婆婆，下有孩子，每天靠挖野菜、水草充饑。一天她因饑餓過度暈倒在河邊，等她醒來時看到不遠處一隻只野雞高高翹起頭，定睛一看，發現是形狀像雞頭的說不出名字的水草，於是她採了些回去蒸煮，煮好後切開發現裡面是一粒粒飽滿的果實，吃起來有股清香。以後每天倩倩都會採些這樣的雞頭果和著野菜煮給家裡人吃，就這樣倩倩一家慢慢熬過了饑荒的日子，以後人們便把這食物叫倩食（芡實）。

治療帶下症 芡實為治療帶下症之佳品。治脾腎兩虛之帶下清稀，陰道分泌物色白或淡黃，常與黨參、白朮、山藥等藥同用。若治濕熱帶下，陰道分泌物色黃質黏稠，則配伍清熱利濕之黃柏、車前子等藥。

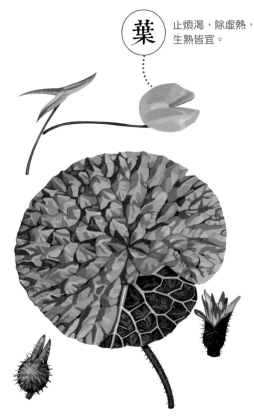

葉　止煩渴，除虛熱，生熟皆宜。

	家庭簡單用法
泡茶	肝經濕熱型遺尿：芡實、梔子各5克，茵陳、生地黃各8克，柴胡3克，綠茶1克。除綠茶外，所有材料加水300毫升，煮沸15分鐘，沖泡綠茶。每日1劑，有清熱利濕作用。
煮粥	健脾和胃：花生仁50克，芡實15克，粳米100克，冰糖適量。將芡實泡發，花生仁沖洗乾淨後，一起放入鍋內，加水，文火煮至爛，備用。粳米淘洗乾淨，加水煮成稀粥，粥熟後摻入芡實、花生、冰糖，拌勻即可。
燉湯	腎虛腰酸痛、神經衰弱：芡實、蓮子各50克，豬瘦肉200克，鹽適量。芡實洗淨去雜，蓮子泡發後洗淨，豬瘦肉洗淨切塊。將三者一同入鍋煮沸後，改文火煲1小時，最後加鹽調味即可，每週食用2次。腎虛腰酸痛、神經衰弱者，可用此湯來補脾固腎。

膽結石

雞內金 消石健胃止遺

雞內金性平味甘，兼能清下焦、膀胱之濕熱，有通淋化石之功。《醫林集要》單用本品，治小便淋瀝、痛不可忍者。現用於治療濕熱蘊結所致砂石淋證以及膽結石等。

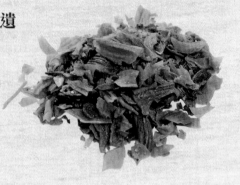

性	平	歸經	脾、胃、膀胱
味	甘	毒性	無

使用禁忌

一般禁忌：脾虛無食積者慎用；中氣下陷或咳嗽吐血者禁用。

服用禁忌：忌空腹服用；不可久服。

> **別名**

雞肫皮、雞黃皮。

> **道地藥材**

全國各地均產。

> **挑選儲存**

以個大、色黃、乾燥、完整無破碎者為佳。置乾燥處密閉保存，防蟲蛀。

> **用法用量**

煎服：3～10克。

研末：每次1.5～3克，效果比煎劑好。

> **本草成分**

雞內金主要含胃激素、角蛋白、氨基酸等，有增加胃液分泌量和提高胃腸消化能力、加快胃的排空速度等作用。

傳世名方

【主治】反胃，食即吐出，上氣。

【配方】雞內金適量。

【制法】將雞內金燒炙。

【用法】用調酒服。

——出自《備急千金要方》

排石用法

雞內金有化堅消石之功。治濕熱蘊結所致砂石淋證，以雞內金與金錢草、滑石、海金沙、石韋、冬葵子等同用。治膽結石，常配柴胡、鬱金、茵陳、金錢草、梔子等同用。可取雞內金10克，金錢草15克，加水煎煮，每日當茶飲。

雞內金60克，魚腦石150克，廣鬱金20克，生大黃10克。研末，裝入膠囊，每粒0.4克，日服3次，每次6～8粒，飯後溫開水送服。1個月為1個療程，一般用藥2～4個療程，治療膽結石可獲顯效。

功效延伸

消食健胃 用於小兒乳食積滯、肚大筋青、神萎、面黃肌瘦、毛髮焦枯、脾胃虛弱等。殺雞後，取出雞胃，除去內容物，趁熱剝取砂囊內膜，洗淨、曬乾、生用，即雞內金。或用中火炒至表層黃色或焦黃色，即為炒雞內金。碾成粉，在飯前半小時給孩子吃上一小勺，可以起到開胃、消食、助消化的作用，也可以拌入適量白糖食用。

澀精止遺 雞內金有澀精止遺的功效，用於腎虛遺精、遺尿。雞內金18克，炒焦研末，分為6包，早晚各服1包，以黃酒30～50毫升沖服。

治療消化不良 可將雞內金粉摻入發酵的小麥麵粉中，製成雞內金發麵餅，適合消化不良患者食用。拌入適量山楂，對治療消化不良引起的腹脹、噁心、嘔吐效果較好。

緩解尿路結石 雞內金入膀胱經，與金錢草或核桃仁同用，可促使尿路結石的排出。每天早晨用雞內金6克泡茶飲用，可化堅消石，緩解尿路結石。

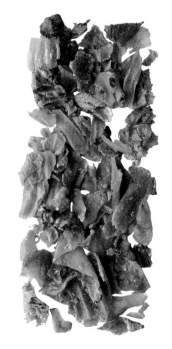

📖 **聽故事記中藥**

奉天大東關有個人叫史仲塤，年近四十，腹中有積聚，治療了很長時間都沒有效果，於是請名醫張錫純來治療。張錫純診斷，患者的左脅下有積聚，直徑三寸，按之甚硬，經常疼痛，呃逆短氣，飲食減少，脈象沉弦。這是古代說的肝積肥氣。於是用雞內金90克、柴胡30克，研成粉末，每次4.5克，日服3次。此方因病在身體左側，屬肝氣不升導致的疾病，所以用柴胡來升肝氣，配合雞內金化積。果然十多天以後，這個患者就痊癒了。

燒灰，敷患處，可治一切口瘡。

家庭簡單用法	
沖服	營養不良：雞內金30克，曬乾或烘乾，研成極細末，瓶裝備用。每日3次，每次0.5克，用米湯50克調服送下，可消食助運。
泡茶	傷食泄瀉：雞內金10克，麥芽30克，綠茶3克，放入鍋內，用文火焙黃，略搗碎後，放保溫杯中，用沸水泡20分鐘即成，可消食導滯。
水煎	小兒厭食症：雞內金適合與蒼朮搭配食用，蒼朮煎汁後送服生雞內金末，對治療小兒厭食症有良好效果。雞內金與鱔魚同食，可改善小兒營養不良症狀。
	腸炎：雞內金10克，赤小豆30克，用水煎煮，代茶飲。有清熱利濕、消積化瘀的作用。
煮粥	食積不化、閉經：雞內金15克，先用文火煮約1小時，再加糯米50克、山藥45克，繼續煮約1小時即成。可消食導積，活血通經。
	消化不良：雞內金5克，粳米50克。雞內金焙乾，研末。粳米加水煮粥，粥熟時加雞內金粉，調勻。每日1劑，連續3～5天，可消食健胃。
	脾胃失調、泄瀉：雞內金6克，橘皮、砂仁各3克，共研末。粳米30克煮粥，粥成入藥末，加白糖食用，可養胃健脾。

117味中藥對症速查

111

金錢草

消石通淋解毒

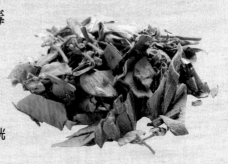

金錢草具有利濕退黃、利尿通淋、解毒消腫的功效，可以用於治療肝膽結石及尿路結石、熱淋、黃疸、瘡毒癰腫、乳癰、火丹、毒蛇咬傷、跌打損傷等。

性 涼		**歸經** 肝、膽、腎、膀胱	
味 甘、微苦		**毒性** 無	

使用禁忌

一般禁忌：凡陰疽諸毒、脾虛泄瀉者，忌搗汁生服。

排石用法

金錢草有良好的利濕退黃及排石通淋作用，治膽結石及黃疸，可單用該品煎湯代茶飲，或配伍茵陳、鬱金、大黃等以增強清利肝膽及排石作用。

金錢草30克，粳米50克，冰糖適量。水煎金錢草，去渣，取汁，用藥汁和粳米一起煮粥，食用前加冰糖調味。

功效延伸

治石淋、熱淋 可單用取效，或與海金沙、雞內金、石韋等同用，以增強清濕熱、通淋排石之功；石淋兼有腎虛見症者，可與補腎之桑寄生、胡桃仁等配伍應用。

治療尿路結石 金錢草20～30克，雞內金12～18克，小茴香12～15克，烏藥、八月箚、虎杖各15克，甘草10克。材料放入鍋中，加水煎成500毫升，每日2次，趁溫服用。

解毒散瘀，消腫止痛 用於瘡毒癰腫，急性乳腺炎，帶狀皰疹，毒蛇咬傷及跌打損傷。可單用鮮金錢草搗汁飲，或搗敷患處。

➤別名

連錢草、大金錢草、神仙對坐草、遍地黃、銅錢草、一串錢等。

➤道地藥材

主產於四川及長江流域各省區。

➤挑選儲存

以葉大、色綠者為佳。貯乾燥容器內，置通風乾燥處。

➤用法用量

煎服：乾品9～15克，鮮品30～60克。

外用：適量，鮮品搗敷。

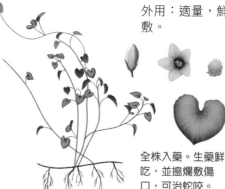

全株入藥。生藥鮮吃，並搗爛敷傷口，可治蛇咬。

傳世名方

【主治】瘑疥。

【配方】金錢草、鹽各適量。

【制法】金錢草加鹽少許搓熱。

【用法】頻擦，全化，然後洗浴。若用煎洗，反不見效。

——出自《救生苦海》

海金沙

排石利尿抗菌

海金沙其性下降，善清小腸、膀胱濕熱，尤善止尿道疼痛，具有利尿通淋、止痛的功效，為治諸淋瀝痛之要藥。可以用於治療各種淋證、尿道瀝痛、水腫等。

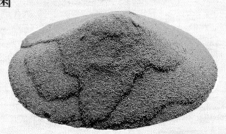

性	寒	歸經	膀胱、小腸
味	甘	毒性	無

使用禁忌

一般禁忌：腎陰虧虛者慎服。

排石用法

海金沙治石淋，常同雞內金、金錢草等配伍。海金沙、滿天星各30克，大棗10枚。煎水代茶飲，日飲數次。用藥5劑症狀減輕，連服1月可癒。

功效延伸

治燙火傷 海金沙莖、海金沙葉各適量。燒灰，研成細末，用香油攪拌均勻，塗抹於患處。

治乳腺炎 可用海金沙根20～30克，黃酒、水各半煎服，暖睡取汗；另用鮮海金沙莖葉、鮮犁頭草各等份，搗爛外敷於患處。

治療小便出血 海金沙3克，研末，口服。可加紅糖調味。

治小便短數，熱赤瀝痛 海金沙適量，研末。每次6克，甘草煎湯調服。

治小便混濁，尿出不暢 海金沙、滑石各30克，甘草7.5克，共研細末。每次6克，用麥冬煎湯送服，每日2次。

治帶狀皰疹 鮮海金沙莖葉30～60克，搗爛，用白酒調和，敷患處，包好，每日1次。

➢別名

鐵蜈蚣、金砂截、羅網藤、鐵線藤、蛤唤藤、左轉藤等。

➢道地藥材

主要產於廣東、浙江等地。

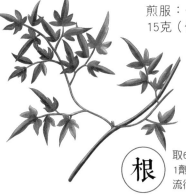

根 取60克水煎，每日1劑，分2次服，治流行性腮腺炎。

➢挑選儲存

以乾燥、黃棕色、質輕光滑、能浮於水、無泥沙雜質、引燃時爆響者為佳。放置於通風、乾燥處，注意防蛀。

➢用法用量

煎服：一般用量6～15克（包煎）。

傳世名方

【主治】血淋痛瀝。

【配方】海金沙末適量。

【制法】新汲水（剛打的井水）或白糖水調服。

【用法】每服三克。

——出自《普濟方》

1
1
7
味
中
藥
對
症
速
查

續斷 抗風濕補腎安胎

　　續斷有補肝腎、強筋骨、續折傷、止崩漏的功效，可用於治療風濕痹痛、腰膝酸軟、崩漏、胎漏、跌撲損傷等病症。其中酒續斷多用於風濕痹痛、跌撲損傷，鹽續斷多用於腰膝酸軟。

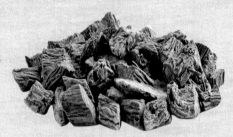

性	微溫	歸經	肝、腎
味	苦、辛	毒性	無

使用禁忌

一般禁忌：痢疾初起或氣鬱者忌服。

➤別名

龍豆、屬折、接骨、南草、接骨草、鼓槌草、和尚頭、川斷、川蘿蔔根、馬薊、黑老鴉頭、小續斷、山蘿蔔等。

➤道地藥材

主產於江西、湖北、湖南、廣西、四川、貴州、雲南、西藏、湖北等地。

➤挑選儲存

以粗肥、質尖、易折斷、外色黃褐、內色灰綠者為佳。置通風乾燥處，防止受潮。

➤用法用量

煎服：配伍其他藥味一同煎服，一般用量6～12克。外用：鮮品搗爛外敷或者乾品煎水外洗患處，用於治療癰疽瘡腫。

➤本草成分

本品含有三菇皂苷類、揮發油、胡蘿蔔苷、蔗糖及多種微量元素等成分，有治療維生素E缺乏症、抗氧化、抗菌、止血、鎮痛、促進組織再生等作用。

祛風濕用法

　　續斷20克，五加皮、雞血藤各10克，同入砂鍋，加水500毫升，武火煮沸後改文火煮20分鐘，倒出汁液，再煎1次，2次藥汁混合。每日1劑，每日2次，上下午服用。可補肝腎，強筋骨，祛風通絡。主治由肝腎不足、風寒外襲所致的腰腿痛、四肢冷痛、風濕性關節炎等病症。

功效延伸

　　補肝腎，強筋骨　用於肝腎不足所致的腰膝酸軟疼痛、陽痿、遺精、尿頻、小便餘瀝、頭暈目眩、鬚髮早白等。續斷、菟絲子各15克，桑寄生10克，阿膠20克。將前3味烘乾研成細末，混合。阿膠烊化，調入藥粉，製成如梧桐子大的藥丸。每服20丸，開水送下，每日2次。可補肝腎，強筋骨。

　　續斷20克，杜仲15克，豬尾1～2條，鹽適量。將續斷、杜仲洗淨。豬尾洗淨，切段。

傳世名方

【主治】打撲傷損，閃肭骨節。
【配方】川續斷葉適量。
【制法】搗爛。
【用法】敷之，立效。
——出自《衛生易簡方》

三者一同放砂鍋中，加適量水，燉至豬尾熟爛時，加鹽調味即成。可佐餐食用，能補肝腎，強筋骨。

安胎止血 用於婦女胎動不安、胎漏、月經過多等。續斷、杜仲各15克，棗肉250克。續斷酒浸。杜仲用薑汁炒，去絲。棗肉加適量水煮爛。將上述諸味混合，製成丸子如梧桐子大，烘乾即成。每服30丸，以米湯送服。可補腎安胎，主治婦人胎動不安、胎漏以及習慣性流產。

治腎虛水腫，腰膝酸痛等 續斷15克，豬腎1個，鹽適量。豬腎對剖，除去脂膜臊腺，洗淨，與續斷加水同燉熟，加鹽調味。食肉喝湯。

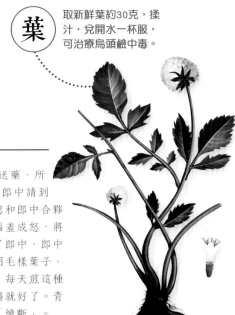

葉 取新鮮葉約30克，揉汁，兌開水一杯服，可治療烏頭鹼中毒。

📖 **聽故事記中藥** ────────────

從前有個江湖郎中，整天走村串戶為人免費看病送藥，所到之處深受擁戴。這事傳到了山霸的耳中，他把郎中請到家中，備了好酒好菜。郎中問緣由，山霸吐露出想和郎中合夥開藥輔、賺錢發財的意思。郎中斷然拒絕。山霸惱羞成怒，將郎中雙腿打斷，丟進山溝。一個砍柴的青年發現了郎中，郎中用虛弱的聲音加著手勢，讓青年給他挖那些長著羽毛樣葉子、開紫花的野草。青年挖了許多，把郎中背回家中，每天煎這種野草給郎中喝，悉心照料。兩個月後，郎中的腿傷就好了。青年根據這種藥草能續接斷骨的作用，給它起名叫「續斷」。

家庭簡單用法

水煎	血熱型先兆流產（症見胎動腹痛，漏下色鮮，口乾心煩，小便赤黃，舌紅苔黃）：續斷30克，黃芩10克，白糖15克。洗淨續斷、黃芩，放入砂鍋加適量水，武火煮沸，改用文火煨煮成稠飲，調入白糖即成。早晚分食，可清熱安胎。 壯腰止痛：對於中老年肝腎不足所致的腰膝酸痛、肢體軟弱無力，可用炒杜仲、川續斷各10克，用水煎煮，每日早晚服用，10天為1療程，有強筋健骨、壯腰止痛的功效。 肝腎不足所致的腰痛：續斷20克，肉蓯蓉12克，雞血藤10克。水煎。每日1劑，分早晚2次飲服。
製丸	貧血：川續斷50克，熟地黃100克，柏子仁、牛膝、卷柏、澤蘭各15克，蜂蜜適量。除蜂蜜外的藥材研磨為末，和蜂蜜為丸。每次6克，每日2次，口服。但服用最長時間不宜超過2周。
燉湯	腰膝酸軟、頭暈目眩、骨質疏鬆：續斷20克，豬腎1只，黃酒、蔥、薑、醬油、鹽、香油各適量。續斷、蔥、薑裝入調料袋中備用。豬腎洗淨，去臊腺，用水沖洗後，切成腰花片，放入砂鍋，加入調料袋，加適量水燒沸，用文火煮至豬腎熟，揀去調料袋，加入醬油、鹽、香油即成。可補肝腎，強筋骨。
外用	打撲傷損，骨節扭傷：用續斷草葉搗爛外敷。

秦艽 祛風濕退虛熱

秦艽具有祛風濕、退虛熱、清濕熱、通絡止痛的功效。可以用於治療風濕痹痛、中風不遂等。秦艽始載于《神農本草經》，列為中品，「秦艽主寒熱邪氣，寒濕風痹，肢節痛、下水、利小便」。現代應用中，秦艽也是治風濕關節痛、結核病潮熱、黃疸等症的主藥之一。

性	平	歸經	肝、腎、膽
味	苦、辛	毒性	無

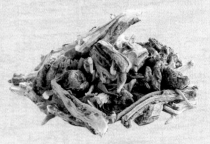

祛風濕用法

秦艽辛散苦泄，質偏潤而不燥，為風藥中之潤劑。風濕痹痛，筋脈拘攣，骨節酸痛，無問寒熱新久，均可配伍應用。其性偏寒，兼有清熱作用，故對熱痹尤為適宜，多配防己、牡丹皮、絡石藤、忍冬藤等；若配天麻、羌活、當歸、川芎等，可治風寒濕痹。

功效延伸

治中風、口眼歪斜、惡風惡寒、四肢拘急 秦艽、白芷、防風、桂枝各15克，升麻、葛根、炙甘草、芍藥、人參各25克。將以上9味中藥切細。每次50克，加蓮須、蔥白水煎，去渣，飯後稍熱服。服藥後，蓋上被子休息，微微出汗即可。

治虛勞潮熱、咳嗽、盜汗不止 秦艽、柴胡、知母、炙甘草各50克。將以上4味中藥研成粗末。每服15克，水煎，去渣，溫服，不拘時服。

治療血栓閉塞性脈管炎 秦艽20克，加水4000毫升浸泡，煎煮至2500～3000毫升。先熏後洗，每次30分鐘，每日2次。

➤別名

秦膠、秦爪、麻花艽、大艽、蘿蔔艽、辮子艽等。

➤道地藥材

主產於內蒙古、寧夏、河北、陝西、新疆、山西等地。

➤挑選儲存

以粗大、肉厚、色棕黃者為佳。置通風乾燥處，防止受潮。

➤用法用量

煎服：5～10克。

外用：適量，研末撒。

葉 治胃熱虛勞發熱。

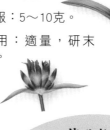

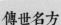

傳世名方

【主治】治小便艱難、脹滿悶。

【配方】秦艽五十克（去苗）。

【制法】以水一大盞，煎取七分，去渣。

【用法】食前分作二服。

——出自《太平聖惠方》

家用中藥大補帖

木瓜 祛濕除痺活絡

木瓜味酸，性溫。酸而入肝，益筋和血；溫香化濕，醒脾健胃，具有舒筋活絡、和胃化濕的功效，可以用於治療風濕痺痛、筋脈拘攣、腳氣腫痛、吐瀉轉筋等，尤善治濕邪引起的足膝腫痛以及麻木的腳氣病。

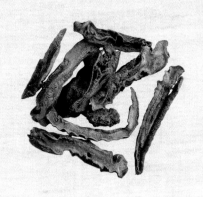

性	溫	歸經	肝、脾
味	酸	毒性	無

使用禁忌

一般禁忌：內有鬱熱、小便赤短者慎服。

祛風濕用法

木瓜益筋和血，善舒筋活絡，且能祛濕除痺，為濕痺、筋脈拘攣要藥，也常用於治腰膝關節酸重疼痛。常與乳香、沒藥、生地黃同用。

取鮮木瓜1個（約300克），沒藥60克，乳香7.5克。木瓜剖開，將沒藥和乳香納入木瓜中，蓋嚴，以牙籤固定，蒸至爛熟，搗成膏狀。每服3～5勺，地黃酒燉暖化下。

功效延伸

治濕熱痺阻，關節紅腫、灼痛、麻木 木瓜10克，雞血藤20克，黃豆芽250克，豬油、鹽各少許。木瓜、雞血藤煎水去渣，放入黃豆芽、豬油同煮湯，熟後再加鹽。

治腿腳酸疼 杜仲10克，木瓜、牛膝各5克。水煎服，每日1劑，上、下午各服1次。

潤膚豐胸 鮮木瓜1個，蓮子、大棗、蜂蜜各適量。蓮子和大棗煮熟。木瓜剖開去子，放入大棗、蓮子、蜂蜜，上籠蒸軟爛即可。

➤別名

貼梗海棠、貼梗木瓜、鐵腳海棠、鐵杆海棠、鐵腳梨、川木瓜、宣木瓜等。

➤道地藥材

主產於安徽、浙江、湖北、四川等地。

➤挑選儲存

以個大、皮皺、紫紅色者為佳。置通風乾燥處，防止受潮。

➤用法用量

煎服：一般用量6～9克。

枝葉 煎飲之，治小兒熱痢。

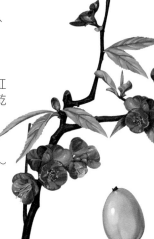

傳世名方

【主治】吐瀉轉筋。
【配方】木瓜汁一盞，木香末二克。
【制法】上二味，以熱酒調下。
【用法】不拘時服。
——出自《聖濟總錄》

117味中藥對症速查

威靈仙 祛風利濕止痛

威靈仙具有祛風利濕、通絡止痛、消骨鯁等功效。可以用於治療風濕痺痛、痛風頑痺、關節不利、肢體麻木、腰膝冷痛、筋脈拘攣、腳氣、破傷風、扁桃腺炎等，以及腹中積聚包塊、噎膈、骨鯁咽喉。

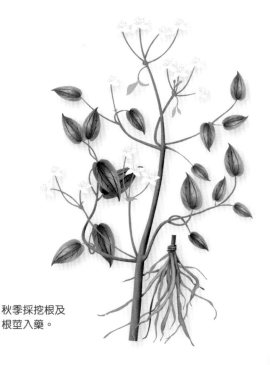

性	溫	歸經	膀胱
味	辛、鹹	毒性	無

使用禁忌

一般禁忌：氣血虧損者及孕婦慎服。

祛風濕用法

威靈仙辛散溫通，性猛善走，通行十二經，既能祛風濕，又能通經絡而止痛，是治療風濕痺痛的要藥。凡是風濕痺痛、肢體麻木、筋脈拘攣、屈伸不利，無論上下皆可應用，尤其適用於風邪偏盛、肢體拘攣掣痛者。若單用，研末沖服即可。

威靈仙150克，搗細羅為散。每次3克，空腹時以溫酒調下。可治腰腳疼痛久不癒。

功效延伸

腳氣入腹，脹悶喘急 威靈仙適量，研末。每次6克，酒送服。

諸骨鯁咽 威靈仙、砂仁各30克，白糖1小杯。加水2碗，煎至1碗，趁溫服。

治腰腿疼痛久不癒 威靈仙150克。將威靈仙研成細末。每服3克，食前以溫酒送服，逐日以微利為度。

治痞積（因過食生冷、油膩之物所致胸腹脹痛等） 威靈仙、楮實子各50克。將威靈仙和楮實子研成細末。每次15克，溫酒送服。

> **別名**

鐵腳威靈仙、黑腳威靈仙、鐵腳鐵線蓮、鐵耙頭等。

> **道地藥材**

主產於江蘇、安徽、浙江等地。置陰涼乾燥處。

> **挑選儲存**

以條勻、皮黑、肉白、堅實者為佳。

> **用法用量**

煎服：6～9克，消骨鯁（魚骨頭）可用至30克。

外用：適量。

秋季採挖根及根莖入藥。

狗脊

祛濕補腎強筋骨

狗脊有強腰膝、祛風濕、補腎益氣等功效，適用於腰膝酸軟、關節疼痛、屈伸不利及腎陽不足所致的尿頻遺尿、遺精滑精、白帶過多等。

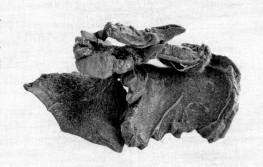

性 溫		**歸經** 肝、腎	
味 苦、甘		**毒性** 無	

使用禁忌

病症禁忌：腎虛有熱、小便不利或短澀赤黃、口苦舌乾皆忌服；肝虛有鬱火忌用。

祛風濕用法

狗脊有祛風濕、止痹痛之效，可用於風寒濕痹痛、肢體關節疼痛等。將狗脊150克浸於黃酒1500毫升，密封，置鍋中，隔水煮90分鐘後放置7日。每次飲1小盅，每日3次。可緩解腰關節筋骨疼痛，腰膝無力，活動不便。

功效延伸

補肝腎，強筋骨 用於肝腎不足所致的腰膝酸軟、疼痛、陽痿、遺精、尿頻、遺尿、頭暈目眩、鬚髮早白等。取狗脊15克，雞蛋5個，紅糖30克。將狗脊和雞蛋同入砂鍋，加水適量，煮至水沸，敲破蛋殼，繼續煮20分鐘。湯中調入紅糖，吃蛋飲湯，每日1劑。可補肝腎，養氣血。

補腎壯陽 用於腎陽不足導致的滑精、遺尿、小便頻數、脾虛瀉痢、肺虛喘咳、自汗盜汗、崩漏帶下等。狗脊、金櫻子、枸杞子各15克，羊肉200克。羊肉洗淨切塊，同狗脊、金櫻子、枸杞子一起下鍋，加水適量，燉40分鐘即可食肉飲湯。可輔助治療不育症，常服效佳。

別名

金毛狗脊、金毛狗、金狗脊、金毛獅子、猴毛頭、黃狗頭。

道地藥材

主要產於福建、四川等地。

挑選儲存

以表面深棕色，密被光亮的金黃色茸毛，下部叢生多數棕黑色細根，質堅硬，難折斷，味微澀者為佳。置通風乾燥處，防止受潮。

用法用量

煎服：配伍其他藥味一同煎服，一般用量10～15克。

外用：鮮品搗爛外敷，用於治療水火燙傷、癰疽瘡瘍。

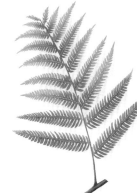

根 鬚

根莖上的細柔毛（金狗脊黃毛），研末撒敷，可止血。

傳世名方

【主治】病後足腫。

【配方】狗脊適量。

【制法】煎湯。

【用法】用湯漬洗，並節食以養胃氣。

——出自《傷寒蘊要》

蒲公英 抗菌消炎利尿

蒲公英含有蒲公英醇、菊糖等多種營養成分，有抗菌消炎、利尿、利膽、退黃疸等功效，同時也含有豐富的營養價值，可生吃、炒食、做湯，是藥食兼用的植物。

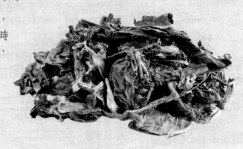

性	寒	歸經	肝、胃
味	苦、甘	毒性	無

使用禁忌

一般禁忌：陽虛外寒、脾胃虛弱者忌用；服用或注射蒲公英提取物有過敏反應者應立即停用。

服用禁忌：忌用量過大。

➤別名

婆婆丁、黃花地丁、黃花草。

➤道地藥材

主產於中國東北、華北、華東、華中、西北、西南各地。

➤挑選儲存

以葉多、色灰綠、根完整、無雜質者為佳。置通風乾燥處，防潮，防蛀。

➤用法用量

煎服：9～15克。

外用：鮮品適量，搗敷或煎湯熏洗患處。

➤本草成分

本品含蒲公英固醇、蒲公英素、蒲公英苦素、肌醇和莴苣醇、蒲公英賽醇、咖啡酸及樹脂等，其煎劑或浸劑有明顯的抗菌、抑菌作用，能激發機體的免疫功能。

傳世名方

【主治】乳癰紅腫。

【配方】蒲公英三十克，忍冬藤六十克。

【制法】搗爛，加水二盅，煎一盅。

【用法】食前服，睡覺病即去矣。

——出自《積德堂方》

抗菌消炎用法

蒲公英60克，金銀花30克，二者水煎取汁，再加粳米100克煮粥，每日服用2次，連服3～5日。此方有清熱解毒之功效，可用於治療各種炎症。但用量不宜過大，否則會導致輕度泄瀉，且陽虛外寒、脾胃虛弱者忌服。

蒲公英15克，炒枳實10克，炒黨參3克，煨木香7克。將上述4味藥打成粗粉，每次取20克，用紗布包好，放入杯中，用沸水適量沖泡，當茶飲用，每日1～2劑。主治胃炎，但胃陰不足、舌紅無苔者忌用。

功效延伸

清熱解毒 可用於疔瘡腫毒、肝熱目赤腫痛、咽痛等。蒲公英250克，豬肉100克，料酒、鹽、蔥花、薑末、醬油各適量。將蒲公英去雜洗淨，入沸水中焯一下，撈出洗淨，擠水切段。豬肉洗淨切絲。將料酒、鹽、醬油、蔥花、薑末同放碗中攪勻成芡汁。鍋燒熱，下肉絲煸炒，加入芡汁炒至肉熟而入味，投入蒲公英炒至入味，出鍋即成。此菜可為人體提供豐富的蛋白質、脂肪、胡蘿蔔素、維生素C。具有解毒散結、滋陰潤燥的功效。

消腫散結 可用於乳癰、肺癰、腸癰及蛇蟲咬傷。蒲公英15克，粳米50克。蒲公英、粳米

分別洗淨，煮粥食用，消腫散結效果良好。

蒲公英60克，魚腥草20克，桔梗10克，白糖適量。水煎服用，主治肺膿腫。

治傷風感冒 蒲公英30克，大青葉15克，防風、荊芥各10克。水煎服用，主治傷風感冒。

利尿通淋 可用於熱淋澀痛、濕熱黃疸。蒲公英、玉米鬚各60克，白糖適量。蒲公英、玉米鬚洗淨，水煎取汁，加白糖調服。主治小便淋澀。

鑒別用藥

蒲公英、紫色蒲公英（大薊）

蒲公英為多年生草本植物。多貼於地面生長，根圓柱狀，黑褐色。葉倒卵狀披針形、倒披針形或長圓狀披針形，邊緣有波狀齒或羽狀深裂。蒲公英有清熱解毒、消腫散結的作用。

紫色蒲公英（大薊）為多年生草本植物。高0.5～1米，根圓錐形，肉質，表面棕褐色。葉叢生，有柄，倒披針形或倒卵狀披針形，邊緣齒狀，齒端有針刺，上面疏生白絲

狀毛，下面脈上有長毛。紫色蒲公英有止血、治癰的作用。

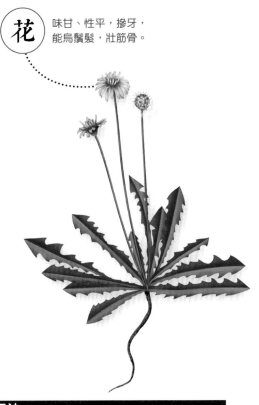

花 味甘、性平，摻牙，能烏鬚髮，壯筋骨。

家庭簡單用法	
水煎	癭瘤：蒲公英60克，桔梗10克，白糖適量。水煎服用。
	眼結膜炎：蒲公英15克，黃連3克，夏枯草12克。水煎服用。
	便秘：蒲公英75克，水1000毫升。蒲公英洗淨，放入鍋中，加水煮沸，文火熬煮1小時，濾去茶渣，晾涼飲用。
	急性黃疸型肝炎：蒲公英、茵陳各50克，大棗10枚，白糖適量。蒲公英、茵陳、大棗煎水，加入白糖服用。
煮粥	慢性扁桃腺炎：蒲公英15克，橄欖50克，白蘿蔔100克，粳米40克。蒲公英、橄欖和白蘿蔔共煎取汁，將粳米放入藥汁中煮粥食用。
燉湯	慢性胃炎：蒲公英30克，豬肚1個，鹽適量。豬肚洗淨，加水燉煮，將熟時，放入蒲公英，燉至豬肚熟，加鹽調味，食肉飲湯，分2次食用。
外用	止痛：鮮蒲公英適量，洗淨，搗碎取汁，敷於痛處。
	流行性腮腺炎：鮮蒲公英適量，洗淨，搗碎，加雞蛋清或適量白糖調糊，外敷。
	沙眼癢痛：鮮蒲公英適量，洗淨，搗碎，取汁，高溫消毒後滴眼。

馬齒莧 抗菌清熱利水

馬齒莧性寒味酸，具有清熱解毒、利水去濕、止血消腫、殺蟲殺菌等功效。適用於痢疾、腸炎、腎炎水腫、產後子宮出血、痔瘡出血、乳腺炎等病症，並對糖尿病有一定的輔助治療作用。

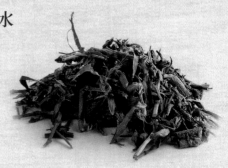

性	寒	歸經	肝、大腸
味	酸	毒性	無

使用禁忌

一般禁忌：脾胃虛弱、脾虛泄瀉者及孕婦忌食。

服用禁忌：忌與胡椒、甲魚同食。

➤別名

馬莧、五行草、長命菜、五方草、瓜子菜、麻繩菜、馬齒菜、馬生菜等。

➤道地藥材

主產於中國東北、華北、中南、西南、西北等地區。

➤挑選儲存

以棵小、質嫩、葉多、色青綠者為佳。鮮馬齒莧用開水燙過後曬乾，置於陰涼乾燥處。

➤用法用量

煎服：一般用量9～15克，鮮品30～60克。

➤本草成分

馬齒莧含有較豐富的銅元素，經常食用馬齒莧能使白髮變黑。馬齒莧有天然抗生素的美稱，馬齒莧對大腸桿菌、痢疾桿菌、傷寒桿菌、金黃色葡萄球菌等病菌具有明顯的抑制作用，常用於細菌性痢疾、胃腸炎、急性關節炎、尿道炎等。

抗菌消炎用法

鮮馬齒莧150克，栗子肉50克，粳米100克。粳米洗淨。鮮馬齒莧洗淨，切碎，同栗子肉、粳米煮粥。早、晚餐食用，每日1劑。具有清熱涼血、消炎的功效，適用於腸炎、痢疾等。

鮮馬齒莧100克，黑芝麻10克，蒜泥30克，蔥末、鹽、白糖、醬油、醋適量。鮮馬齒莧洗淨切長段，用沸水燙透撈出瀝乾，裝盤。黑芝麻炒香研碎。黑芝麻、蒜泥、蔥末、鹽、白糖、醬油、醋同入馬齒莧盤中，拌勻即成。經常食用，量不限。具有清熱解毒、消腫止血的功效。適用於便血、腸炎。

功效延伸

清熱化濕 鮮馬齒莧250克，豬瘦肉、綠豆各100克，蒜蓉10克，香油、鹽各適量。馬齒莧洗淨、切段，把綠豆淘洗後直接入鍋，加適量水用文火煮約15分鐘。再放入豬瘦肉、馬齒莧、蒜蓉，煮至豬瘦肉熟爛，放入鹽、香油調味即可。

馬齒莧50克，檳榔10克。將馬齒莧洗淨，與檳榔同放入砂鍋中，加水煎煮30分鐘，去渣取汁。早晚分服，可清腸化濕，消積導滯。適用於濕熱內蘊型慢性結腸炎。

涼血止血　可用於產後子宮出血、便血等病。鮮馬齒莧、鮮藕各500克，白糖適量。將馬齒莧及鮮藕洗淨，搗爛，絞汁，調入白糖，攪勻。每次服200毫升，每日2～3次。具有清熱利濕、涼血止血的功效。適用於濕熱下注型血精。

利水去濕　可用於糖尿病、胃炎、腸炎等。鮮馬齒莧、黃花菜各30克，鹽、香油各適量。將馬齒莧、黃花菜分別洗淨，一同入鍋，加水煮湯，用鹽調味，淋上香油即成。佐餐食用。具有清腸利水、調脂減肥的功效。適用於單純性肥胖症、慢性胃炎等。

清熱化濕　馬齒莧25克，柴胡、赤芍、延胡索、山楂各10 克，大棗10枚，粳米60克，白糖適量。前4味藥放入鍋內，加水

1000 毫升，武火煮開，文火煮半小時，取汁，用藥汁煮粳米、大棗至粥熟，加山楂、白糖拌勻即可。

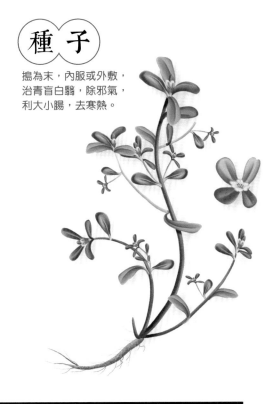

種 子

搗為末，內服或外敷，治青盲白翳，除邪氣，利大小腸，去寒熱。

傳世名方

【主治】耳有惡瘡。
【配方】乾馬齒莧三十克，黃柏十五克。
【制法】搗羅為末。
【用法】每取少許，綿裹納耳中。
　　　　——出自《太平聖惠方》

家庭簡單用法

搗汁	小便熱淋：鮮馬齒莧適量，洗淨，搗碎，取汁1小碗，服用。
	尿血、血淋、便血：鮮馬齒莧、鮮藕各適量，分別洗淨，切碎，絞汁，取等量的汁液混勻。每次服2匙。
水煎	預防菌痢：鮮馬齒莧莖葉500克，水1500毫升。馬齒莧洗淨，切碎，加水，煎水至500毫升，濾去渣。每次70毫升，每日3次，連服2～7天。
調拌	產後保健：鮮馬齒莧100克，枸杞子10克，黑芝麻2克，雞肉50克，香油、鹽各適量。馬齒莧洗淨，放入沸水中焯1～3分鐘，撈出，過涼。枸杞子洗淨。雞肉洗淨，切絲，入沸水中煮熟，撈出，瀝乾。將馬齒莧、雞肉絲、黑芝麻、枸杞子放一起，加鹽、香油拌勻即可。
燉湯	濕熱帶下：鮮馬齒莧50克，芡實100克，豬瘦肉150克，鹽適量。鮮馬齒莧去根、老黃葉片，洗淨，切段。豬瘦肉洗淨，切丁，芡實洗淨。豬瘦肉、芡實與鮮馬齒莧一起放入砂鍋內，加適量水，武火煮沸，改文火煲2小時，食用前調入鹽。

板藍根

抗菌消炎治感冒

現代藥理研究證實，板藍根具有抗菌抗病毒的作用，對大腸桿菌、傷寒桿菌、痢疾桿菌等致病菌都有抑制作用，為抗病毒中藥的典型代表。板藍根還可提高人體免疫功能。

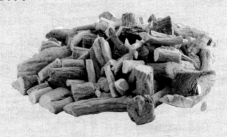

性	寒	**歸經**	心、胃
味	苦	**毒性**	無

使用禁忌

一般禁忌：體虛而無實火熱毒者忌用；脾胃虛寒者慎用；腹瀉、腸胃不好者慎用。

服用禁忌：服用板藍根可能會出現過敏反應，如全身皮膚發紅、皮疹瘙癢、頭昏眼花、胸悶氣短、煩躁、噁心嘔吐、消化道出血等。如有上述現象要停用。

➤別名

靛青根、藍靛根、菘藍、草大青、大青根。

➤道地藥材

主產於河北、陝西、江蘇、安徽等地。

➤挑選儲存

以根平直粗壯、堅實、粉性大者為佳。密閉、防潮、避光乾燥處保存。

➤用法用量

煎服：15～30克。

➤本草成分

板藍根含有菘藍根、多醣等成分，有抗菌，抗病毒，抗腫瘤，以及提高免疫力的作用。

傳世名方

【主治】痘疹出不快。

【配方】板藍根五十克，甘草二克（銼，炒）。

【制法】上同為細末。

【用法】每服三克或五克，取雄雞冠血三兩點，同溫酒少許，食後，同調下。

——出自《閻氏小兒方論》

抗菌消炎用法

板藍根20克，竹葉、蓮子心各10克，糯米150克，白糖適量。將糯米淘洗後放入砂鍋中，放入水煮粥，至糯米半熟時，把洗淨搗爛的板藍根、竹葉、蓮子心放入粥中，繼續煮至糯米爛熟為止，喝粥時可加入白糖調味。可清熱消炎。

板藍根20克，蜂蜜10克。板藍根洗淨，晾乾或曬乾，切成片，放入砂鍋，加水浸泡片刻，煎煮20分鐘，用潔淨紗布過濾取汁，加入蜂蜜拌勻即成。早晚分服，可清熱解毒、抗病毒。適用於流行性腮腺炎。

功效延伸

治療感冒 板藍根是治感冒的經典中藥。防治感冒可用板藍根18克，研粗末，用水煎煮後當茶飲用。或加羌活9克。

清熱、解毒、涼血、利咽 可用於肺胃熱盛所致的咽喉腫痛、口咽乾燥、腮部腫脹，還可用於急性扁桃腺炎、腮腺炎、流感等。《本草便讀》記載板藍根「涼血、清熱、解毒、辟疫、殺蟲」，清熱、解毒、涼血、利咽是板藍根主要的功效。

配伍其他中藥，消炎作用顯著，比較出名的藥方有專治小兒水痘的板藍根銀花糖漿。

組方為板藍根100克，金銀花50克，甘草15克，冰糖適量。用水煎煮後服用，每次10～20毫升，每日數次。

生津止渴 用於咽喉炎，可取板藍根20克，金銀花、桔梗各15克，白菊花、麥冬各10克，甘草3克，綠茶6克。將所有的材料放入研磨器中，磨成粗末狀，再用紗布袋裝成三包。取一包用沸水沖泡，浸泡約15分鐘，飲用時加入冰糖，此方能生津止渴。

增強免疫力 板藍根燉豬腱食用，有增強免疫力的作用。具體做法是，取板藍根8克，豬腱子60克，大棗數枚，鹽適量。一起入鍋，用文火煮3個小時，然後加鹽調味即可。

鑑別用藥

板藍根、大青葉、青黛

大青葉（乾燥葉片）、板藍根（乾燥根）、青黛（葉或莖葉加工製得的乾燥粉末或團塊）三者同出一物，因其使用部位和加工方法不同，功效各有側重。

大青葉性寒味苦，有涼血消斑、清熱解毒之功，對溫病毒盛發斑者較為適宜；板藍根性味苦寒，有清熱解毒、涼血利咽的功效，長於解毒利咽，對感冒而致咽喉腫痛、頭面紅腫者較為適宜；青黛性味鹹寒，有清熱、涼血、解毒、定驚的功效，長於瀉肝定驚，對肝火犯肺咳嗽及溫病抽搐較為適宜。

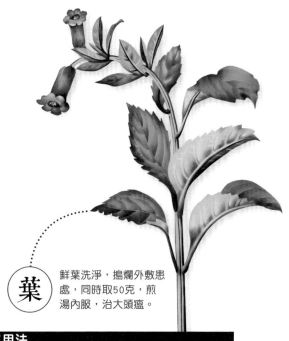

葉 鮮葉洗淨，搗爛外敷患處，同時取50克，煎湯內服，治大頭瘟。

	家庭簡單用法
水煎	急性病毒性肝炎：板藍根、大青葉各30克，茶葉5克。同入砂鍋，加水煎湯取汁。每日飲用2次，連服15天，可清熱解毒、利濕退黃。
	預防腮腺炎：板藍根15克，水煎服用，連服5天。
	風熱型感冒：板藍根、金銀花、連翹各30克，荊芥10克。先將前3味用水稍煮，再放入荊芥，每次飲用30～60毫升，每日3次。
	流行性感冒：板藍根20克，綠茶5克，冰糖適量。板藍根搗碎，倒入砂鍋，加水500毫升，煮至250毫升，再加入茶葉煮5分鐘，倒入冰糖拌勻即可。有清熱解毒、利尿止渴的作用。
煮粥	潤膚養顏：板藍根100克，薏苡仁150克。將板藍根煮沸半小時後，取出藥汁與薏苡仁煮粥。此方可治臉部及手腳部位發生的扁平疣。
燉湯	涼血利咽：板藍根20克，絲瓜250克，鹽適量。板藍根洗淨，絲瓜洗淨、連皮切片，備用。砂鍋內加水適量，放入板藍根、絲瓜片，武火煮沸，再改用文火煮15分鐘至熟，去渣，加入鹽調味即可。

金銀花 消炎清熱祛濕

金銀花自古被譽為清熱解毒良藥。它性寒味甘氣芳香，甘寒清熱而不傷胃，芳香透達又可祛邪，既能宣散風熱，還善清解血毒，用於各種熱性病，如身熱、發疹、發斑、熱毒瘡癰、咽喉腫痛等症，均效果顯著。

性	寒	歸經	肺、胃、心
味	甘	毒性	無

使用禁忌

一般禁忌：金銀花性寒涼，脾胃虛寒及氣虛瘡瘍膿清者忌服。

病症禁忌：慢性潰瘍忌用。

食用禁忌：金銀花不可與寒涼的食物同食，會損傷人體陽氣。

傳世名方

【主治】癰疽發背初起。

【配方】金銀花二百五十克，當歸一百克。

【制法】金銀花用水十碗煎至二碗，入當歸，同煎至一碗。

【用法】一氣服之。

——出自《洞天奧旨》

> ## 別名

忍冬、雙花、山金銀花、土忍冬。

> ## 道地藥材

中國南北各地均有分佈，主產於河南、山東等省。

> ## 挑選儲存

以花圍未開放，色黃白，肥大者為佳。密封儲存，並放置於陰涼處。

抗菌消炎用法

金銀花、麥冬各10克，鮮蘑菇、豬肉絲各30克，雞蛋2個，香菇碎、食用油、鹽各適量。所有材料拌勻，隔水蒸15分鐘。可清熱消炎。

> ## 用法用量

煎服：6～15克。生用宜疏散風熱、清瀉裡熱；炒炭宜用於熱毒血痢；露劑多用於暑熱煩渴。

> ## 本草成分

金銀花含有木樨草素、肌醇等成分，有抑菌、防暑、降血壓、養顏的作用，並對各種高熱、炎症、咽喉腫痛有療效。

金銀花25克，水鴨1隻，無花果2個，生薑2片，鹽適量。金銀花洗淨，水鴨洗乾淨後放入沸水內煮5分鐘，取出。水1000毫升先煮沸，加入金銀花、水鴨、無花果、生薑再煮沸，後改用文火煮2個小時，加鹽調味。有潤膚、消炎的作用。

功效延伸

清熱除煩 取金銀花適量，泡茶喝，對各種上火症狀有顯著改善作用。加點綠茶，有清熱除煩的功效，可用於風熱感冒、發熱煩渴等症。如果在金銀花茶中調入適量蜂蜜，則可用於小兒夏天長痱子的輔助治療。

潤肺止咳、清肝明目 金銀花與蘆根煎服，具有清熱解暑、生津止渴之功效；與山楂同煎服，能清熱、消食、潤肺止咳；與菊花、枸杞子、決明子等中藥搭配，還有清肝明目的作用。

清熱解毒、祛濕止痢 金銀花還可以用來熬粥。金銀花、白菊花各5克，粳米100克，同煮為粥即成，有清熱解毒、祛濕止痢的作用。金銀花與綠豆煮粥同食，能清熱解毒、祛暑止渴。

金銀花20克，洗淨。蓮子50克，用涼水浸泡，去皮、心，洗淨。同放入砂鍋內，用武火燒沸，再轉用文火煮至蓮子熟爛，放入金銀花，煮5分鐘後加入白糖適量，調勻即成。早晚分食，可清熱化濕，主治肝膽濕熱型慢性肝炎。

📖 **聽故事記中藥**

在民間傳說中金銀花是愛情的見證之花。相傳在很久以前，有個書生偶遇一富家小姐，兩人一見鍾情，便在丫鬟的安排下頻頻約會。有一天他們在園林中散步時，發現有一種花成對開放且清香特別，兩人觸景生情，便指花為盟，私定了終身。不料，姑娘的父母知曉後，因嫌棄書生家境貧寒，堅決不同意這門親事，硬要將他們拆散。知道真相的書生從此發憤苦讀，最終考中了狀元，並將姑娘明媒正娶，有情人終成眷屬。從此，他們把定情之花栽得滿院皆是。這種花就是金銀花。

鑒別用藥

金銀花、連翹

二者均有清熱解毒作用，既能透熱達表，又能清裡熱而解毒。對外感風熱、溫病初起、熱毒瘡瘍等症常相須為用。區別是：連翹清心解毒之力強，並善於消癰散結，為瘡家聖藥，亦治瘰癧（淋巴結核）、痰核（皮下腫起如核）；而金銀花疏散表熱之效優，且炒炭後善於涼血止痢，用治熱毒血痢。

莖 葉 取30克（鮮品90克），煎湯代茶頻飲，治四時外感、發熱口渴，或兼肢體酸痛者。

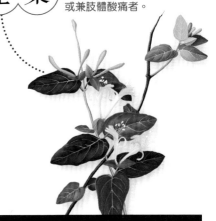

家庭簡單用法

泡茶	消化性潰瘍：金銀花、白及各10克，綠茶3克。前2味藥洗淨研成粗末，與綠茶同放入杯中，沸水沖泡，加蓋悶15分鐘即成。代茶頻飲，一般可沖泡3～5次。可清熱解毒，涼胃生津。
	肝陽上亢型高血壓：金銀花、菊花各3克。泡茶，每日飲用3次，能平肝明目、清熱解毒。
沖服	風熱型咳嗽：金銀花5克，雞蛋1個。雞蛋打入碗內，金銀花加水200毫升煮沸5分鐘，取汁沖雞蛋，趁熱一次服完，每日早晚各1次。
水煎	慢性胃炎：金銀花30克，菊花15克，山楂、蜂蜜各50克。山楂洗淨，切片，與金銀花、菊花一同放入鍋中，加水2000毫升煎煮30分鐘，取汁，再加水二煎，調和2次汁液，鍋復置火上，燒至微沸，稍涼加入蜂蜜攪勻即成。每日早晚分飲。可清熱解毒，開胃消食。
	泌尿系感染初期：金銀花10克，荔枝草15克，分別去雜，洗淨，同放入砂鍋，加適量水，武火煮沸，改用文火煎煮15分鐘，用潔淨紗布過濾，去渣，取汁回入砂鍋，繼續用文火煨煮，加入敲碎的冰糖屑10克，待其溶化即成。代茶頻飲，當日飲完。可清熱解毒，利水消腫。

黃連 抗菌消炎解毒

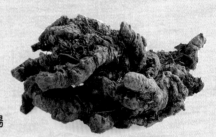

黃連具有清熱瀉火、解毒止痛等功效。適用於濕溫暑濕、胸脘痞滿、濕熱瀉痢、高熱煩躁、神昏驚癇；咽喉疼痛、口舌生瘡、熱毒瘡癰、痄腮（流行性腮腺炎）等。

性 寒		**歸經** 心、脾、胃、大腸	
味 苦		**毒性** 無	

使用禁忌

一般禁忌：胃寒、脾虛泄瀉者忌用。

病症禁忌：嘔吐、泄瀉忌用。

食用禁忌：黃連不可與豬肉同食，黃連清熱瀉火、健胃燥濕，豬肉酸寒滑膩，可滋陰潤燥，同食不但容易降低藥效，還會導致腹瀉。

➢別名

王連、支連等。

➢道地藥材

主要產於四川、貴州、湖南、湖北、陝西南部。

➢挑選儲存

以乾燥、條細、節多、鬚根少、色黃者為佳。置於陰涼、乾燥、通風處。

➢用法用量

煎服：1.5～3克。

研末：每次0.3～0.6克。

外用：適量，研末調敷；或煎水洗；或熬膏塗；或浸汁用。

➢本草成分

黃連含有黃連素等成分，有抗菌、抗炎、抗潰瘍、抗癌、抗氧化、保護胃黏膜、增加冠狀動脈血流量及降低血壓的作用。

抗菌消炎用法

黃連有清熱解毒、抗菌消炎的作用。治療胃炎，黃連、吳茱萸、白芍各10克，甘草5克，大棗4枚，水煎當茶飲。

治療腸炎，可用黃連5～10克，研末，放入湯匙中，加入香油拌勻，分3～5次將藥汁徐徐咽下，每日服用2次，每次用藥後半小時內不要喝水或吃東西，以免影響療效。

黃連也可外用，用於治療夏季皮炎。黃連粉10克，加陳茶汁調擦患處，每日1次。有潤膚、消炎的作用。

功效延伸

清熱燥濕 用於濕熱痞滿、嘔吐吞酸、瀉痢等。黃連2克，麥冬15克，洗淨，放入有蓋杯中，用沸水沖泡，加蓋，悶15分鐘即成。當茶頻飲，一般可沖泡3～5次。可滋陰生津，清熱潤燥，降血糖。主治糖尿病。

傳世名方

【主治】心經實熱。

【配方】黃連三十五克。

【制法】水一盞半，煎一盞。

【用法】食遠溫服，小兒減之。

——出自《太平惠民和劑局方》

黃連、炒吳茱萸、白芍各30克，研末，以麵粉加水製成綠豆大小的丸粒，每次20丸，空腹用米湯送服，連服3天。可清熱燥濕。主治腹瀉不止、腸胃不消化、肚臍刺痛等。

解毒瀉火 用於消渴、牙痛、癰腫疔瘡。亦用於失眠、胃熱嘔吐、肝火上炎之目赤腫痛。黃連3克，洗淨，曬乾，切薄片，放入紗布袋中並紮口。山藥30克，洗淨，去鬚根，連皮切成薄片，與黃連藥袋同放入砂鍋，加足量水以武火煮沸後，改用文火煨煮30分鐘，取出藥袋即成。早晚分服，吃山藥片，飲湯汁。可清熱解毒，滋陰益氣，降血糖。主治腎陰虧虛、胃燥津傷以及燥熱傷肺型糖尿病。

治療失眠 失眠的問題一般源於心火，當年傷寒派祖師張仲景，針對陰虛火旺、心中煩熱而失眠的病人創制了黃連阿膠湯，治癒過大量失眠病人。即用黃連5克，黃芩10克，白芍15克，加水熬煮，去掉藥渣，再把阿膠15克溶化在藥汁內，每次加1個雞蛋黃煮熟後服用即可。

鑒別用藥

黃連、胡黃連

黃連與胡黃連均為中藥中大苦、大寒、

純陰之品，均具清熱、瀉火、燥濕、涼血之效。其不同之處在於，黃連是毛茛科植物黃連的乾燥根莖，善清心火、瀉胃火，為解毒要藥，常用於治療濕熱內蘊、腸胃濕熱導致的嘔吐、瀉痢等，以及溫病高熱、口渴煩躁、血熱妄行，以及熱毒瘡瘍等。

而胡黃連是玄參科植物胡黃連的乾燥根莖，善退虛熱、除疳熱，常用於治療骨蒸勞熱、小兒疳熱、濕熱瀉痢等。黃連退蒸消疳功效不顯著，而胡黃連瀉心火、解毒之力也不及黃連。

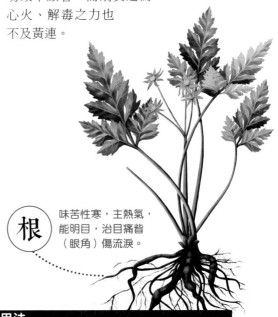

味苦性寒，主熱氣，能明目，治目痛眥（眼角）傷流淚。

家庭簡單用法	
泡茶	口有異味：黃連2克，用沸水沖泡，悶3分鐘，代茶飲。可在茶中放適量冰糖，以調節口味，不可久服。有清熱解毒、降火之效。
水煎	濕疹：黃連25克，蜂蜜50克。黃連用500毫升水濃煎，煎好稍涼後加入蜂蜜，飲服，每日3次，每次1小杯。
	心火熾盛型失眠症：黃連3克，黃芩6克，芍藥10克，阿膠15克，雞蛋2個。先將黃連、黃芩、芍藥放入鍋中，加水濃煎取汁，再加入阿膠烊化，稍冷後放入生雞蛋液再煮5分鐘即成。早晚分服。可清心降火、除煩安神。
	失眠：黃連5克，黃芩10克，白芍、阿膠各15克，雞蛋黃1個。黃連、黃芩、白芍煎水，取汁，溶化阿膠，放入雞蛋黃，煮熟，食用。
燉湯	潤肺止咳：黃連2克，杏仁20克，白蘿蔔500克，鹽適量。黃連洗淨，杏仁浸泡去皮。蘿蔔切塊後與杏仁、黃連一起放入碗中，移入蒸鍋，隔水燉，待蘿蔔燉熟後加入鹽調味即可。

穿心蓮 消炎清熱燥濕

穿心蓮具有消炎解毒作用，臨床上曾應用於多種感染性疾病，包括外傷感染、上呼吸道感染、急慢性咽喉炎、急慢性支氣管炎、急性胃腸炎、尿路感染、子宮內膜炎、盆腔炎、中耳炎等，均有不同程度的療效。

| 性 | 寒 | 歸經 | 心、肺、大腸、膀胱 |
| 味 | 苦 | 毒性 | 小毒 |

使用禁忌

一般禁忌：穿心蓮性寒，脾胃虛寒者不宜用。

病症禁忌：腹瀉忌用。

服用禁忌：穿心蓮不可多服久服，易傷胃氣。穿心蓮和紅黴素不宜同時服用，紅黴素可抑制穿心蓮促進白細胞吞噬的功能，降低藥效。

➢別名

金香草、苦草、苦膽草、斬舌劍、一見喜。

➢道地藥材

主要產於福建、廣東等地。

➢挑選儲存

以植株肥壯、帶有花、無泥土者為佳。置於陰涼、乾燥、通風處。

➢用法用量

煎服：9～15克。

外用：取適量，搗爛塗於患處，或水煎滴眼、耳。

➢本草成分

穿心蓮含有內酯化合物、黃酮類等成分，有抗炎、抗癌、抗心血管疾病、抗病毒、抗菌、提高機體免疫力、保肝利膽等作用。

抗菌消炎用法

《泉州本草》記載穿心蓮「清熱解毒，消炎退腫，治咽喉炎症、痢疾、高熱」。治療支氣管肺炎，可取穿心蓮、十大功勞葉（黃柏樹葉）各15克，陳皮10克，用水煎煮後服用。如果是上呼吸道感染，可取穿心蓮、車前草各15克，用水煎煮後當茶飲用。

治療細菌性痢疾，可取穿心蓮15克，木香、甘草各10克，用水煎煮後當茶飲用。

治療急性闌尾炎，可取穿心蓮18克，野菊花30克，用水煎煮後當茶飲用。

功效延伸

清熱解毒 可用於感冒發熱、咽喉腫痛、口舌生瘡、肺熱咳喘。穿心蓮苦寒降泄，清熱解毒，故凡溫熱之邪所引起的病症皆可應用。治外感風熱或溫病初起，發熱頭痛，可單用。治感冒發熱頭痛及熱瀉，可將穿心蓮研末，每次2克，日服3次，白湯送下。

治療百日咳，可取穿心蓮葉3片，用水泡後，再用蜂蜜調服，每日3次。

涼血消腫 可用於癰腫瘡瘍、毒蛇咬傷。用治熱毒壅聚，癰腫瘡毒者，可單用或配金銀花、野菊花、七葉一枝花等同用，並用鮮品搗爛外敷。治癤腫，蜂窩組織炎，可取穿心蓮、三顆針、金銀花、野菊花各9克，七葉一枝花6克。水煎服。

治毒蛇咬傷，可取穿心蓮鮮葉搗爛，調於斗內的煙油外敷；另取鮮葉9～15克，水煎服。

燥濕止痢 可用於熱淋澀痛、濕熱瀉痢、濕疹瘙癢。治濕疹瘙癢，可以本品為末，甘油調塗患處。亦可用於濕熱黃疸，濕熱帶下等症。治療細菌性痢疾、阿米巴痢疾、腸炎等，取穿心蓮鮮葉10～15片。水煎調蜜服。

治急性菌痢、胃腸炎，取穿心蓮9～15克。水煎服，每日1劑，2次分服。

傳世名方

【主治】感冒發熱頭痛及熱瀉。

【配方】穿心蓮適量。

【制法】研末。

【用法】每次一克，日服三次，白湯送下。

——出自《泉州本草》

📖 聽故事記中藥

中醫的五行學說認為「苦入心」，而穿心蓮只要你含入一小片它的葉子，馬上可以感受到那種刻骨銘心的苦，像是直入你的心中，故名「穿心蓮」。穿心蓮原產印度、斯里蘭卡、巴基斯坦、緬甸、印尼、泰國、越南等國。印度用作補健胃藥，載於1954年《印度藥典》。中國於50年代在廣東、福建南部民間有引種栽培，用於治療多種感染性疾病及毒蛇咬傷。

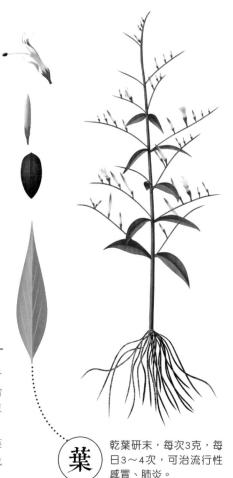

葉　乾葉研末，每次3克，每日3～4次，可治流行性感冒、肺炎。

家庭簡單用法	
生食	咽喉炎：鮮穿心蓮15克，嚼爛吞服。
沖服	熱傷風：穿心蓮5克，研末，溫開水送服，每日3～4次。
水煎	胃熱型慢性胃炎：蜂花粉3克，穿心蓮15克，廣木香6克，白芍10克。將後3味藥入鍋加水適量，煎煮2次，每次20分鐘，合併濾汁，放涼後調入蜂花粉即成。日服1劑，分2次服。7日為1個療程。可清熱瀉火，行氣止痛。
	失眠，症見心煩、口渴、小便短澀、舌紅苔黃等：穿心蓮、首烏藤各10克，蜂花粉3克。將前2味藥入砂鍋加水適量，煎煮30分鐘，去渣取汁，放涼後調入蜂花粉即成。分2次服，日服1劑。2周為1個療程。可清熱安神。
調拌	感冒：鮮穿心蓮500克，食用油、鹽、糖、香油、醋、薑、蒜、乾辣椒各適量。鮮穿心蓮洗淨，去老莖葉，沸水中倒適量油、鹽，下穿心蓮焯2分鐘左右，撈出，擠乾水分。蒜、薑、乾辣椒切末，與鹽、糖、香油、醋一同放入穿心蓮中，拌勻即可。

梔子

消炎清熱解毒

梔子具有瀉火除煩、清熱利濕、涼血解毒的功效。可以用於治療外感熱病引起的心胸煩悶不眠、高熱煩躁；血熱妄行引起的鼻出血、尿血；肝膽及下焦濕熱引起的心煩易怒、脅痛口苦、濕熱黃疸、熱淋澀痛等。

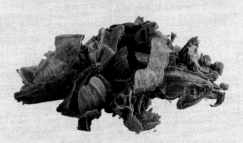

性	寒	歸經	心、肺、三焦
味	苦	毒性	無

使用禁忌

一般禁忌：脾虛便溏及胃寒者慎服。

抗菌消炎用法

梔子3克，粳米50克，白糖適量。梔子洗淨，研為細末；粳米洗淨，放入鍋中，加水適量煮粥。粥快熟時調入梔子末、白糖等，煮至粥熟服食，每日1劑，連續3～5日。可緩解急性乳腺炎、急性扁桃腺炎、傳染性肝炎等炎症。

功效延伸

養胃補中、清熱利腸　梔子150克，豬瘦肉100克，榨菜絲30克，蔥花、薑絲、鹽各適量。梔子去雜洗淨，焯一遍水；豬瘦肉切絲。鍋中加水，燒開後投入梔子、豬瘦肉、榨菜絲，煮至豬瘦肉漂起，撇去浮沫，加蔥花、薑絲、鹽調味即可。

鑑別用藥

梔子皮、梔子仁

梔子入藥，除果實全體入藥外，還有果皮、種子分開用者。梔子皮（果皮）偏於達表而去肌膚之熱；梔子仁（種子）偏於走裡而清內熱。

➢ 別名

木丹、枝子、山梔子、黃梔子。

➢ 道地藥材

主產於江西、湖北、湖南、浙江、福建、四川等地。

➢ 挑選儲存

以個小、完整、仁飽滿、內外色紅者為佳。置於陰涼、乾燥、通風處。

➢ 用法用量

煎服：5～10克。清熱瀉火多生用，止血多炒用。

外用：取適量，研末調敷。

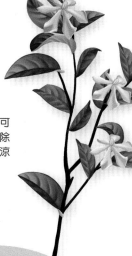

根、葉、果實均可入藥，有瀉火除煩，清熱利尿，涼血解毒之功效。

傳世名方

【主治】熱毒血痢。

【配方】梔子十四枚。

【制法】去皮搗末，蜜丸如梧桐子大。

【用法】每服三丸，日三服，大效。亦可水煎服。

——出自《肘後方》

連翹 消炎散熱消腫

連翹具有清熱解毒、消腫散結、疏散風熱的功效。可以用於治療風熱感冒、發熱、心煩、咽喉腫痛、斑疹、丹毒、瘰癧、癰瘡腫毒、急性腎炎、熱淋等。

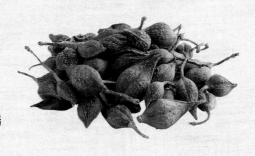

| **性** | 微寒 | **歸經** | 心、肺、小腸 |
| **味** | 苦 | **毒性** | 無 |

使用禁忌

一般禁忌：脾胃虛弱，氣虛發熱，癰疽已潰、膿稀色淡者忌服。

抗菌消炎用法

連翹、菊花各12克，甘草5克。以上中藥加水適量煮20分鐘，每日1劑。對腦膜炎，特別是小兒腦膜炎早期有一定治療作用。

連翹、野菊花各15克，蒲公英30克，王不留行9克。水煎服，每日1劑。可治乳腺炎。

連翹15克，黃芩、梔子各12克，金銀花18克。水煎服，每次適量，每日1次。可治闌尾炎。

功效延伸

清熱解毒 連翹10克，野菊花、蒲公英、紫花地丁各15克，水煎服。可治熱毒上攻導致的咽喉腫痛。

連翹、牛蒡子各9克，荊芥5克，白糖適量。牛蒡子、連翹、荊芥共裝入紗布袋內，加水適量，水煎，取汁，加入適量白糖調味。代茶飲，每日1劑。有清熱解毒的作用，可治風疹。

> **別名**

黃花條、連殼、青翹、落翹、黃奇丹等。

> **道地藥材**

主產於山西、河南、陝西、山東等地。

> **挑選儲存**

青翹以色青綠、無枝梗者為佳；老翹以色厚、殼黃、無種子、純淨者為佳。置於陰涼、乾燥、通風處。

> **用法用量**

煎服：9～15克。

外用：煎水洗。

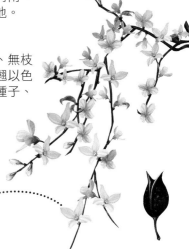

莖葉

取6～9克煎湯，主治心肺積熱。

傳世名方

【主治】舌破生瘡。

【配方】連翹十五克，黃柏九克，甘草六克。

【制法】水煎。

【用法】含漱。

——出自《玉樵醫令》

117味中藥對症速查

茵陳 消炎健脾利濕

茵陳煎劑對金黃色葡萄球菌、白喉桿菌、傷寒桿菌、大腸桿菌、腦膜炎雙球菌、枯草桿菌等有不同程度的抑制作用，能抑制人體內結核桿菌的生長，有抗菌、消炎、鎮痛作用。

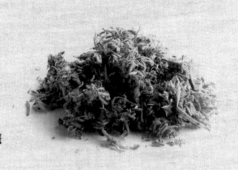

| 性 | 微寒 | 歸經 | 脾、胃、肝、膽 |
| 味 | 苦、辛 | 毒性 | 無 |

使用禁忌

一般禁忌：脾虛血虧之虛黃、萎黃均慎服。

抗菌消炎用法

茵陳10克，炙黃耆30克，柴胡5克，大棗10枚。水煎當茶飲，有疏肝止痛的作用。可輔助治療肝炎。

茵陳、五味子、黃耆、太子參各10克，女貞子15克。用水煎煮2次，分早、中、晚服用，有滋補肝腎、保護肝臟的功效。可治療肝鬱脾虛型慢性肝炎。

功效延伸

清熱、健脾、利濕 茵陳30克，神曲10克，竹葉5克。用水煎煮，取汁，加入粳米50克煮粥，粥熟後加入白糖適量，稍煮即可。

茵陳、生地黃各8克，梔子、芡實各5克，柴胡3克，綠茶1克。前5味加水約300毫升，煮沸15分鐘，取沸湯沖泡綠茶，每日1劑。有利濕作用。主治肝經濕熱型遺尿。

溫中散寒 茵陳9～15克，乾薑3克。水煎取汁，加入紅糖溶解，當茶飲用，適用於喜飲溫水、皮膚暗黃、手足不溫者。

➤ **別名**

茵陳蒿、因塵、因陳蒿、石茵綿、茵陳絨蒿、臭蒿。

➤ **道地藥材**

主產於陝西、山西、安徽等地。

➤ **挑選儲存**

以質嫩、綿軟、灰綠色、香氣濃者為佳。置於陰涼、乾燥、通風處。

➤ **用法用量**

煎服：6～15克。

外用：取適量，煎水熏洗。

不計多少，煮濃汁洗之，治遍身風癢生疥瘡。

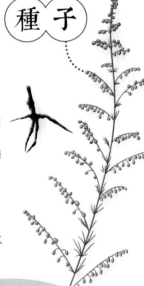

種子

傳世名方

【主治】熱病發斑。

【配方】茵陳一百克，川大黃（銼碎微炒）、玄參各五十克，梔子仁一克，生甘草二十五克。

【制法】搗篩為散。

【用法】每服二十克，以水一中盞煎至六分，去渣不計時候服。

——出自《太平聖惠方》

白頭翁 抗菌解毒止痢

白頭翁具有清熱解毒、涼血止痢的功效。可以用於治療熱毒痢疾、瘡癰腫毒、鼻出血、血痔、帶下、陰癢、癥瘕、瘰癧等，具有很高的藥用價值。

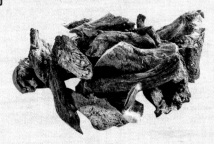

性	寒	歸經	胃、大腸
味	苦	毒性	無

使用禁忌

一般禁忌：虛寒瀉痢者忌服。

抗菌消炎用法

白頭翁50克，黃連10克，粳米30克。白頭翁、黃連水煎去渣，取汁，將粳米放入藥汁中煮粥，每日1次。可清熱、消炎、解毒。

白頭翁15克，黃芩、葛根各10克，木香6克，黃連、綠茶各3克。水煎，代茶飲。可治濕熱內蘊型慢性結腸炎。

功效延伸

治牙痛 取白頭翁25克，水煎去渣，頻頻含服。

治療瘰癧 白頭翁120克，洗淨剪段，用白酒1000毫升浸泡，裝壇內密封，隔水煎煮數沸，取出後放地上陰涼處2～3天，然後開壇，撈出白頭翁，將酒裝瓶密封備用。早晚食後1小時各服1次，每次飲1～2盅。一般1～2個月為1個療程。適用於瘰癧潰後，膿水清稀、久不收口的患者。

治外痔腫痛 白頭翁根適量。搗爛，敷貼於患處，每日1換。

> **別名**

野丈人、白頭公、毛姑朵花、老婆子花、老公花等。

> **道地藥材**

主產於吉林、遼寧、黑龍江、河北、山東、河南、山西、陝西等地。

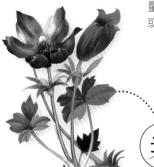

> **挑選儲存**

以條粗長、整齊、外表灰黃色、根頭部有白色毛茸者為佳。宜置通風乾燥處，防蟲防潮。

> **用法用量**

煎服：9～15克。

外用：取適量，煎水洗或搗敷。

葉 主一切風氣，能暖腰膝，明目消贅。

傳世名方

【主治】熱毒痢疾、腹痛、下痢膿血。

【配方】白頭翁十五克，黃柏、秦皮各十二克，黃連六克。

【制法】水煎，去渣。

【用法】溫服。

——出自《傷寒論》

眩暈

天麻 清利頭目平肝陽

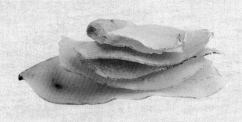

天麻具有息風止痙、平肝潛陽、祛風通絡的功效。可以用於治療眩暈、頭痛、驚風、痙攣抽搐、半身不遂、肢節麻木、風濕痹痛等。

性	平	**歸經**	肝
味	甘	**毒性**	無

使用禁忌

一般禁忌：血虛無風、口乾便閉者慎用。

➤別名

鬼督郵、赤箭、定風草、離母、合離草、白龍皮等。

➤道地藥材

主產於四川、雲南、貴州等地。

➤挑選儲存

以色黃白、半透明、肥大堅實者為佳。宜置通風乾燥處。

➤用法用量

煎服：3～9克。

研末：沖服，每次1～1.5克。

止暈用法

天麻既息肝風，又平肝陽，為治眩暈、頭痛之要藥。不論虛證、實證，隨不同配伍皆可應用。用治肝陽上亢之眩暈、頭痛，常與鉤藤、石決明、牛膝等同用；用治風痰上擾之眩暈、頭痛，痰多胸悶者，常與半夏、陳皮、茯苓、白朮等同用。

天麻、丹參、制半夏、茯苓、僵蠶各10克，花茶6克。前5味中藥水煎，去渣，取汁，用熱湯汁沖泡花茶。每日代茶飲。可治頭暈目眩、肢體麻木、半身不遂。

功效延伸

消腫利水 天麻5克，鱅魚頭半個，調味品適量。鱅魚頭處理乾淨，放入鍋中，加入天麻一起熬成濃湯，加入調味品即可。

舒筋利節 天麻5克，鱔魚300克，生薑、鹽各適量。鱔魚處理乾淨，放入鍋中，加入天麻和生薑一起熬成濃湯，加入鹽即可。

治療心脾兩虛型失眠症 天麻、當歸、合歡花各6克，陳皮3克，炙黃耆、黨參各15克，母雞1隻，鹽、蔥花、薑片各適量。母雞去毛、內臟，洗淨。所有藥材放入雞腹內，將雞放進砂鍋，加鹽、蔥花、薑片、水適量，武火燒沸後轉文火煨燉，直至肉熟爛，去藥渣即成。

傳世名方

【主治】心慌煩悶，頭暈欲倒，肢節煩痛，偏正頭痛。

【配方】天麻十五克，川芎六十克。

【制法】為末，煉蜜丸如芡子大。

【用法】每食後嚼一丸，茶酒任下。

——出自《普濟方》

鉤藤 止暈清熱平肝

鉤藤具有清熱平肝、息風止痙的功效。可以用於治療頭痛、眩暈、肝風內動、驚癇抽搐、壯熱神昏、牙關緊閉、斑疹透發不暢、小兒夜啼等。

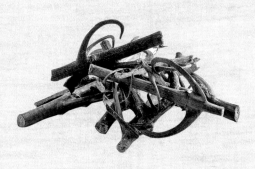

性 涼		**歸經** 心、肝	
味 甘		**毒性** 無	

使用禁忌

一般禁忌：脾胃虛寒及無陽熱實火者慎服。

> **別名**

吊藤、鷹爪風、倒掛刺、鶯爪風等。

> **道地藥材**

主要產於浙江、江西、湖南、廣東、廣西等地。

> **挑選儲存**

以雙鉤形如錨狀、莖細、鉤結實、光滑、色紅褐或紫褐者為佳。置通風乾燥處。

> **用法用量**

煎服：3～12克。不宜久煎，宜後下。

止暈用法

鉤藤既能清肝熱，又能平肝陽，故可用治肝火上攻或肝陽上亢之頭脹頭痛，眩暈等症。屬肝火者，常與夏枯草、龍膽草、梔子、黃芩等配伍；屬肝陽者，常與天麻、石決明、牛膝、杜仲、茯神等同用。

治療高血壓、頭暈目眩、神經性頭痛，可用鉤藤6～15克，水煎服。

功效延伸

平肝息風，滋陰清熱 用於肝風內動，驚癇抽搐。本品有和緩的息風止痙作用，又能清瀉肝熱，故用於熱極生風、四肢抽搐及小

兒高熱驚風症，尤為相宜。

鉤藤、天麻、杜仲、桑寄生、益母草、首烏藤、茯苓各10克，石決明30克，粳米100克，白糖適量。先用水適量煮石決明30分鐘，再放其他藥，加水煎煮30分鐘，去渣取汁，加入洗淨的粳米煮粥，粥將熟時加入白糖調勻，稍煮即可。可平肝息風，滋陰清熱。

治高血壓 鉤藤20克，用開水沖泡，加蓋悶10分鐘，取汁，趁溫兌入蜂蜜5克，代茶頻飲。

鉤藤根15～24克，水煎服，可治風濕性關節炎、坐骨神經痛。

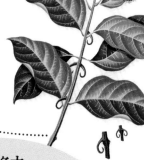

傳世名方

【主治】小兒驚熱。

【配方】鉤藤三十克，硝石十五克，炙甘草約一克。

【制法】上藥搗細，羅為散。

【用法】每服，以溫水調下二克，日三至四服。量兒大小，加減服之。

——出自《太平聖惠方》

牡蠣
安神強志平肝陽

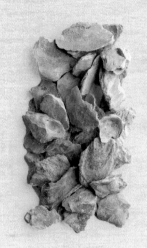

牡蠣具有重鎮安神、平肝潛陽、軟堅散結、收斂固澀的功效。可以用於治療頭暈目眩、驚悸失眠、心神不寧、肝陽上亢、痰核、瘰癧、自汗、盜汗、遺精、遺尿、崩漏等。

性 微寒	**歸經** 肝、膽、腎
味 鹹	**毒性** 無

使用禁忌

一般禁忌：易出血者禁服。

➢別名

蠣蛤、牡蛤、蠣房、蠔山、左殼、蠔殼、海蠣子皮等。

➢道地藥材

主產於遼寧、河北、山東、浙江、廣東、福建等地。

➢挑選儲存

以個大、整齊、裡面光潔者為佳。宜置通風乾燥處。

➢用法用量

煎服：9～30克，宜打碎先煎。

外用：取適量。收斂固澀宜煅用，其他宜生用。

止暈用法

經常食用牡蠣，可以減少陰虛陽亢所致的頭暈目眩、煩躁不安、心悸失眠及耳鳴等。崔禹錫在《食經》中說「牡蠣肉治夜不眠，治意不定」。牡蠣中所含的多種維生素與礦物質（特別是硒），可以調節神經、穩定情緒。

牡蠣、龍骨各18克，菊花9克，枸杞子、何首烏各12克。水煎服，可治療眩暈等症。

功效延伸

重鎮安神、補腎壯陽 用於心神不安，驚悸怔忡，失眠多夢等症。鮮牡蠣肉150克，淫羊藿9克，太子參24克，大棗20枚，生薑、鹽各適量。前4味藥洗淨放鍋內，加生薑、水適量，武火燒開後，文火煮1小時，加鹽調味即可。

治遺精、滑精 牡蠣24克，芡實、枸杞子各12克，補骨脂、韭菜子各9克。水煎，去渣，取汁，溫服。每日1劑，每劑藥煎2次，上、下午各服1次。

治療久病陰血虛虧、體虛少食、營養不良 鮮牡蠣肉250克，豬瘦肉100克，澱粉、鹽各適量。鮮牡蠣肉、豬瘦肉切薄片，拌澱粉，放開水中煮熟即成，加鹽調味。吃肉飲湯。

羅布麻 止暈利尿去水腫

羅布麻性涼，味苦、甘，能清熱降火，平肝息風，主治頭痛、眩暈、失眠等症。羅布麻葉煎劑有降壓作用；羅布麻根煎劑有強心作用；羅布麻葉浸膏有鎮靜、抗驚厥作用，並有較強的利尿、降低血脂、調節免疫、抗衰老及抑制流感病毒等作用。

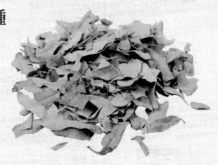

| 性 | 涼 | 歸經 | 肝 |
| 味 | 甘、苦 | 毒性 | 小毒 |

使用禁忌

服用禁忌：不宜過量或長期服用，以免中毒。

➢別名
紅麻、茶葉花、紅柳子、羊肚拉角。

➢道地藥材
主要產於新疆、青海、甘肅、陝西、山西等地。

➢挑選儲存
以葉片完整、色綠為佳。置於通風乾燥處儲存。

➢用法用量
煎服：5～15克。

沖泡：開水泡服。肝陽眩暈宜用葉片，治療水腫多用根。

止暈用法

羅布麻既有平抑肝陽之功，又有清瀉肝熱之效，故可治療肝陽上亢及肝火上攻之頭暈目眩、煩躁失眠等。本品單用有效，煎服或開水泡汁代茶飲，亦可與牡蠣、石決明、代赭石等同用，以治肝陽上亢之頭暈目眩；若與鉤藤、夏枯草、野菊花等配伍，宜治肝火上攻之頭暈目眩。

治眩暈、神經衰弱、腦震盪後遺症、心悸、失眠、高血壓等，可用羅布麻3～9克，開水沖泡當茶喝，不可煎煮。

功效延伸

清熱利尿、去水腫 用於水腫、小便不利。本品具有較好的清熱利尿作用，用其根效果尤佳。治水腫、小便不利而有熱者，可單用取效。取羅布麻葉12克，水煎，去渣，取汁，溫服即可。或配伍車前子、木通、豬苓、澤瀉等同用。適用於瘰癧潰後，膿水清稀、久不收口的患者。

治療糖尿病（併發高血壓） 羅布麻6克，山楂15克，五味子5克。上述3味藥一起用開水沖泡，當茶飲用。有降壓利尿、活血安神之功效。

根 取12～15克，水煎飲服，每日2次，可治療水腫。

傳世名方

【主治】肝炎腹脹。

【配方】羅布麻、延胡索各六克，甜瓜蒂五克，公丁香三克，木香九克。

【制法】共研末。

【用法】一次二克，一日二次，開水送服。

——出自《新疆中草藥手冊》

咽喉腫痛

膨大海 利咽解毒去暑熱

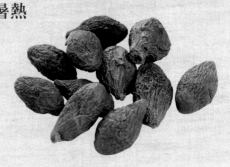

膨大海味甘淡，性寒。有清肺熱、宣肺氣的作用，能治肺熱、肺氣壅閉引起的咽痛、聲啞、咳嗽等症。此外，還能治腸熱便秘，有清腸通便的功效。

性	寒	**歸經**	肺、大腸
味	甘	**毒性**	無

使用禁忌

一般禁忌：盲目使用膨大海會使脾胃虛寒，引起大便稀薄、飲食減少、胸悶、消瘦等一系列副作用，老年人突然失音及脾虛便溏者應慎用。

病症禁忌：脾胃虛寒及風寒感冒引起的咳嗽、咽喉腫痛、肺陰虛咳嗽不宜用。

利咽用法

膨大海能清宣肺氣，利咽開音。用於風熱邪毒侵襲肺氣所致的咽喉乾痛、聲啞、乾咳無痰、咳嗽等。常單味泡服，亦可配桔梗、甘草等同用。

治療咽喉腫痛、牙齦腫痛，可用膨大海2枚，甘草5克，泡茶飲服。老幼者可加入冰糖適量。

膨大海2枚，羅漢果2個。沸水沖泡成羅漢果茶，也具有清肺利咽的作用，很適合咽痛音啞、腸燥便秘的人。

膨大海6枚，龍井茶3克。一同用沸水沖泡，蓋上蓋悶30分鐘即可，每日當茶飲。聲音沙啞、咽喉乾燥疼痛者，也可飲用此茶來利咽止咳。

> **別名**

安南子、大洞果、胡大海。

> **道地藥材**

主產於越南、泰國、柬埔寨、馬來西亞，中國廣東、海南、雲南已有引種。

> **挑選儲存**

以個大、色棕、表面皺紋細、不碎裂者為佳。置於通風乾燥處儲存。

功效延伸

潤腸通便 用於燥熱便秘，頭痛目赤。本品能潤腸通便，清瀉火熱，可單味泡服，或配清熱瀉下藥以增強藥效。膨大海2枚，沸水約150毫升，沖泡15分鐘，待膨大海發大後，少量分次頻頻飲用，一般飲用1天即可大便暢通。主治腸胃積熱型便秘。

潤肺養顏，滋陰潤燥 膨大海3枚，豬肝250克，鹽、料酒、醬油、生薑末、蒜蓉各適量。膨大海泡發，洗淨；豬肝切片，入沸水中氽熟，撈出。起油鍋，下薑末、蒜蓉，放入豬肝片、膨大海，加水煮10分鐘，加調

> **用法用量**

煎服：一般用量2～4枚，大劑量可用到10枚。

沖泡：2～5枚，開水泡服。病好即停，切勿長期服用。

> **本草成分**

膨大海含有膨大海素、黏液質、戊聚糖等成分，有收縮血管平滑肌、改善黏膜炎症等作用。

料炒勻即可。可潤肺養顏。

膨大海2枚，麥冬5克，桔梗、烏梅各3克，大棗5枚。用沸水沖泡1小時，加冰糖適量調味。可滋陰潤燥。

清肺解毒 膨大海3枚，豬肺200克，鹽、薑片、蔥段各適量。將豬肺洗淨，切方塊；膨大海洗淨。豬肺入沸水中汆去血水，撈出洗淨。將膨大海、豬肺、薑片、蔥段一起放入鍋內，加適量開水，武火煮沸後改用文火煮1小時，加鹽調味即可。

治療音啞 膨大海只適用於風熱邪毒侵犯咽喉所致的音啞，對於因聲帶小結、聲帶息肉、煙酒過度刺激等引起的嘶啞無效。取適量膨大海放入砂鍋內，加水用文火煎煮，待其外殼破裂後，再煮5分鐘。去殼，加入冰糖適量，稍涼即可，早晚飲服。

📖 **聽故事記中藥**

從前有個叫澎大海的青年經常從海上到安南（今越南）大洞山採藥。大洞山有一種神奇的青果能治喉病，但山上有許多野獸毒蛇出沒，一不小心就會喪命。澎大海用採回來的藥給窮人治病，窮人對他非常感激。有一次，大海去採藥，一去幾個月不回。後聽當地人傳說，有一個青年採藥時，被白蟒吃掉了。大家都傷心流淚，說他為百姓而死，會永遠記住他，便將青果改稱「澎大海」，又由於他生前比較胖，也叫「胖大海」。

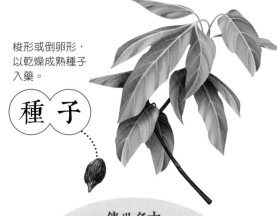

梭形或倒卵形，以乾燥成熟種子入藥。

種子

傳世名方

【主治】乳癰紅腫。

【配方】蒲公英三十克，忍冬藤六十克。

【制法】搗爛，加水二盅，煎一盅。

【用法】食前服，睡覺病即去矣。

——出自《積德堂方》

家庭簡單用法

泡茶	糖尿病（併發扁桃腺炎）：膨大海3枚。開水沖泡，即可飲用。有清熱解毒、利咽潤喉之功效。
	失音：膨大海5枚，石菖蒲5克，薄荷適量。放入保溫杯中，沸水沖泡，悶10分鐘即可。
	扁桃腺炎：膨大海2枚，麥冬、金銀花各5克。將所有材料混合後用沸水沖泡10分鐘即可，每日1劑。有清熱解毒、生津利咽的作用。
	慢性咽喉炎：膨大海3枚，橄欖、綠茶各6克，蜂蜜10毫升。橄欖煮片刻，沖泡綠茶、膨大海，蓋上蓋子悶片刻，加蜂蜜調味後飲用。
燉湯	清熱解毒：膨大海3枚，枸杞子、熟豌豆各10克，冰糖適量。膨大海裝入大湯碗內，用沸水浸泡，蓋上蓋，悶30分鐘後撈出（原汁留用），去皮、核，用水洗一遍，用原汁泡上。枸杞子用溫水泡發。鍋中加水、冰糖，煮沸溶化後，過籮篩。鍋洗淨，倒入冰糖水，下膨大海和枸杞子燒沸，撇去泡沫，盛入大湯碗內，撒上熟豌豆即可。

桔梗

利咽宣肺化痰

桔梗辛開苦泄，性平不燥，善於開宣肺氣、祛痰止咳、寬胸利咽，可以用於治療咳嗽痰多、咽喉腫痛等，還能宣通肺中的痰阻壅塞，有開胸利壅的作用，用於肺癰吐膿、胸滿脅痛、痢疾腹痛等。

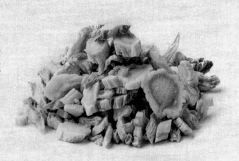

性	平	歸經	肺
味	苦、辛	毒性	小毒

使用禁忌

一般禁忌：桔梗性升散，凡眩暈、陰虛火旺、咯血者忌用；嘔吐、嗆咳者不宜食用。

服用禁忌：桔梗不宜與富含鐵的食物如豬血、菠菜等同食，也不宜與有機酸含量高的水果如橘子、獼猴桃等同食，不宜與油膩食物及煙、酒同食，易聚濕生痰。

傳世名方

【主治】肺癰，咳而胸滿，咽乾不渴，時出濁唾腥臭，久久吐膿如米粥者。

【配方】桔梗三十克，甘草六十克。

【制法】上二味，以水六百毫升，煮取二百毫升。

【用法】分溫再服，則吐膿血也。

——出自《金匱要略》

> **別名**

苦桔梗、大藥等。

> **道地藥材**

主產於安徽、河南、湖北、遼寧、吉林、河北、內蒙古等地。

> **挑選儲存**

以條粗均勻、堅實、潔白、味苦者佳。置於通風乾燥處儲存。

> **用法用量**

煎服：3～10克。

> **本草成分**

桔梗含多種皂苷、桔梗酸、菊糖、植物固醇等成分，有祛痰、鎮咳、降血糖、抑制胃液分泌、抗潰瘍、抗炎、鎮靜、鎮痛、解熱等作用。

利咽用法

桔梗能宣肺泄邪以利咽開音，常用於咽喉腫痛，失音等症。桔梗與杏仁配合應用，可以宣肺止咳化痰，是痰濕咳嗽哮喘的有益方劑。凡外邪犯肺、咽痛失音者，常配甘草、蔥白同煎服，能清利咽喉，可用於咽炎者的食療。治咽喉腫痛、熱毒盛者，可配射干、馬勃、板藍根等，以清熱、解毒、利咽。

緩解咽炎，可用桔梗與黃瓜涼拌食用。特別是經常吸煙的人，常吃可有效緩解因吸煙引起的咳嗽痰多、咽炎等。治急性咽炎，可用桔梗6克煮水喝，每日1劑，分早晚2次喝完，1～2日後即癒。

功效延伸

補肺潤燥　桔梗10克，牛肚200克，胡蘿蔔80克，蔥末、薑片、蒜末、料酒、鹽各適量。將牛肚洗淨切條，放到開水中汆燙，撈出沖涼備用。桔梗洗淨後放入水盆中泡軟，撕成條；胡蘿蔔去皮切塊。油鍋燒熱，加入蔥末、薑片、蒜末、料酒、桔梗、牛肚，翻炒後，放入胡蘿蔔和適量水，煮10分鐘，加鹽調味即可。

開宣肺氣，祛痰止咳 桔梗最主要的功能就是潤肺止咳。桔梗能開宣肺氣、祛痰，無論寒熱皆可應用，主要用於咳嗽痰多、胸悶不暢。桔梗與杏仁配伍，可宣肺止咳化痰，是痰濕咳嗽哮喘的有益方劑。風寒者，配紫蘇、杏仁；風熱者，配桑葉、菊花、杏仁；若治痰滯胸痞，配枳殼用。

桔梗、貝母各10克，粳米50克，冰糖適量。將桔梗洗淨，切成薄片。貝母洗淨，去雜質。粳米淘洗乾淨；冰糖打碎成屑。將粳米、桔梗、貝母同放鍋內，加適量水，用武火燒開，再用文火煮35分鐘，加入冰糖，拌勻即可。有潤肺、化痰、止咳之效。

治療老年慢性支氣管炎 桔梗9克，鮮龍葵30克，甘草3克。一同加水煎煮，取汁，分2次服用，每日1劑，10日1個療程。

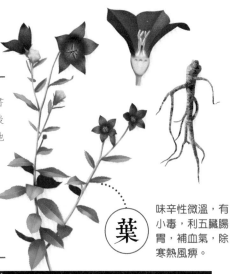

味辛性微溫，有小毒，利五臟腸胃，補血氣，除寒熱風痹。

葉

📖 **聽故事記中藥**

很久以前，在朝鮮半島上，有個叫桔梗的少女與一個書生相愛。但書生要來中國讀書，臨走時許諾說，三年後一定回家娶她。可桔梗最終沒有等到他，一怒之下，她向山神發誓，決定與世間隔斷姻緣，從此住進深山。多年後，桔梗變成老太太，一日她自覺來日無多，無限惆悵地說道，要是死前能見上書生一面就好了。這話被山神聽見，想起她曾經的誓言，勃然大怒，將她變成一朵滿懷思念的寶藍色桔梗花，罰她只要一息尚存，就得忍受思念書生的煎熬。

家庭簡單用法

水煎	風寒型咳嗽：桔梗、杏仁各15克，薑片、蔥段、冰糖各適量。桔梗、杏仁加水煮20分鐘後，下薑片、蔥段再煮一會兒，加冰糖調味即可。 急性咽炎：桔梗5克，白菊花5朵，梨1個，冰糖適量。桔梗、白菊花加水適量，武火燒開，轉文火繼續煮10分鐘，取汁，加入冰糖拌勻後，盛出放涼。梨洗淨削皮切丁，加入已涼的桔梗水中即可。
燉湯	風熱型咳嗽：桔梗、枇杷葉、杏仁各15克，大棗10克，冰糖適量。枇杷葉、大棗、杏仁、桔梗用水洗淨，取乾淨的紗布將枇杷葉包好，與大棗、杏仁、桔梗用適量水一起煎煮。先用武火煮開，再用文火慢煮，調入冰糖即可。 潤肺止咳：冬瓜150克，桔梗9克，杏仁10克，甘草6克，食用油、鹽、大蒜、蔥、醬油各適量。冬瓜洗淨切塊，放入鍋中，加入油、鹽煸炒後，再加適量水，然後放入桔梗、杏仁、甘草一併煎煮，至熟後，加入鹽、大蒜、蔥、醬油調味即可。
炒菜	清熱解毒：桔梗15克，豬瘦肉150克，鹽、澱粉、豬油、醬油、料酒各適量。桔梗洗淨，開水焯後冷水浸洗，控水切段；豬瘦肉洗淨切絲，並用鹽和澱粉漿勻。鍋中加豬油，下肉絲煸散，倒入醬油、料酒，放桔梗煸炒，入鹽炒勻即可。

化痰

貝母 祛痰止咳潤肺

貝母甘涼質潤，既能清熱化痰，又可潤肺止咳，用治咳嗽胸痛、咳吐膿血的肺癰證和肺熱津傷、咳吐濁沫的肺痿證；也可治咳嗽痰黃、口乾咽癢的痰熱咳嗽和陰虛內熱咳痰帶血的虛勞咳嗽。

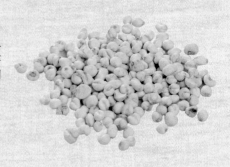

性	涼	歸經	肺
味	甘	毒性	無

使用禁忌

一般禁忌：脾胃虛寒者慎服。

病症禁忌：貝母有清熱作用，不宜用於寒痰、濕痰的治療。

服用禁忌：不宜與烏頭同用，藥性相反。

➤別名

川貝母、浙貝母。

➤道地藥材

主要產於四川、浙江、陝西、甘肅、新疆等地。

➤挑選儲存

以質堅實、粉性足、色白者為佳。置乾燥處，防黴、防蛀。

➤用法用量

煎服：3～10克。

研末：1～2克。

➤本草成分

貝母含有生物鹼、皂苷等成分，有祛痰、鎮咳、平喘、抗菌、鎮靜、鎮痛、保護心血管、抗潰瘍、抗血小板凝聚、抗腫瘤等作用。

傳世名方

【主治】瘰癧（老鼠瘡）。

【配方】川貝母、皂莢各等份。

【制法】川貝母研成細末。皂莢銼碎，搓揉濃水，瀘過作膏，和藥末，製成丸，如梧桐子大。

【用法】每服五十九，早晨溫酒送服。

——出自《普濟方》

化痰用法

貝母與豆腐燉食，能清熱潤肺、化痰止咳，可用於燥熱咳嗽或肺虛久咳、咳吐不爽、大便乾硬、舌紅少苔等症，外感風寒之咳嗽及痰濕咳嗽者忌用。貝母與甲魚同煮熟食用，能補肝益腎、養血潤燥，可用於陰虛咳嗽、低熱等症者。

若咳嗽痰多，川貝母5克，銀耳、甜杏仁各10克，冰糖適量。前3味藥材水煎2次，合併藥汁，服前加冰糖調味，早中晚服用，可潤肺止咳。或者用川貝母粉5克，梨1個，冰糖適量。梨洗淨，切塊，與川貝母、冰糖同入碗中，隔水蒸熟服食即可。可潤肺、化痰、止咳。

功效延伸

用於乾咳少痰、久咳不癒 貝母與銀耳、梨三者都有滋陰潤肺、止咳化痰之功效，一同燉食，可用於乾咳少痰、久咳不癒等症。用於肺脾氣虛引起的久咳痰少、氣短乏力、小便不利、水腫，還可將貝母與蘿蔔、粳米同煮粥食用。川貝母3克，梨1個，銀耳6克。將銀耳泡發，與梨、川貝母一起用水煎煮，當茶飲用，並吃梨、銀耳。

清熱潤肺，滋陰 川貝母5克，陳皮7克，粳米50克，白糖適量。將川貝母、陳皮洗淨，去雜質，烘乾研成末；將粳米淘洗淨，

放入鍋內，加適量水，用武火煮沸後，改用文火煮至米爛成粥時，加川貝母和陳皮粉末，用白糖調勻，再煮沸片刻即成。亦有滋陰潤肺之效。

散結消腫，解毒 用於瘰癧、乳癰、肺癰。本品能清化鬱熱，化痰散結。治痰火鬱結之瘰癧，常配玄參、牡蠣等藥用，如消瘰丸；治熱毒壅結之乳癰、肺癰，常配蒲公英、魚腥草等以清熱解毒，消腫散結。

潤肺止咳 貝母桔梗粥有很好的潤肺止咳功效。具體做法是，取貝母、桔梗各10克，粳米100克，冰糖適量。先將桔梗洗淨，切成薄片。然後將貝母洗淨，去雜質。把粳米淘洗乾淨，冰糖打碎成屑。將粳米、桔梗、貝母一起放入鍋內，加水800毫升，用武火煎煮，沸後再用文火煮大約35分鐘，加入冰糖，拌勻即可。

鑑別用藥

川貝母、浙貝母

貝母產於四川者即川貝母，產於浙江者即浙貝母，兩者品質俱佳，都具有清熱化痰、散結消癰的功效。

川貝母以味甘為主，性偏於潤，有肅肺止咳、化痰散結的功效，清熱散結之功較弱，主治肺熱燥咳，乾咳少痰，陰虛勞嗽，痰中帶血等病症。

浙貝母以味苦為主，性偏於泄，有宣肺化痰、清熱散結的功效，清熱散結之功較強，多用於治療風熱犯肺或痰熱鬱肺所引起的咳嗽等。

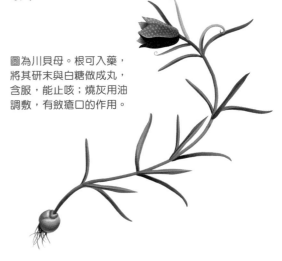

圖為川貝母。根可入藥，將其研末與白糖做成丸，含服，能止咳；燒灰用油調敷，有斂瘡口的作用。

家庭簡單用法	
沖服	口腔潰瘍：浙貝母6克，白及3克。共研末，用冷開水送服，每次4克，每日3～4次，1～3周治癒。
水煎	哮喘：貝母12克，蜂蜜適量。將貝母放入砂鍋，加水適量，用文火煮熟，加蜂蜜調味，早上趁溫飲用，連服15～20天。
燉湯	咳嗽（燥火型）：川貝母9克，茯苓15克，梨500克，蜂蜜、冰糖各適量。茯苓洗淨、切塊，川貝母去雜洗淨，梨洗淨切丁。茯苓、川貝母放入鍋中，加適量水，用中火煮熟，再加入梨、蜂蜜、冰糖繼續煮至梨熟，出鍋即可。有清熱生津、潤肺化痰、止咳平喘的食療功效。
	清熱潤肺：川貝母9克，豆腐200克，冰糖、鹽各適量。川貝母打碎或研粗末，豆腐沖洗乾淨。將川貝母粉與冰糖一起放在豆腐上，放入燉盅內，燉盅加蓋，用文火隔水燉1小時，加鹽調味即可。
	化痰止咳：川貝母10克，黃瓜100克，蜂蜜適量。將黃瓜洗淨，對剖後，再切成長條，川貝母洗淨備用。鍋內加適量水，先放入黃瓜，煮15分鐘，再下入川貝母煮熟，出鍋後加蜂蜜拌勻即可。

海藻
化痰軟堅利水

海藻有化痰軟堅、清熱利水的作用，能夠消癭瘤（甲狀腺腫瘤）、散瘰鬁、除脹滿、消腹部腫塊，也治睪丸腫痛。此外，還有利尿通小便的功效。

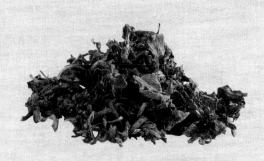

性 寒		**歸經** 肝、腎	
味 鹹		**毒性** 無	

使用禁忌

一般禁忌：海藻性寒，脾虛胃寒、畏冷者慎食。

病症禁忌：大便溏瀉者忌用。

服用禁忌：海藻不可與甘草同食，兩者性味相反。海藻也不可與五倍子、石榴等同用。

化痰用法

海藻與黃瓜、蘋果、胡蘿蔔涼拌，適量加點白糖和醋，有清痰降脂作用。海藻也可煮粥，與薏苡仁、甜杏仁、海帶同用，有宣肺化痰、健脾利尿的作用，可輔助治療青春痘、咳嗽痰多等病症。

治療痤瘡、咳嗽痰多，可取海藻、海帶、甜杏仁各10克，薏苡仁30克。海藻、海帶、甜杏仁煎水，取汁，加薏苡仁煮粥食用。

功效延伸

軟堅散結 用於癭瘤、瘰鬁、睪丸腫痛。海藻15克，海帶10克，白蘿蔔250克，雞湯適量。將白蘿蔔切塊；海帶、海藻切碎。三者共煮，並加入雞湯及其他佐料，煮至白蘿蔔熟透即可。

別名

落首、海蘿、烏菜、海帶花、大葉藻、大蒿子、海根菜、海草等。

道地藥材

主要產於遼寧、山東、福建、浙江、廣東等地。

挑選儲存

以色黑棕、質脆易碎、氣腥、味鹹者為佳。置於通風乾燥處儲存。

用法用量

煎服：5～10克。

本草成分

海藻含有海藻多醣、甘露醇、褐藻酸鈉、碘等成分，有防治便秘、排毒、養顏、預防腸癌、預防動脈硬化、降血脂、降血糖、降血壓，排除體內鉛及放射性元素，提高智商，延年益壽等作用。

清火排毒 海藻15克，粳米20克，糯米10克，綠豆30克。海藻用溫水浸泡15分鐘，備用。粳米、糯米和綠豆放入砂鍋中，武火燒開，文火煮至綠豆熟爛，加入海藻再煮5分鐘即可。

治療淋巴結核、甲狀腺腫大 海藻、夏枯草各30克，豬瘦肉150克。將豬瘦肉切絲，與海藻、夏枯草共煮湯，調味即可服食。此湯具有清熱解毒、軟堅散結的功效，可輔助治療淋巴結核、淋巴結腫大等病症。

清熱降壓、軟堅散結、滋陰和脾 海藻與昆布、黃豆同煮湯，可加適量白糖調味，有清熱降壓、軟堅散結、滋陰和脾的作用，適用於陰陽兩虛型高血壓，以及脾虛濕濁內阻的糖尿病性高脂血症患者。

潤腸通便 海藻30克，海帶、豆腐塊、蘑菇片各50克，薑片、蔥花、料酒、鹽各適量。水燒開，放海帶稍煮片刻。油鍋燒熱，下薑片、蘑菇片，加水、料酒、海帶、海藻、豆腐煮10分鐘，再加鹽、蔥花即可。

鑒別用藥

海藻、昆布

海藻，為馬尾藻科植物羊棲菜或海蒿子的全草。其性寒，味鹹，歸肝、胃、腎經。

昆布，又名海帶、江白菜等，為大葉藻科植物大葉藻的全草，比海藻更粗，柔韌而長。其性寒，味鹹，歸肝、腎經。同海藻一樣有消痰軟堅、利水化痰的功效，常與海藻配伍，用於治療癭瘤、瘰鬁、睪丸腫痛、痰飲水腫等。一般用量6～12克，煎服。

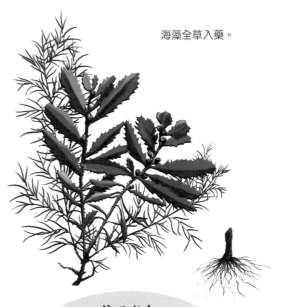

海藻全草入藥。

傳世名方

【主治】頷下瘰鬁如梅李大。
【配方】海藻五百克，酒四百毫升。
【制法】漬數日。
【用法】稍稍飲之。
——出自《肘後備急方》

	家庭簡單用法
水煎	糖尿病（併發高脂血症）：海藻、昆布各30克。水煎當茶飲，適用於脾虛濕濁內阻型患者。
	甲狀腺腫大：海藻、金銀花、水紅花子各15克，冬瓜皮、浮海石各30克。水煎當茶飲。
	肝火上炎型高血壓：海藻、海帶各30克，黃豆150～200克。水煎當茶飲。
蒸菜	散結消腫：海藻30克，牡蠣肉100克，料酒、薑片、蔥段、鹽、香油各適量。海藻洗淨，牡蠣肉洗淨切薄片。海藻、牡蠣肉、薑片、蔥段、料酒同放燉杯內，加水適量，置蒸籠內武火蒸20分鐘，取出加入鹽、香油拌勻即可。
	強骨補血：海藻30克，豆腐200克，蓮子20克，枸杞子10克，花生仁、澱粉、鹽各適量。海藻泡軟後，放入開水中煮熟，拌適量鹽備用。蓮子浸泡後，蒸熟備用。枸杞子用熱水洗過後，撈起備用。花生仁碾碎，豆腐洗淨，與花生仁碎、鹽、適量水、澱粉拌勻成泥狀。加入枸杞子、蓮子拌勻，倒入方形盒中蒸熟成塊狀，切片裝盤，撒上海藻即可。
燉湯	淋巴結核、淋巴結腫大：海藻適量，炒或蒸後涼拌，或煮湯，食用後，可治淋巴結核、甲狀腺腫大、睪丸腫痛、高血壓、高脂血症。

瓜蔞 祛痰清熱潤腸

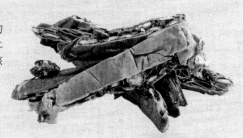

瓜蔞具有清熱化痰、寬胸散結、潤腸通便的功效。瓜蔞皮重在清熱化痰、寬胸理氣；瓜蔞仁重在潤燥化痰、潤腸通便。可以用於治療痰熱咳喘、胸痹、結胸、肺癰、乳癰、腸燥便秘等。

性	寒	歸經	肺、胃、大腸
味	甘、微苦	毒性	無

使用禁忌

一般禁忌：本品甘寒而滑，脾虛便溏者及寒痰、濕痰者忌用。

服用禁忌：不宜與烏頭同用。

化痰用法

瓜蔞甘寒而潤，善清肺熱、潤肺燥而化熱痰、燥痰。用治痰熱阻肺、咳嗽痰黃、質稠難咯、胸膈痞滿，可取陳皮、杏仁、枳實、黃芩、瓜蔞仁、茯苓各6克，膽南星、製半夏各9克，共研為末。另取生薑100克，搗碎，加水適量，壓榨取汁，與上述粉末泛丸，乾燥即得。每服6～9克，一日2次，可清熱化痰，理氣止咳。

功效延伸

潤腸通便 瓜蔞仁、肉蓯蓉各15克，火麻仁、牛膝各12克，炒枳殼9克，升麻3克，鬱李仁6克。水煎，去渣，取汁，代茶飲。有潤腸通便作用，對上火引起的便秘效果顯著。

治肝膽濕熱型慢性肝炎 瓜蔞15克，柴胡、山楂、白芍各10克，甘草5克。水煎，去渣，取汁，溫服。

治療乳癰初起 瓜蔞仁、蒲公英各15克，王不留行5～10克，當歸梢10克。上述4味藥，共加水煎煮，取汁服用，每次適量，可輔助治療乳癰初起。

> **別名**

栝樓、藥瓜、栝樓蛋、果裸、王菩、地樓、澤巨、澤冶等。

> **道地藥材**

主產於安徽、山東、河南、四川、江蘇等地。

> **挑選儲存**

以個大、不破、色橙黃、糖味濃者為佳。置於通風乾燥處儲存。

> **用法用量**

煎服：全瓜蔞10～20克；瓜蔞皮6～12克；瓜蔞仁10～15克，打碎入煎。

鑑別用藥

瓜蔞皮、瓜蔞仁、全瓜蔞

本品入藥又有瓜蔞皮、瓜蔞仁、全瓜蔞之分。瓜蔞皮之功，重在清熱化痰，寬胸理氣；瓜蔞仁之功，重在潤燥化痰，潤腸通便；全瓜蔞則兼有瓜蔞皮、瓜蔞仁之功效。

傳世名方

【主治】胸痹、喘息咳唾、胸背痛、氣短。
【配方】瓜蔞一個，薤白五十克，白酒一百毫升。
【制法】酒煎，去渣。
【用法】取汁，溫服。
——出自《金匱要略》

半夏 化痰燥濕止嘔吐

半夏具有燥濕化痰、降逆止嘔、消痞散結、消腫止痛的功效。可以用於治療脾濕痰壅引起的痰多咳喘氣逆；濕痰上犯引起的眩暈心悸失眠，以及風痰吐逆、頭痛肢麻、半身不遂、口眼歪斜等症。

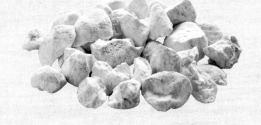

性	溫	歸經	脾、胃
味	辛	毒性	大毒

使用禁忌

一般禁忌：半夏有祛濕作用，陰虛燥咳、津傷口渴、出血症及燥痰者忌用。

服用禁忌：半夏不可與羊肉、羊血等大熱食物同食，同食則損傷陰液；飴糖生痰動火，也不可與半夏同食，兩者的作用和藥理相反；十八反中反烏頭、附子。

利咽用法

半夏祛痰作用顯著，可與佛手同用，製作佛手生薑半夏湯，再加適量生薑和冰糖，冰糖在食用時加入，這道湯有止咳平喘、燥濕化痰的功效，可治療慢性支氣管炎及痰濕咳嗽。

功效延伸

治療痰濁型頭痛 半夏10克，陳皮15克。用水煎煮，每日當茶飲。適用於痰濁型頭痛者。

治療脾胃氣弱、嘔逆反胃 生薑、薑半夏均可止嘔，兩者與粟米煮粥同食，可用於脾胃氣弱、嘔逆反胃等患者的食療。也可用半夏和胡椒治噁心嘔吐，胡椒和半夏各3克，研末，開水沖服，每日2次。

半夏6克，山藥30克，粳米50克，白糖適量。山藥研末。水煎半夏，去渣，取汁，加入粳米煮至熟爛，加入山藥末，再煮至沸，酌加白糖拌勻即可。可降逆止嘔。

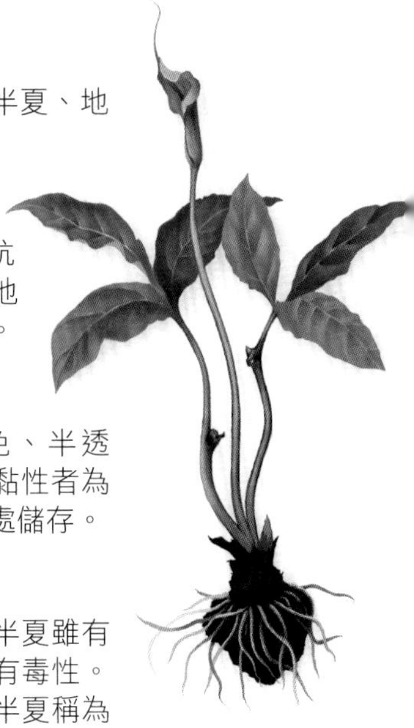

➤別名

水玉、地文、羊眼半夏、地珠半夏。

➤道地藥材

主產於浙江余姚、杭州、慈溪、蕭山等地以及四川綿陽地區。

➤挑選儲存

以肥大、淡黃白色、半透明、質柔、嚼之有黏性者為佳。置於通風乾燥處儲存。

➤用法用量

煎服：4.5～9克。半夏雖有燥濕化痰之效，但有毒性。用明礬加工炮製的半夏稱為法半夏或製半夏，明礬又有燥濕的功效，加強半夏燥濕化痰的功力，且解半夏毒。

傳世名方

【主治】小兒驚風。
【配方】生半夏三克，皂角二克。
【制法】研為末。
【用法】吹少許入鼻。
——出自《仁齋直指方》

1
1
7
味
中
藥
對
症
速
查

冬蟲夏草

止喘化痰益肺腎

傳統中醫認為，冬蟲夏草性溫，味甘，入肺腎經，能益肺腎、止咳嗽、補虛損、益精氣。現代中醫認為，冬蟲夏草能治慢性咳喘、勞咳痰血、化痰止血、自汗盜汗、陽痿遺精、年老衰弱及腰膝酸痛等症，在提升人體免疫力以及抗癌方面具有其他藥物所無法替代的優勢。

性	溫	歸經	肺、腎
味	甘	毒性	小毒

使用禁忌

一般禁忌：冬蟲夏草性溫，陰虛火旺者忌用，易導致口乾、鼻乾。

病症禁忌：風寒風熱感冒、發燒等急症期間，不可用冬蟲夏草，會加重病症。

➤別名

中華蟲草、夏草冬蟲、蟲草等。

➤地道藥材

主產於四川、雲南、貴州、甘肅、青海、西藏等地。

➤挑選儲存

以蟲體色澤黃亮、豐滿肥大、斷面黃白色、菌座短小者為佳。宜加乾燥劑儲存，可與花椒共存能防蛀。

➤用法用量

煎服：單味文火慢煎，飲汁食渣，用量一般為5～10克。

傳世名方

【主治】病後虛損。

【配方】冬蟲夏草三至五枚，老雄鴨一隻。

【制法】鴨去肚雜，將鴨頭劈開，納藥於中，仍以線紮好。加醬油、酒，如常法蒸爛。

【用法】食之。

——出自《本草綱目拾遺》

平喘用法

冬蟲夏草有補肺益腎的功效，用於肺腎兩虛所致的氣短氣喘、咳嗽無力、久咳虛喘等症，以及腎陽不足所致的陽痿、遺精、腰膝酸軟等病症。

冬蟲夏草2克，烏龜1隻，鹽適量。烏龜處理乾淨、切塊，洗淨後，將龜甲、龜肉與冬蟲夏草一同放入砂鍋內，加水適量，用文火熬煮，最後加鹽，略煮即成。吃肉喝湯，連同冬蟲夏草一同服食。可益肺補腎，滋陰養血，緩解氣短氣喘、久咳虛喘等症。

功效延伸

止血化痰 用於肺腎兩虛所致的肺結核，表現為咳嗽、咯血、痰中帶血等。冬蟲夏草100克，烘乾研粉。每日2次，每次2克。可補肺益腎，止血化痰。

補腎填精 用於腎精虧虛所致的腰膝酸軟、陽痿、遺精、尿頻、不育不孕等病症。冬蟲夏草、枸杞子各30克，泡入1000毫升黃酒內，密封，浸泡1周。每次10～20毫升，每日2次。

蛤蚧 定喘補腎壯陽

蛤蚧有補益肺腎、定喘止嗽的作用，善治肺痿氣喘咳嗽和痰中帶血等症，對於肺腎兩虛、腎不納氣的虛喘特別有效，對治療肺結核病，也有一定功效。乾蛤蚧用微火焙乾，除去鱗片及頭足，切成小塊，為「蛤蚧塊」；用黃酒浸潤蛤蚧塊，烘乾，為「酒蛤蚧」。

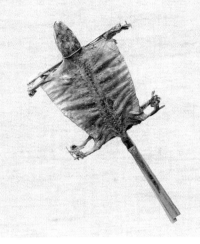

性	平	歸經	肝、肺
味	鹹	毒性	無

使用禁忌

一般禁忌：外感風寒喘嗽忌用；陰虛火旺者禁服。

> **別名**

蛤解、蛤蟹、仙蟾、蚧蛇、大壁虎。

> **道地藥材**

主產於廣西、雲南、貴州等地。

> **挑選儲存**

以體大、肥壯、尾全、不破碎者為佳。

置於陰涼乾燥處，防潮防曬。

> **用法用量**

煎服：配伍其他藥味一同煎服，一般用量3～6克。

研末：吞服或用溫開水送服，每日2～3次，每次1～2克。

平喘用法

蛤蚧可補肺止嗽，用於肺腎兩虛所致的氣短氣喘、咳嗽無力、虛勞咳喘、咯血等。蛤蚧1對，冰糖10克。蛤蚧烘乾，研末。取蛤蚧粉5克與冰糖一同放在盅內，加水適量，上籠蒸約1小時。每日1劑，連用1周。

蛤蚧1對，雞1隻（約500克），鹽、黃酒各適量。將蛤蚧與淨雞一同倒入鍋內，加適量水及黃酒，燒開後用文火煮2～3小時，調入鹽即成。

功效延伸

補腎益精 用於腎精虧虛所致的陽痿、遺精、腰膝酸軟、畏寒肢冷、尿頻、男子不育、女子宮冷不孕等病症。蛤蚧1對，白酒1000毫升。將蛤蚧去頭、足和鱗片，放入乾淨容器內，倒入白酒，密封，浸泡2個月。每次20～30毫升，空腹服，每日1次。可補肺益腎。

溫腎壯陽 用於腎陽虛所致的陽痿、早洩、遺精、勃起功能障礙等病症。蛤蚧1對，韭菜子60克。將上述2味焙脆，研粉，分成10小包。同房2小時前服用1包，用黃酒送服。

治療肺脾腎虛型慢性支氣管炎 蛤蚧粉2克，人參3克，糯米75克。先將糯米煮粥，待熟時加入蛤蚧粉、人參粉攪勻。每日1劑，早晚溫熱服食。

傳世名方

【主治】肺嗽，面浮，四肢浮。

【配方】蛤蚧一對（雌雄頭尾全者，洗淨，用酒和蜜塗炙熟），人參一株（紫團參）。

【制法】上二味，搗羅為末，熔蠟一百二十克，濾去渣，和藥末，作六餅子。

【用法】每服，空腹，用糯米作薄粥一盞，投藥一餅，趁熱，細細呷之。

——出自《聖濟總錄》

117味中藥對症速查

白果
平喘斂肺健脾

白果具有斂肺化痰定喘、止帶縮尿的功效。可以用於治療哮喘、肺熱燥咳、帶下、白濁、尿頻、遺尿等。白果所含的黃酮類、酚類、有機酸類、醇類等多種成分，能抑制結核桿菌的生長，同時對多種細菌及皮膚真菌有不同程度的抑制作用，可祛痰，對氣管平滑肌也有微弱的鬆弛作用。

| 性 | 平 | 歸經 | 肺、腎 |
| 味 | 甘、苦、澀 | 毒性 | 小毒 |

使用禁忌

服用禁忌：白果的有毒成分主要在果肉中，種仁也含有微量的白果酸和氫氰酸等有毒成分，所以禁止生食，每次食用量不宜過大。

平喘用法

白果可斂肺止咳，用於肺氣虛所致的哮喘、痰嗽、氣短、氣促等病症。

白果10克，粳米100克。將白果去殼取仁、去心搗碎，與淘洗乾淨的粳米同入鍋中，加水適量，煮成稠粥。日服1劑，分數次食用。有止咳平喘、固腎補肺的功效。

白果仁100克，山楂糕300克，白糖30克，蜂蜜50克，桂花醬5克。將山楂糕切成指甲大的菱形塊，整齊地擺在盤子周圍，白果仁燙水瀝淨水分。炒鍋上火，加水適量，下入白糖、桂花醬、蜂蜜。待熬至蜜汁狀時，下入白果仁，再熬至湯汁稠濃時，起鍋裝在山楂糕中間即成。當點心食用，可補肺平喘，固精止帶。

功效延伸

健脾、利濕、止帶 用於腎氣虛所致的白帶量多、遺精滑泄、淋病、小便頻數、小便清長等病症。白果仁10克，冬瓜子30克，蓮子15克，胡椒少量。將上藥洗淨，同入鍋，加水

▶別名

銀杏等。

▶道地藥材

主產於廣西、四川、河南、山東、湖北、遼寧等地。

▶挑選儲存

以個大均勻、種仁飽滿、殼色白黃者為佳。宜置於透氣涼爽的容器中，或用保鮮袋密封，放冰箱中。

▶用法用量

煎服：4.5～9克。

外用：搗敷。

葉 為末和麵做餅，煨熟食用，可治瀉痢。

傳世名方

【主治】赤白帶下，下元虛憊。
【配方】白果、蓮子（去皮、心）、糯米各五克、烏骨雞一隻。
【制法】白果、蓮子、糯米研為末，烏骨雞去腸盛藥煮爛。
【用法】空腹食之。
——出自《瀕湖集簡方》

2000毫升，武火煮沸，再用文火慢燉，至白果仁、蓮子爛熟時，加胡椒調味，即可起鍋。分2～3次服，每日1劑。可健脾利濕止帶。

海馬 平喘補腎活血

海馬具有補腎壯陽、調氣活血的功效，可以用於治療喘息短氣、腰膝酸軟、跌打損傷、腎虛陽痿、遺尿、遺精、宮寒不孕、血瘀作痛等。

性 溫		**歸經** 肝、腎	
味 甘、鹹		**毒性** 無	

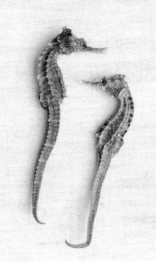

使用禁忌

一般禁忌：陰虛火旺者忌用；孕婦忌用。

病症禁忌：高血壓患者慎用。

➤別名

水馬、馬頭魚、龍落子。

➤道地藥材

主產於廣東、福建、臺灣等地，以廣東產量最大。

➤挑選儲存

以個大、色白、體完整者為佳。置於通風乾燥處儲存。

➤用法用量

煎服：3～9克。

外用：適量，研末敷患處。

利咽用法

海馬可補益腎陽，用於腎陽不足導致的虛喘，常與蛤蚧、當歸、人參、熟地黃等配伍，以增強藥力。

對於腎虛型哮喘，可取海馬5克，當歸10克。先將海馬搗碎，加當歸和水，共煎2次，每日分2次服用。

功效延伸

補腎壯陽 用於腎虛陽痿、宮冷不孕、精少不育、腰膝冷痛、遺精遺尿。可將海馬烘乾研成粉末，用純正的米酒浸泡1個月，每晚臨睡前飲1小杯。

治療腎陽虧虛型陽痿，取海馬5克，蛤蚧1對，蜂蜜適量。將蛤蚧去頭、足及鱗，與海馬一起曬乾或烘乾，研末。每次取適量，加蜂蜜調成稠飲即成。每日2次。

治療白帶增多 對腎虛所致的白帶增多，可用海馬1對，杜仲15克，黃耆30克，當歸12克，白果、白芷各10克，土茯苓30克，用水煎煮2次，合併藥汁後分2次服用。

對於腎陽虛弱，或因體虛所致的白帶增多，還可取海馬、枸杞子、魚鰾膠（溶化）各12克，大棗8枚。水煎。每日1劑，早晚2次分服。

補氣虛、陽虛 海馬10克，童子雞1隻，蝦仁100克，鹽、料酒、蔥段、薑片各適量。童子雞去毛及內臟，洗淨；蝦仁去殼、背線，洗淨。將童子雞放入蒸碗內，蝦仁放在雞周圍，加蔥段、薑片、料酒、鹽，入蒸鍋蒸熟，吃雞肉、蝦仁，飲湯。

📖 聽故事記中藥

海馬，是一種小型海洋動物，因頭部彎曲與體近直角而得名。古人描述「其首如馬，其身如蝦，其背傴」，有「南方人參」的美譽。海馬還被稱為魚類中的「鴛鴦」，有些地方有在新房中放海馬的習俗，據說能使夫妻恩愛，生產順利。

痔瘡

槐花 涼血活血瀉肝火

槐花苦寒泄熱，有清熱涼血止血的作用，可治痔瘡肛漏出血和大便下血，並且能治療大腸有熱的痢疾。此外，還有殺蛔蟲的功效。

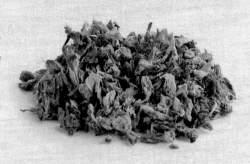

性	涼	歸經	肝、大腸
味	苦	毒性	無

使用禁忌

一般禁忌：槐花易傷胃腸，脾胃虛寒、陰虛發熱而無實火者忌用；過敏體質者慎食；消化系統不良者，尤其是中老年人不宜過量食用。

病症禁忌：由於槐花較甜，含糖量高，糖尿病人不宜多吃。

去痔用法

槐花能涼血止血，與豬大腸燉食，可用於治療痔瘡便血、肛門墜痛等症狀。與絲瓜燉食，可用於治療瀉痢便血、腹痛。

取槐花、炒荊芥等份，煎水飲。用槐花涼血止血，以炒荊芥增強止血功能。用於便血、痔瘡出血。

功效延伸

治療失音 槐花適量，鍋中快炒，每次取3～5粒放口中嚼食，每日5～10克，可改善失聲症狀。

平肝降壓 槐花還有收縮血管，止血等功效。用開水浸泡晾乾的槐花，每日喝數次，可以預防血壓升高，再加適量菊花一同泡茶，還可平肝降壓。

消腫止痛 取槐花50～100克。加水1500毫升煎汁，用棉花沾藥汁洗患處，每日洗2～3

➢別名

槐蕊、槐米、笨槐花。

➢道地藥材

主產於河北、山東、河南、江蘇、廣東、廣西、遼寧等地。

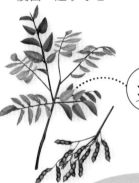

➢挑選儲存

以花蕾足壯、花萼色綠而厚、無枝梗者為佳。置於通風乾燥處儲存。

➢用法用量

煎服：6～15克。止血多炒炭用，清熱瀉火宜生用。

外用：適量。

鮮葉置沸水中洗淨，搗泥，用溫水洗淨患部，敷槐葉泥，外以紗布包紮，每日更換1次，可治慢性濕疹。

傳世名方

【主治】臟毒、酒病、便血。

【配方】槐花三十克（一半炒，一半生）、山梔子三十克（去皮，炒）。

【制法】上為末。

【用法】每服六克，新汲水（剛打的井水）調下，食前服。

——出自《經驗良方》

次。同時，搗碎藥渣，敷於患處，用藥1～2日，即可消腫。

魚腥草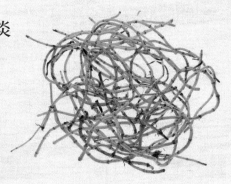
去痔解毒消炎

　　魚腥草內服為治痰熱壅肺、咳吐膿血的肺癰要藥；外用煎湯熏洗，治痔瘡腫痛有效。此外，還可用於癰腫疔瘡，有消腫解毒的功效。

性	寒	**歸經**	肺
味	辛	**毒性**	毒

使用禁忌

一般禁忌：魚腥草屬於寒涼藥材，虛寒體質忌用。月經期間停用。

病症禁忌：大便溏瀉忌用。

去痔用法

　　鮮魚腥草適量，洗淨，切碎，煎水，熏洗肛門。也可用鮮魚腥草300～400克洗淨放入鍋中，加水至2000毫升。適度煎煮，取溫汁坐浴15分鐘。一般坐浴2～3次即可奏效。本法適用於內外痔出血。

功效延伸

　　清熱解毒、利濕祛痰　魚腥草可單獨加佐料涼拌，也可與其他蔬菜同拌，比如魚腥草拌萵筍，有清熱解毒、利濕祛痰的功效。用於化痰止咳，也可將魚腥草、桔梗和甘草一起煮水喝。

　　抗菌消炎　魚腥草常與金銀花同用，抗菌消炎作用顯著，與紫蘇葉和綠豆同用，可加強其清熱解毒的功效。魚腥草搭配食材，可與梨、母雞或豬肺同食，有消炎解毒、滋陰潤肺的功效。

　　治療肺癆、咳嗽、盜汗　鮮魚腥草120克，豬肚1個。二者分別洗淨，將鮮魚腥草放於豬肚中，紮好，以文火燉湯，服食。

> **別名**

折耳根、側耳根、九節蓮。

> **道地藥材**

主產於浙江、江蘇、湖北等地。

> **挑選儲存**

以淡紅褐色、莖葉完整、無泥土等雜質者為佳。置於通風乾燥處儲存。

> **用法用量**

煎服：9～15克。

外用：適量搗敷或煎湯熏洗患處。

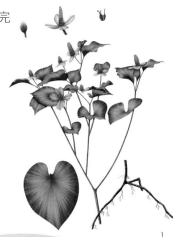

夏、秋採收，帶根全草入藥。

傳世名方

【主治】痔瘡。

【配方】魚腥草適量。

【制法】煎湯。

【用法】點水酒服，連進三服。其渣熏洗，有膿者清，無膿者自消。

——出自《滇南本草》

155

龍眼肉

補血安神健脾

龍眼肉含有蛋白質、碳水化合物、有機酸、膳食纖維等多種維生素及礦物質，有補血安神、健腦益智、補養心脾的功效，其所含的鐵、鉀等元素，能促進血紅蛋白再生以治療因貧血造成的心慌、失眠、健忘。

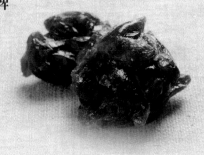

性	溫	歸經	心、脾
味	甘	毒性	無

使用禁忌

一般禁忌：脾胃有痰火及濕滯停飲、消化不良、噁心嘔吐者忌服；孕婦忌服；小兒、糖尿病患者不宜多服。

服用禁忌：切不可吃未熟透的龍眼，易引起哮喘病。

➢別名

桂圓肉、圓眼、益智、蜜脾、驪珠、龍目、川彈子、亞荔枝等。

➢道地藥材

主產於福建、廣東、廣西、四川等省。

➢挑選儲存

以殼薄而平滑，肉質瑩白，味香甜，核黑小為佳。宜密封放在室內陰涼、乾燥處或冰箱中。

➢用法用量

煎服：一般用量10～25克，大劑量30～60克。

生用：直接嚼服，以乾品6克為宜。

➢本草成分

龍眼肉富含高醣類、蛋白質等，能抑制衰老；其所含的維生素P有保護血管、防止血管硬化和脆性的作用。此外，龍眼肉還有抗腫瘤的作用。

傳世名方

【主治】脾胃虛，精神乏。

【配方】龍眼肉、燒酒。

【制法】龍眼肉不拘多少，上好燒酒內浸百日。

【用法】常飲數杯。

——出自《萬氏家抄方》

補血用法

用於心血虧虛所致的心悸怔忡、健忘失眠、頭暈目眩、神經衰弱、食慾缺乏等。鮮龍眼肉500克，米酒3000毫升。將龍眼肉去核，浸入米酒內，10日後可飲用，龍眼肉可食。早晚各20克（1小盅）。可補氣養血，寧心安神。

花生仁100克，鮮龍眼肉50克，大棗5枚，一同入鍋，加水適量煮湯，入適量白糖調味。食花生仁、龍眼肉、大棗，飲湯，每日1劑。可補氣養血，健腦益智，主治由氣血不足所致的腦力下降等。

功效延伸

養心安神，治療失眠 粳米60克，淘洗乾淨，放入砂鍋內，加入適量水，投入龍眼肉15克，共同煮至粥熟即成。早晚餐食用。可養心安神，治療失眠。

龍眼肉、酸棗仁各10克，芡實12克，白糖適量。酸棗仁搗碎，用紗布袋裝。芡實加水500毫升，煮半小時後，加入龍眼肉和酸棗仁，再煮半小時。取出酸棗仁，加白糖，濾出汁液。不拘時飲，食龍眼肉及芡實。可養血安神，主治由勞傷心神引起的驚悸怔忡、失眠健忘、食少體倦、脫髮及頭髮早白等病症。

健脾止瀉，養心補虛 用於脾虛所致的倦怠乏力、面色萎黃、大便溏瀉等。龍眼肉30克，生薑10克同入砂鍋，加水500毫升，武火煮沸後改文火煎20分鐘。上、下午分服，空腹溫服，每日1劑，可健脾止瀉。

鮮龍眼250克，去皮去核，沖洗乾淨。炒鍋上火，加水、冰糖適量，用武火煮沸後，撇去浮沫，加入龍眼肉，用文火燉約20分鐘即成，佐餐食用，可補脾養心。

養陰潤肺 龍眼肉、銀耳、枸杞子各15克，冰糖適量。銀耳用溫水泡發，洗淨去黑根，加水上鍋蒸熟。枸杞子洗淨蒸熟。龍眼肉切丁。水煮沸加冰糖，溶化後加龍眼肉、銀耳、枸杞子煮沸片刻即可。

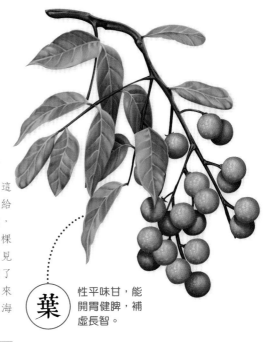

葉 性平味甘，能開胃健脾，補虛長智。

📖 **聽故事記中藥**

相傳哪吒打死了東海龍王的三太子，還挖了龍眼。這時，正好有個叫海子的窮孩子生病，哪吒便把龍眼給他吃了。海子吃了龍眼之後病好了，長成彪形大漢，活了一百多歲。海子死後，在他的墳上長出了一棵樹，樹上結滿了像龍眼一樣的果子。人們從來沒有見過這種果子，誰也不敢吃。有位勇敢的窮孩子先摘了這種果子吃。窮孩子吃了這種果子後，身體變得越來越強壯。從此人們就把這種果稱為「龍眼」，在東海邊家家都種植龍眼樹，人人皆食龍眼肉。

家庭簡單用法	
水煎	神經衰弱：龍眼肉、酸棗仁各10克，五味子5克，大棗10枚。水煎，代茶飲。
	妊娠水腫、產後水腫：龍眼肉30克，生薑5片，大棗15枚。水煎，代茶飲，每日1～2次。
煮粥	倦怠乏力、面色萎黃、心悸怔忡、健忘失眠：龍眼肉15克，蓮子15克，粳米100克。將粳米淘洗乾淨，與去心蓮子、龍眼肉同置鍋中，加水適量，武火煮沸，用文火燉煮成粥。日服1劑，分2次食用。可補血益氣。
燉湯	貧血、神經衰弱：鮮龍眼肉10克，蓮子、芡實等量，加水燉湯，睡前服用。
	失眠：龍眼肉15克，雞蛋1個，白糖適量。煮龍眼肉，出味後加雞蛋，熟後加白糖即可。
	心脾氣血兩虛所致的頭暈目眩、神經衰弱、食慾缺乏等：鮮龍眼肉250克，大棗50枚洗淨，放入鍋內，加水適量，置武火上燒沸，改用文火煮至七成熟時，加入適量薑汁和蜂蜜，攪勻，煮熟。起鍋待冷，裝入瓶內，封口即成。日服3次，每次吃龍眼肉、大棗各6～8枚。可健脾益胃，養心安神。
外用	水火燙傷：龍眼核研細末，用茶籽油調塗。

黨參

養血益氣補虛

黨參有養血和營、補中益氣、生津止渴的作用，常用於血虛萎黃、脾肺氣虛、聲音低微、懶言短氣、四肢無力以及食慾不佳等症。

性 平		**歸經** 脾、肺	
味 甘		**毒性** 無	

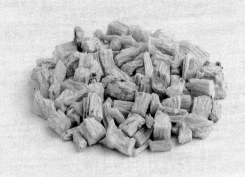

➤別名

上黨人參、防風黨參、黃參、獅頭參等。

➤道地藥材

主要產於陝西、甘肅等地。

➤挑選儲存

以根條肥大、粗實、皮緊、橫紋多、味甜者為佳。置於通風乾燥處儲存。

➤用法用量

煎服：9～30克，去渣取汁，每日1劑，分2次服。黨參生津止渴宜生用，健脾益氣宜炙用。

➤本草成分

黨參含有固醇、皂苷等成分，可促進機體造血功能，提高機體耐受力和免疫力，改善心功能，抗潰瘍和增強記憶、安眠等。

補血用法

黨參有生津養血之效，用於血虛津虧所致的面色萎黃、頭暈目眩、心慌胸悶、咽乾口渴等病症。黨參、當歸、白芍各10克，黃耆20克，熟地黃15克，大棗5枚，生薑適量。用水煎煮2次，合併藥汁，分為2份，早晚服用。

黨參10克，當歸5克，山藥30克，童子雞1隻。童子雞去毛、洗淨、切塊，沸水煮3～5分鐘，將雞塊取出，棄水不用。將雞塊、黨參、當歸、山藥連同適量水一起放鍋中，燉煮1～2小時後，放適量調料，吃肉喝湯。可益氣養血。

功效延伸

補脾肺之氣 黨參具有補脾肺之氣、生津養血的功效，特別適合老年人脾肺虛弱、心悸氣短、食慾不振、大便溏瀉等症。中老年氣虛，有食慾不佳、大便溏瀉等症狀者，每日服用黨參10克。將黨參洗淨後蒸1小時，冷卻後質地柔軟時切為薄片，每日早晚嚼服5克。也可用開水浸泡黨參片，當茶飲用，對消化不良、慢性胃炎、十二指腸潰瘍等有輔助治療效果。

滋陰補虛 大病或久病後身體虛弱，體倦乏力，食慾不佳，心悸氣短等症狀者，每日用黨參、枸杞子、龍眼肉各10克，山藥30克，大棗10枚，粳米100克，同煮成粥，每日晚飯時食用。有益氣養血、滋陰補虛的功效。

補氣血、降血壓 黨參20克，鮮貝、西芹各200克，薑末、鹽、蔥花、料酒各適量。把黨參洗淨，切2釐米長的段；西芹去葉，切1釐米長的段。油鍋燒熱，放入薑末、蔥

花爆香，隨即加入鮮貝、西芹、料酒、黨參、鹽，炒熟即成。

治前列腺增生 黨參、黃耆、當歸各10克，山藥15克，老母雞1隻，鹽適量。紗布包裹藥材塞入洗乾淨的母雞肚中，將母雞放入鍋中，最好用砂鍋，加水沒過雞身，大火煮開10分鐘，小火慢燉半小時，起鍋時加鹽調味。

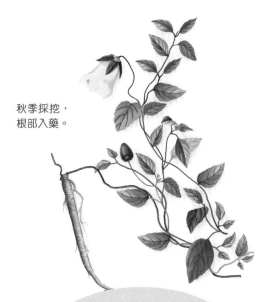

秋季採挖，
根部入藥。

鑑別用藥

人參、黨參

人參與黨參均具有補脾氣、補肺氣、益氣生津、益氣生血及扶正祛邪之功，均可用於脾氣虛、肺氣虛、津傷口渴、消渴、血虛及氣虛邪實之症。但黨參性平，味甘，作用緩和，藥力薄弱，古方用以主治以上輕症和慢性疾病患者，可加大黨參用量，而急症、重症仍以人參為宜。但黨參不具有人參益氣救脫之功，凡元氣虛脫證，應以人參急救虛脫，不能以黨參代替。此外，人參還長於益氣助陽，安神增智，而黨參的類似作用不明顯。但黨參兼有補血之功。

傳世名方

【主治】服寒涼峻劑，以致損傷脾胃，口舌生瘡。

【配方】黨參（焙）、黃耆（炙）各六克，茯苓三克，生甘草二克，白芍二克。

【制法】白水煎。

【用法】溫服。

——出自《喉科紫珍集》

家庭簡單用法

水煎	體虛自汗：黨參30克，生黃耆20克。同入砂鍋，加水500毫升，浸泡半小時，武火煮沸後改文火煮至藥液約50毫升，取汁。分3次服，1歲以內減半。可固表止汗。
	脫肛：黨參30克，升麻15克，炙甘草6克。同入砂鍋，加水1000毫升，浸泡半小時，武火煮沸後改文火煮30分鐘，去渣取汁。上、下午分服，每日1劑。可補氣升提。
	倦怠食少，胃痛：黨參10克，大棗10枚，陳皮6克。同入砂鍋加水適量，武火煮沸，改文火煎煮30分鐘。代茶飲，當日飲完。連服5～7日。可益氣和胃，理氣止痛。
煮粥	食慾不振、記憶力下降：黨參10克，粳米50克，冰糖適量。黨參用水煎後，取汁，加入粳米一同煮成稀粥，服食時加入冰糖即可。
點心	食少便溏，面色萎黃，水腫：黨參、山藥、白糖各30克，茯苓15克，蓮子、薏苡仁各20克，蜂蜜50克，炒糯米、炒粳米各500克。除白糖和蜂蜜外，其餘食材磨細粉，混合均勻，加入蜂蜜、白糖，加水和勻，蒸熟，切成條糕。當點心，隨意食用。可益氣補脾。

阿膠 養血滋陰潤肺燥

阿膠質黏滋潤，有補血、止血、滋陰潤肺的作用，可止虛勞咳嗽、吐血、咯血、便血，以及崩漏下血等症。陰血不足身體虛弱者服之亦效。

性	平	歸經	肝、肺、腎
味	甘	毒性	無

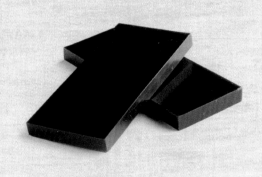

使用禁忌

一般禁忌：脾胃虛弱、食慾不振者慎服；體內有痰濕或嘔吐、泄瀉者忌服。
病症禁忌：感冒發熱等急症時不可食用。
服用禁忌：忌與白蘿蔔、濃茶同服，不能與其他中藥入湯劑煎煮。

傳世名方

【主治】肺損動母胎，去血腹痛。
【配方】阿膠（炙）、艾葉各六十克。
【制法】上二味，以水一千毫升，煮取五百毫升。
【用法】每日三服。
——出自《小品方》

> ### 別名
> 驢皮膠等。
>
> ### 道地藥材
> 主產於山東、浙江、北京、天津等地。
>
> ### 挑選儲存
> 以色烏黑、光亮、透明、無腥臭氣、經夏不軟者為佳。儲存時可放石灰、氧化鈣等乾燥劑，密閉儲存。

> ### 用法用量
> 烊化：5～15克，打碎入煎沸的湯劑中，溶化後服。滋陰補血多生用，清肺化痰用蛤粉炒，止血則用蒲黃炒。
>
> ### 本草成分
> 阿膠含有多種氨基酸及微量元素，為常用補血藥，能增強造血系統及免疫系統的功能，還有抗骨質疏鬆、抗衰老等作用。

補血用法

阿膠為補血佳品，尤為適宜出血、血虛證者，常用於治療由血虛或陰虛引起的眩暈、心煩、失眠、咳嗽、心悸等病症。可用阿膠5～10克，打碎，大棗5枚，紅糖適量，放入碗中，加水適量，隔水蒸半小時服用，有較好的滋陰養血的功效。

家庭可自製阿膠膏，方便隨時取用。用阿膠250克，打碎，放入大碗中，加入黃酒50毫升，紅糖50克，水200毫升，冰糖200克，隔水蒸半小時，拌匀，冷卻後成軟糖樣，切塊冷藏，每日早晚空腹服用。

功效延伸

滋陰補虛潤燥 用於陰虛所致的午後低熱、咽乾口燥、咳嗽少痰、痰中帶血絲等，可單味炒黃為末服。用於肺陰虛燥咳，阿膠50克，金絲棗250克。金絲棗洗淨烘乾備用。阿膠洗淨放入鍋中，加入200毫升水，文火烊化，煎熬成約100毫升阿膠漿，倒入金絲棗攪拌均匀（儘量使每粒金絲棗表面裹

上阿膠漿），將金絲棗放入瓷碗中，放於沸水鍋上隔水蒸30分鐘，取出放涼即成。每日1次，每次10枚。可補血止血，益氣滋陰。

清肺化痰 用於肺熱所致的咽乾口燥、咳嗽少痰、痰黏難咳、痰中帶血絲等。阿膠100克，蛤粉10克。先將蛤粉置鍋內加熱，至輕鬆時放入切好的小塊阿膠，炒至鼓起成圓珠狀，呈黃白色，立即取出，篩去蛤粉，放涼。每日1次，每次10克。可清肺化痰。

阿膠15克，梨1個，白糖30～50克。將阿膠、梨、白糖同放燉盅內，加水半碗，隔水燉1小時。每日2次，吃梨飲湯。清肺止咳，補血養顏。

滋補肝腎 阿膠、銀耳各5克。將銀耳水發洗淨，與打碎的阿膠同放碗中，隔水蒸約3小時，可加冰糖適量調味。

治咳嗽 治療體虛型咳嗽，可用阿膠、貝母、杏仁各10克，生曬參、百部、五味子、炙甘草各5克。除阿膠外，其餘藥用水煎2次，合併藥汁，阿膠打碎，分為2份，用熱藥汁溶化，早晚服用。

治療燥火型咳嗽，可用阿膠、桑葉、麥冬、杏仁各10克。除阿膠外，其餘藥用水煎2次，合併藥汁，阿膠打碎，分為2份，用熱藥汁溶化，早晚服用。

治便秘 阿膠10克，打碎，放入碗中，用開水溶化，加入蜂蜜20克，當茶飲，有滋陰養血、潤燥通便的功效。

助安眠 阿膠15克，酸棗仁5克。酸棗仁煎水一小碗，加入溶化的阿膠，攪勻，臨睡前一次服完。

家庭簡單用法	
水煎	胎動不安，腰腹疼痛：阿膠、當歸身、桑寄生各20克。上述諸藥搗成粗末，加水500毫升，武火煮沸後改文火煎，取汁200毫升。上、下午分服，空腹溫服，每日1劑。可補血安胎。 心火熾盛所致的心煩失眠、口舌生瘡、小便赤等症：阿膠15克，黃連6克，黃芩、芍藥各10克，雞蛋1個。先將黃連、黃芩、芍藥放入鍋中，加水濃煎取汁，再加入阿膠烊化，稍冷後放入生雞蛋黃攪勻即成。佐餐食用。可清心降火，除煩安神。
沖服	血虛頭暈：阿膠6克，紅茶3克。先將阿膠蒸化，紅茶放入茶壺中，用沸水沖泡3分鐘，濾去茶渣，將茶湯倒入蒸化的阿膠中攪勻，趁溫飲服。每週2次。適用於血虛頭暈、面色萎黃者。
煮粥	調經安胎：阿膠（烊化）、桑白皮各15克，糯米100克，紅糖8克。桑白皮水煎2次，合併藥汁；糯米淘淨倒入鍋內，加水適量，煮10分鐘後倒入藥汁、阿膠，待粥熟入紅糖。每日1劑，分早晚2次溫熱服食。
調羹	慢性支氣管炎：阿膠50克，馬鈴薯粉150克，白糖適量。將阿膠洗淨，放入鍋內，加入熱水浸泡2小時，然後用武火煮沸，再改用文火煮約20分鐘，加入白糖，攪拌均勻，調入馬鈴薯粉即成。上、下午分食，可清肺止咳，補血養顏。
飲品	補血養顏：阿膠適量，剁塊，文火將阿膠與適量紅糖煮溶化，邊煮邊攪。雞蛋3個，打成蛋液。將蛋液加入放涼的阿膠糖液中，拌勻，倒入燉盅，蓋上蓋子，上鍋武火煮10分鐘，文火煮20分鐘即可。

黃耆 補氣血健脾胃

黃耆素以補氣著稱，為代表性補氣藥物之一，是一種常用的中藥材。人體各種功能無不依賴氣的活動，氣虛則諸症起，故黃耆雖為補氣藥，但氣、血、陰、陽兼而有之。

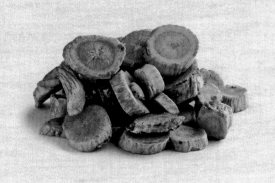

性	微溫	歸經	脾、肺
味	甘	毒性	無

使用禁忌

一般禁忌：表虛邪盛、陰虛火旺、食慾不振、陰虛陽亢者忌用；孕婦不宜長期大量應用。

病症禁忌：有外感所致的發熱、感冒等急症者忌用；患肺結核病，有發熱、口乾唇燥、咯血等症狀者，不宜單獨服用黃耆。

食用禁忌：白蘿蔔行氣，而黃耆補氣，二者不宜同食。

➤別名
黃耆、棉芪、獨椹、蜀脂、百本、百藥棉等。

➤道地藥材
主產於內蒙古、山西、黑龍江等地。

➤挑選儲存
以根條粗長、皺紋少、質堅而綿、粉性足、味甜者為佳。置於陰涼乾燥處。

➤用法用量
煎服：一般用量9～30克。

➤本草成分
黃耆主要含有苷類、多醣、氨基酸及微量元素等，能促使細胞生長旺盛、延長壽命，有抑菌、抑病毒、抗病毒感染的作用。

補血用法

黃耆能補氣生血，治血虛證常與補血藥配伍，如當歸等。對脾虛不能統血所致失血症，黃耆亦可補氣以攝血，常與人參、白朮同用。

中老年人貧血所致的身體虛弱、面色蒼白，可用炙黃耆30克，當歸5克，大棗10枚，豬肝100克。將豬肝洗淨切片，放入3味中藥，加水適量，燉煮1小時，加適量調料，吃肉喝湯，有益氣養血的功效。

功效延伸

健脾補中 用於脾氣虛所致的倦怠乏力、食慾缺乏、食少便溏等症。本品甘溫，善入脾胃，為補中益氣要藥。黃耆泡水飲用，可治身體困倦無力、氣短。如果老師易體乏倦怠，可在講課前喝幾口黃耆水，可以精力倍增，講話如洪鐘。

防治感冒 黃耆15克，大棗10枚，水煎當茶飲，連服2～4周，可有效防治感冒，並明顯降低慢性支氣管炎、支氣管哮喘及過敏性鼻炎的發病率。

治氣虛自汗 脾肺氣虛之人往往衛氣不固，表虛自汗。黃耆能補脾肺之氣，益衛固表，常與牡蠣、麻黃根等止汗之品同用。黃耆30克，麻黃根9克，牡蠣24克，浮小麥

18克。水煎。去渣取汁，分3次服，連服數劑。可治療自汗、盜汗。

提高免疫力 如果是中老年人體虛導致的免疫力低下、多汗、易患感冒，可用黃耆10～20克，水煎2次，每次煮沸30分鐘，當茶飲。也可用黃耆20克，白朮10克，防風5克，水煎2次後分早中晚服用。

鑒別用藥

人參、黨參、黃耆

三藥皆具有補氣生津、補氣生血之功效，且常相須為用，能相互增強療效。但人參作用較強，被譽為「補氣第一要藥」，並具有益氣救脫、安神增智、補氣助陽之功。黨參補氣之力較為平和，專於補益脾肺之氣，兼能補血。黃耆補益元氣之力不及人參，但長於補氣升陽、益衛固表、托瘡生肌、利水退腫，尤宜於脾虛氣陷、表虛自汗等症。

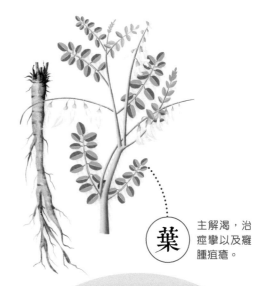

葉　主解渴，治痙攣以及癰腫疽瘡。

傳世名方

【主治】肺癰（肺膿腫）得吐。

【配方】黃耆一百克。

【制法】為末。

【用法】每服十克，水一盞，煎至六分，溫服，日服三到四次。

——出自《太平聖惠方》

家庭簡單用法

水煎	肺衛不固，易於外感：黃耆15克，防風6克，炙甘草2克。將上述諸藥浸泡半小時，同入砂鍋加水適量，武火煮沸，改文火煎煮40分鐘。分多次飲用，當日飲完。有益氣固表，增強免疫力的功效。
煮粥	滋養腸胃：炙黃耆30克，山藥20克，蓮子、芡實各10克，粳米100克。炙黃耆水煎40分鐘後取出，用藥汁煮其餘藥材和粳米，煮成粥。分早、中、晚食用。
	黃耆、熟地黃各30克，母雞1隻，粳米100克。將母雞去羽毛及內臟，洗淨，與黃耆、熟地黃共煮，煮至極熟，去藥渣，去雞骨，取汁及肉和粳米煮成粥，放入調料調味即成。當早餐，隨意食用。可大補氣血，增強免疫力，主治氣血虧虛，食少神疲。
煮飯	肺氣虛弱、咳喘日久、表虛自汗：黃耆10克，白朮8克，防風6克，粳米200克，白糖30克。將黃耆、白朮、防風3味藥用冷水浸泡30分鐘，入砂鍋加水適量，煎煮30分鐘，去渣取汁，加入淘淨的粳米和白糖入鍋，煮熟成飯。當主食，隨意食用。有益氣固表、預防感冒、增強免疫力的功效。
燉湯	增進食慾：炙黃耆30克，黨參10克，豬肚250克，鹽適量。將豬肚洗淨切塊，放入藥材，加水適量，燉1～2小時，加鹽調味，吃豬肚，喝湯。有益氣、健脾、養胃的功效。

月經不調

當歸 調經補血潤腸

當歸有逐瘀血、生新血、調經脈、止疼痛的功用，所以常用於婦女月經不調、痛經、閉經以及癥瘕腫痛、跌打損傷等症。

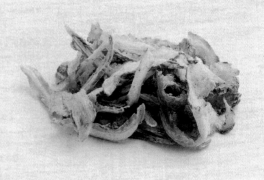

性	溫	歸經	肝、心、脾
味	甘、辛	毒性	無

使用禁忌

一般禁忌：熱盛出血患者禁服；濕盛中滿及大便溏瀉者慎服。

➤**別名**

秦歸、乾歸、馬尾歸、雲歸、西當歸。

➤**道地藥材**

主產於甘肅、雲南、四川、陝西等地，其中甘肅岷縣的當歸品質最佳。

➤**挑選儲存**

以主根粗長、油潤，外皮顏色黃棕，斷面顏色黃白，氣味濃郁者為佳。儲存時最好保持乾燥、涼爽，不宜久存。

➤**用法用量**

煎服：配伍其他藥味一同煎服，一般用量為5～15克。

➤**本草成分**

當歸含有內酯類、有機酸等成分，有促進造血、增強心臟功能、調節血脂、增強免疫力、保護肝臟和抗輻射的作用。

傳世名方

【主治】血虛陽浮發熱證。
【配方】當歸六克，黃耆三十克。
【製法】水煎。
【用法】服之。
——出自《內外傷辨惑論》

調經用法

當歸可調經止痛，用於血虛或血瘀所致的月經不調、經閉痛經、虛寒腹痛等，亦可用於風濕痹痛、跌打損傷、癥瘕瘡瘍等病症。當歸、延胡索各100克，共研為細末，每取20克，加生薑6克，加水500毫升，武火煮沸後改文火煎，取汁200毫升。上、下午分服，經前或經行時服用，趁熱溫服。可補血調經。

當歸10克，龍眼肉20克，大棗10枚，粳米100克，紅糖適量。共煮成粥，早晚食用。可養血安神。

功效延伸

補血活血 用於血虛所致的面色萎黃、眩暈心悸、失眠健忘、倦怠乏力等；亦治療血虛瘀滯證，症見手足麻木、拘攣震顫、四肢無力等。當歸、白芍各10克，熟地黃15克，川芎5克，加水共煎煮，對貧血所致的面色蒼白、倦怠乏力、頭暈目眩、視物昏花有顯著改善作用。

當歸6克，山楂10克，大棗5枚，白糖5克。當歸洗淨切段，山楂去核洗淨切片，大棗洗淨去核。將當歸段、山楂片、大棗、白糖放鍋內，加水250毫升，武火煮沸，文火煮15分鐘即可。可補血助消化。

潤腸通便 當歸質地滋潤，常用於血虛所致的腸燥便秘，久病體弱、產後血虛所致的大便秘結，症見大便排出無力伴有面色少華、倦怠乏力、失眠健忘等。當歸、白芷各等份，研為末，每次6克，用米湯送服。

當歸、首烏、肉蓯蓉各10克，生地黃15克，蜂蜜適量。將上述藥煎煮2次，每次半小時，當茶飲，有滋陰養血、潤腸通便的功效。

治療貧血症 治療各種貧血症，當歸為首選。當歸、白芍各10克，熟地黃15克，川芎5克。4味藥共煎煮，所得的湯劑稱為「四物湯」，是中醫用於補血調經的主要方劑，

對貧血所致的面色蒼白，倦怠乏力，頭暈目眩，視物昏花有顯著改善作用。也可用當歸、熟地黃各10克，大棗10枚，牛肉250克，燉煮1～2小時，吃肉喝湯。

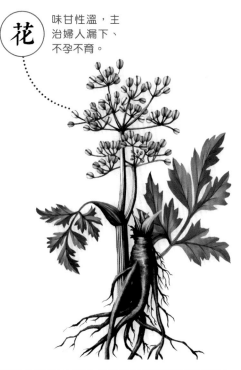

花 味甘性溫，主治婦人漏下、不孕不育。

📖 **聽故事記中藥**

相傳，有個新婚青年上山採藥，對妻子說三年回來，誰知一去三年仍不見回來。妻子因思念丈夫而憂鬱悲傷，得了氣血虧損的婦女病，後來只好改嫁。誰知後來她的丈夫又回來了。妻子對丈夫哭訴道：「三年當歸你不歸，片紙隻字也不回，如今我已錯嫁人，心如刀割真悔恨。」丈夫也懊悔自己沒有按時回來，送把採集的草藥根拿去給妻子治病，竟然治好了她的婦女病。「當歸不歸，嬌妻改嫁」的悲劇著實讓人歎息不已。

家庭簡單用法

水煎	胎動不安：當歸、澤瀉各10克，白芍20克，茯苓12克，白朮15克，苧麻根30克。上述諸藥同入砂鍋，加水500毫升，武火煮沸後改文火，取汁200毫升，二煎加水300毫升，取汁200毫升，2次藥汁混合。上、下午分服，每日1劑。可健脾安胎。
	老年性皮膚瘙癢：當歸、白芍、地膚子各10克，生地黃15克，防風6克，甘草5克，用水煎2次，每日早晚服用。有養血潤燥、祛風止癢的功效，瘙癢症狀可大為改善。
燉湯	失眠健忘、倦怠乏力、腰膝酸軟、耳聾耳鳴、水腫等：當歸30克，牛尾巴1條，鹽適量。將牛尾巴去毛洗淨，切成數段，與當歸共同放入砂鍋中，加適量水，武火煮沸後改文火煎湯，最後加鹽，略煮即成。佐餐食用，飲湯吃牛尾巴。可補血益腎，強筋壯骨。
	畏寒肢冷、面色蒼白：當歸10克，羊肉150克，生薑、蔥、鹽各適量。羊肉洗淨，切塊；當歸水煎成藥汁，去渣取汁。用當歸汁煮羊肉，放入生薑、蔥、鹽，煮熟爛食用。

熟地黃 調經養血補虛

熟地黃甘潤滋補，是滋腎補血、補益精髓的首選藥。善治陰血虧虛導致的月經不調、血虛萎黃、心悸等證，以及腎虛精虧引起的腰膝軟弱、頭昏目眩、盜汗遺精等症；並能治療精血不足引起的鬚髮早白。

性 微溫	**歸經** 肝、腎
味 甘	**毒性** 無

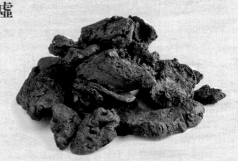

使用禁忌

一般禁忌：氣血虛弱的孕婦忌用。

病症禁忌：氣滯多痰，腹部脹痛，食慾不佳，大便溏瀉的人不宜服用。長期大量服用熟地黃易引起水腫，應及時調整用量，遵從中醫師的囑咐。

服用禁忌：熟地黃忌與豬血、蘿蔔、蒜同食。

➢別名

地髓、熟地。

➢道地藥材

主產於河南、浙江、內蒙古、山西等省，其中以河南懷慶地區的地黃品質最佳，為「四大懷藥」之一。

➢挑選儲存

以塊根肥大、色黑如漆、質柔軟、味甜、無黴蛀者為佳。置於通風乾燥處儲存。

➢用法用量

煎服：10～30克。

➢本草成分

熟地黃含有谷固醇、甘露醇等成分，具有促進造血、降血壓、調節血脂、抗腫瘤的作用。

調經用法

熟地黃甘溫質潤，補陰益精以生血，是養血補虛的要藥。常與當歸、白芍、川芎同用，可治療月經不調、崩中漏下及血虛萎黃、眩暈、心悸、失眠等。若心血虛、心悸怔忡，可與遠志、酸棗仁等安神藥同用；若崩漏下血而致血虛血寒、少腹冷痛者，可與阿膠、艾葉等補血止血、溫經散寒藥同用。

治療血虛型月經不調，熟地黃20克，當歸、白芍各10克，川芎5克。水煎當茶飲，對緩解月經不調有一定效果。

功效延伸

身體虛弱 老年人身體虛弱，倦怠乏力，食慾不振，鬚髮早白。可用熟地黃10克，人參、茯苓各5克，蜂蜜適量。將前3味藥用水煎煮，加蜂蜜調味。

治療老年精血不足 如果老年人因精血不足，導致視物昏花、失眠健忘等症狀。可用熟地黃20克，製何首烏、枸杞子各15克，鹿角膠5克。將熟地黃、制何首烏和枸杞子用水

傳世名方

【主治】婦人經病，月事不調。

【配方】熟地黃（切，焙）。當歸（去苗，切，焙）各等分。

【制法】為細末後，煉蜜和丸，如梧桐子大。

【用法】每服二、三十粒，食前白湯下。

—— 出自《雞峰普濟方》

煎煮2次，藥汁合併，分早晚2次服用。將鹿角膠分為2份，搗碎，用熱藥汁溶化後服用。

預防食道癌和胃癌 以熟地黃為主的中成藥六味地黃丸，可預防食道癌和胃癌，抑制食管上皮增生。

鑒別用藥

鮮地黃、生地黃、熟地黃

地黃始見於《神農本草經》，臨床使用有鮮、生、熟三種。三者均有養陰生津之功，而治陰虛津虧諸證。鮮地黃甘苦大寒，滋陰之力雖弱，但長於清熱涼血、瀉火除煩，多用於血熱邪盛、陰虛津虧證。生（乾）地黃甘寒質潤，涼血之力稍遜，但長於養心腎之陰，故血熱陰傷及陰虛發熱者宜之。熟地黃性溫味甘，入肝腎而功專養血滋陰，填精益髓，凡真陰不足，精髓虧虛者，皆可用之。

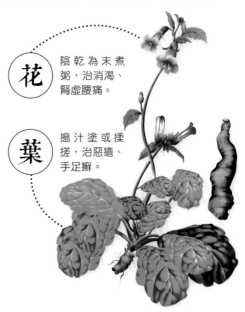

花 陰乾為末煮粥，治消渴、腎虛腰痛。

葉 搗汁塗或揉搓，治惡瘡、手足癬。

📖 **聽故事記中藥**

河南禹州熟地黃始於藥王孫思邈。九蒸九曬熟地黃炮製工藝極為獨特，並且品質上乘，曾經名傳海內外。新中國成立前，禹州熟地黃有名的大概有三個品牌，「趙隆太熟地黃」、「杏林春熟地黃」、「天興堂熟地黃」，都用的是九蒸九曬工藝，其中歷史最長、最有名的當屬趙隆太中藥堂生產的「趙隆太熟地黃」。因在德國柏林「萬國博覽會」上參展，被列為清宮貢品。中國國內行家都稱為「隆熟地」，東南亞人到禹州，只有買幾斤「隆熟地」才敢說到過禹州。

家庭簡單用法

水煎	氣陰兩虛型糖尿病：生地黃、熟地黃各15克，五味子5克，西洋參10克。用水煎煮，當茶飲，有滋陰補腎，生津止渴的功效。
	糖尿病併發腎病：生地黃、熟地黃各10克，黃耆30克。用水煎煮，當茶飲，有益氣滋陰的功效。
	頭暈：熟地黃20克，山茱萸10克，紅糖適量。將熟地黃和山茱萸水煎1小時，加紅糖調味，當茶飲，有滋補肝腎、養陰補血的功效。
煮粥	補血益氣：熟地黃10克，黑米100克，生薑2片。黑米淘淨，加水煮粥。另取砂鍋，熟地黃煎後取汁，等黑米粥煮成時，加入地黃汁和生薑2片，粥沸即可食用。
泡酒	滋陰養血：熟地黃60克，洗淨，泡入500毫升白酒中。用不透氣的塑膠皮封嚴口，浸泡7日後飲用。
燉湯	益氣養陰：枸杞子30克，熟地黃15克，黃耆10克，紮入布包。甲魚宰殺後去甲殼、頭、爪，洗淨切塊，放砂鍋內，加水和藥包，武火煮沸，文火煮至甲魚熟透，去藥包，加鹽調味即可。

白芍 調經健脾平肝陽

白芍有平抑肝陽，補血柔肝，緩急止痛之效，可用於陰虛血虧而肝陽偏旺所引起的月經不調、胸脅脘腹疼痛、四肢拘攣疼痛等。

性	涼	歸經	肝、脾
味	苦、酸	毒性	無

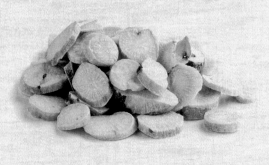

使用禁忌

一般禁忌：白芍性涼，抑制陽氣，陽衰虛寒的人不可單獨服用。

病症禁忌：虛寒性腹痛泄瀉者忌食；小兒出麻疹期間忌食。

服用禁忌：反藜蘆，二者不可搭配應用。

➤別名

白芍藥、金芍藥、可離、將離。

➤道地藥材

主產於浙江、安徽、山東等地。

➤挑選儲存

以根粗長勻直、皮色光潔、質堅實、斷面粉白色、粉性大、無白心或裂隙者為佳。儲存時應經常檢查翻曬，防止受潮和蟲蛀，翻曬時忌烈日。

➤用法用量

煎服：配伍其他藥一同煎服，一般用量為10～15克。

➤本草成分

白芍含白芍總苷，有擴張血管、增加器官血流量的作用，還有鎮痛、抗炎、抗潰瘍、增強細胞等等的作用。

傳世名方

【主治】腳氣腫痛。
【配方】白芍藥一百八十克，甘草三十克。
【制法】共研為末。
【用法】白開水點服。
——出自《歲時廣記》

調經用法

女性月經不調，可用白芍10克，當歸、熟地黃各15克，川芎8克，水煎服。若痛經可加香附12克，延胡索10克；兼有氣虛者，可加入黨參、黃耆各18克；若血虛有寒者，則加入肉桂粉4克，炮製薑4片；若出現崩漏，則加入茜草根8克，艾葉、阿膠各10克，水煎服用。

白芍60克，乾薑24克。共研為細末，分成8包，月經來時，每日服1包，黃酒為引，連服3周。可治療痛經。

功效延伸

平肝養陰 老年人高血壓，伴有頭痛目脹，頭暈目眩，煩躁易怒，失眠多夢，可用白芍、牛膝、決明子各10克，牡蠣30克，先將牡蠣打碎，煎煮半小時，再放入其他藥材煎2次，每次半小時，合併藥汁，分早中晚服用，有平肝養陰的功效。

白芍10克，靈芝20克，洗淨潤透，切片，豬瘦肉300克，洗淨切塊。同入燉鍋內，加生薑、蔥段、鹽和適量水。燉鍋置武火上燒沸，再用文火燉煮約50分鐘至熟即成。可平抑肝陽。

補血養顏健脾 中老年人貧血，可用白芍10克，龍眼肉20克，大棗10枚，加水煎煮後

再加入紅糖適量調味，當茶飲，有養血健脾的功效。

女性貧血，氣色差，可取白芍15克，益母草30克，當歸10克，雞蛋2個。加適量水同煮，雞蛋煮熟後去殼，再煮數分鐘，吃蛋、喝湯，經前每日服1次，連服3～5日。有補血養顏的功效。

鑒別用藥

白芍、赤芍

在功效方面，白芍長於養血調經，斂陰止汗，平抑肝陽；赤芍則長於清熱涼血，活血散瘀，清瀉肝火。在應用方面，白芍主治血虛陰虧，肝陽偏亢諸症；赤芍主治血熱、血瘀、肝火所致諸症。

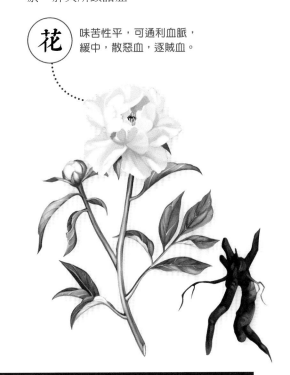

花　味苦性平，可通利血脈，緩中，散惡血，逐賊血。

家庭簡單用法

水煎	便秘：白芍40克，甘草15克，水煎服。每日1劑，分2次服用。 胃潰瘍：白芍20克，白朮、甘草各10克，大棗5枚。水煎2次，合併藥汁，分早中晚，飯前半小時服用，有健脾養血、緩急止痛的功效。 慢性肝炎（肝腎陰虛型）：白芍、金銀花各10克，柴胡、甘草各5克。水煎煮後飲用，有養血保肝的功效。 類風濕性關節炎：白芍30克，五加皮、甘草各10克。水煎當茶飲，有祛風除濕、養血止痛的功效。 改善睡眠：白芍10克，靈芝6克，酸棗仁15克，遠志9克，茯苓10克，蜂蜜適量。加水煎煮之後取汁，加入蜂蜜拌勻之後飲用。每日1劑，可連服7日，有補心血、安心神的功效。
燉湯	肝陽頭暈：白芍、枸杞子、薑片各10克，乳鴿300克，鹽、白糖、胡椒粉各適量。乳鴿斬塊汆水，白芍洗淨，淨鍋上火，加適量水、薑片、乳鴿、白芍、枸杞子，武火燒開，轉文火燉40分鐘，調入鹽、白糖、胡椒粉即可食用。
外用	祛斑美白（面膜）：白芍粉10克，以水調勻，均勻塗於面部。

大棗

調經補血安神

大棗具有補中益氣、養血安神、緩和藥性等功效。可用於氣血虛弱所致的月經不調；脾胃虛弱所致的氣短懶言、神疲體倦等；心脾氣血不足引起的失眠、健忘、驚悸、怔忡等。

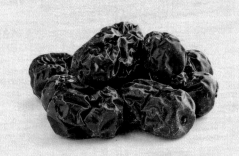

| 性 | 溫 | 歸經 | 脾、胃、心 |
| 味 | 甘 | 毒性 | 無 |

使用禁忌

一般禁忌：凡有濕痰、積滯、齒病、蟲病者，均不相宜。

服用禁忌：生吃應吐皮，因棗皮易滯留腸道不易排出；忌食用過多，否則會引起胃酸過多和腹脹；忌吃爛棗。

➤別名

紅棗、乾棗、美棗、良棗、大紅棗等。

➤道地藥材

主產於新疆、山西、河北、河南、山東、四川、貴州等地。

➤挑選儲存

以色紅、肉厚、核小、飽滿、味甜為佳。宜儲於陰涼、乾燥處。

➤用法用量

煎服：取一般用量10～30克，劈破煎服。

➤本草成分

大棗含有蛋白質、脂肪、碳水化合物、多種礦物質和維生素等，具有降血壓、降膽固醇、保肝護肝、抗腫瘤、延緩衰老、提高免疫力、抗過敏等作用。

傳世名方

【主治】反胃吐食。
【配方】大棗一枚（去核），斑蝥一枚（去頭翅）。
【制法】入內煨熟。
【用法】去蝥，空腹食之，白湯下。
——出自《本草綱目》

調經用法

大棗20枚，益母草、紅糖各10克，水煎服，每日2次。或者用大棗5枚，生薑2片，龍眼肉適量，同煮食，每日1次，連服數日。可治月經不調。

山楂50克，生薑15克，大棗15枚。用水煎服，分2次服，每日1劑。可活血化瘀，溫經止痛，行氣導滯。適用於痛經。

大棗也可用於氣血兩虛型閉經，症見頭暈目眩、心慌耳鳴、氣短懶言等。大棗20枚，米酒50克，紅糖15克。大棗洗淨，與米酒同入砂鍋，加適量水，用文火煨煮40分鐘，調入紅糖，拌和均勻即成。早晚分服，可補氣養血。

功效延伸

補脾和胃 用於脾胃虛弱所致的氣短懶言、神疲體倦、食慾缺乏、腹脹便溏等。大棗、粳米、糯米各50克。將大棗洗淨，用溫水浸泡30分鐘。粳米、糯米淘淨後入鍋，加水適量，先以武火煮沸，加入大棗及浸泡液汁，改以文火煨煮至米爛湯稠即成。當食粥，早晚分服。

益氣生津 用於氣津虧虛所致的氣短聲低、乾咳少痰等。去核大棗50枚，生地黃250克，阿膠、炙甘草各150克，分別焙乾、

研末。將4種藥末混合，每次取20克，加水600毫升，煎至400毫升，去渣取汁。溫服，每日2次。

補氣養血，護膚益顏 大棗200克，豬肘500克，冰糖30克，蔥段、薑片、鹽、料酒、醬油各適量。大棗洗淨，將豬肘除盡殘毛，刮洗乾淨，在開水鍋內汆一下，除去血水。取冰糖入鍋，用文火炒成深黃色糖汁。砂鍋中放入豬肘及清湯，武火燒沸，撇去浮沫，加入冰糖汁、大棗、蔥段、薑片、鹽、料酒、醬油，改用文火慢煨2～3小時，待豬肘煨至熟爛即成。佐餐當菜，隨意服食。主治氣血虧虛證，症見面色少華，神疲乏力等。

📖 **聽故事記中藥**

傳說周穆王巡遊西域，見一位身材高挑、深眼窩、高鼻樑、棕黃頭髮的姑娘格外搶眼，姑娘請周穆王嘗嘗手中石盤內擺放的棗。周穆王低頭一看，驚歎道：「這麼大的棗，走遍華夏，尚未見過。」隨即拿起一顆放進嘴裡，不覺然已陶醉地閉上眼睛。許久，周穆王緩緩睜開眼，連聲讚歎：「真想不到西漠竟有如此好棗。看來這裡氣候乾燥，烈日當頭，居然因此別有造化，也是天意。」

治療失眠 小麥30克，大棗10枚（去核），甘草、綠茶各6克。甘草和小麥研成粗末，每日用30～50克，倒入杯中，加綠茶、大棗，沖入沸水，蓋好蓋悶10～15分鐘，不拘時飲用，最後可將大棗嚼服。治療失眠，可在臨睡前1小時飲用。

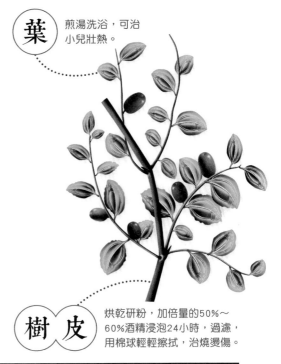

葉 煎湯洗浴，可治小兒壯熱。

樹皮 烘乾研粉，加倍量的50%～60%酒精浸泡24小時，過濾，用棉球輕輕擦拭，治燒燙傷。

家庭簡單用法

沖服	食慾缺乏，神疲體倦，面色少華：將麥麩30克揀去雜質，放入鐵鍋略炒，趁熱研成粗末，一分為二，放入綿紙袋中，封口掛線，備用。將大棗10枚洗淨，盛入碗中。每次取1袋麥麩、5枚大棗同放入大茶杯中，用沸水沖泡，加蓋悶15分鐘後即可飲用，一般每袋可連續沖泡3～5次，飲水吃棗。
	內痔出血：大棗30枚，地榆100克，置砂鍋或鐵鍋內混勻共炒，大棗與地榆呈焦炭狀時離火，涼後碾成細末。成年人每日15克，分3次飯前半小時以白開水送服，小兒酌減，6日為1個療程，如便血不止，可連續服用。
水煎	頭暈眼花，心悸失眠：大棗15枚，紅糖20克。大棗洗淨，以冷開水泡發片刻入鍋，再加適量水，煨煮至大棗熟爛呈花，調入紅糖拌化即可。早晚溫服，可健脾養血，護膚容顏。
燉湯	慢性肝炎（肝膽濕熱型）：玉米鬚60克，大棗10枚，黑豆30克，胡蘿蔔90克（切塊）。用水煮玉米鬚30分鐘，去鬚，用煮玉米鬚的水煮大棗、黑豆、胡蘿蔔，豆爛即成。早晚分食。可健脾養肝，利濕退黃。

117味中藥對症速查

產後少乳

赤小豆 下乳利水消腫

赤小豆具有通乳、補血、除熱毒、消脹滿、利尿之功效，主治乳汁不通、心腎臟器水腫、腮腺炎、癰腫膿血等症，尤以婦科中配藥方使用最多。

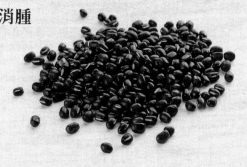

性	平	歸經	心、小腸
味	甘	毒性	無

使用禁忌

一般禁忌：陰虛而無濕熱者及小便清長者忌食。

服用禁忌：不宜久食；不宜與羊肉、羊肚同食。

> **別名**

紅小豆、紅豆。

> **道地藥材**

主產於廣東、廣西、江西等地。

> **挑選儲存**

以顆粒飽滿均勻、表面光潔、色澤正常、無蟲眼、無碎粒、無黴變、無異味者為佳。置於乾燥、通風處，也可冷藏。

> **用法用量**

煎服：9～30克。
外用：生研調敷。

通乳用法

赤小豆120克，粳米30克。加水適量，煮稀粥，分2次食。此法能益脾胃而通乳汁，可用於婦女氣血不足、乳汁不下。

赤小豆250克，煮湯取濃汁飲，每日早晚服用，連服3～5日，也可健脾利濕、通乳。可治療產後體虛缺乳。

功效延伸

補脾、補血 赤小豆、粳米各50克，花生仁30克。赤小豆、粳米、花生仁洗淨，冷水浸泡2小時後，同煮成粥，食用。每週2次。

健脾清熱，利水消腫 粟米150克，淘洗乾淨，放入鍋內，加適量水，用文火煮至半熟時，加入赤小豆200克，繼續熬至粟米軟爛、黏稠時即成。早、晚餐食用。可健脾清熱，利水消腫。

清除體內濕氣 赤小豆單獨熬粥、煮湯、蒸飯，都可起到利水消腫的作用。也可與薏苡仁一起熬湯喝，是清除體內濕氣最好的偏方。薏苡仁、赤小豆各50克，加水煮沸半小時，喝湯吃豆，對濕疹有特效。

葉 煎湯或煮粥食，止小便頻數，遺尿。

傳世名方

【主治】水腫坐臥不得，頭面身體悉腫。
【配方】桑枝、赤小豆適量。
【制法】桑枝燒灰，淋汁，煮赤小豆。
【用法】空腹食，令飽，饑即食盡，不得吃飯。
——出自《梅師集驗方》

通草 通乳利尿散腫

通草有通乳汁的作用，可治因乳汁不通引起的乳房痛腫，能起消散腫的功效。此外，尚能清除膀胱濕熱，可治由濕熱引起的小便不利和小便短赤澀痛的淋證、濕溫病及水腫等。

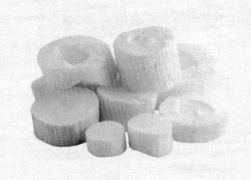

性	涼	歸經	肺、胃
味	甘、淡	毒性	無

使用禁忌

一般禁忌：孕婦慎服。

➤別名

寇脫、離南、通脫木、木桶、大通草、五加風、大通塔、通花五加、大葉五加皮等。

➤道地藥材

主要產於貴州、雲南、臺灣、廣西、四川等地。

➤挑選儲存

以色潔白、心空、有彈性者為佳。放置於陰涼乾燥處，防黴，防蛀。

➤用法用量

煎服：6～12克。

外用：研末綿裹塞鼻。

傳世名方

【主治】鼻癰，氣息不通。

【配方】通草、細辛、附子（炮，去皮、臍）各等份。

【制法】上為末，蜜和。

【用法】綿裹少許，納鼻中。

——出自《三因方》

通乳用法

通草入胃經，通胃氣上達而下乳汁。且味甘淡，多用於產後乳汁不暢或不下。通草5克，花生仁50克，王不留行14克，粳米50克，紅糖適量。先將通草、王不留行水煎，去渣，取汁。再用藥汁與花生仁、粳米一起煮粥，食用前可加紅糖調味。可治產後乳汁不足、食慾欠佳、便秘等。

功效延伸

利尿通淋 用於淋證、水腫。通草引熱下降而利小便，既通淋，又消腫，尤宜於熱淋之小便不利，淋漓澀痛，常與冬葵子、滑石、石韋同用。

和胃補脾，溫中益氣，補精填髓 通草3克，豬蹄1隻，雞腿2隻，墨魚50克，鹽適量。豬蹄和雞腿處理乾淨，分別切塊。墨魚洗淨，泡發。將所有原料放入砂鍋中，加適量水一起煲湯，加鹽調味。喝湯，食肉。

治淋病澀痛、小便不利 通草9克，冬葵子8克，滑石12克，石韋6克。水煎，去渣，分溫3服。

治腎腫、水腫尿少 通草（蜜塗炙乾）、木豬苓各等份，地龍、麝香各少許。將以上4味中藥研成細末。每服5克，米湯送服。

王不留行

下乳活血通經

王不留行有催生下乳、行血通經的作用，並可消腫止痛。對乳汁不通而成的乳癰效果好。亦可治婦女瘀血不行的月經不通、難產、風濕痺痛、癰腫等症。

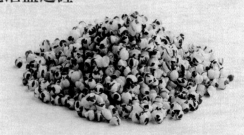

性 平		**歸經** 心、小腸	
味 甘		**毒性** 無	

使用禁忌

一般禁忌：孕婦及月經過多者禁服。

通乳用法

王不留行能行血脈、通乳汁，為治療產後乳汁不下常用之品。王不留行15克，通草6克，豬蹄1隻，生薑、鹽各適量。豬蹄處理乾淨，切塊，放入砂鍋中，加入王不留行、通草、生薑及適量水，武火燒開後，文火燉煮2小時，除去藥渣，加鹽調味。喝湯，食豬蹄。分3次食用。

功效延伸

活血通經 用於血瘀經閉、痛經、難產，常配當歸、川芎、香附、紅花等藥用。

治帶狀皰疹 王不留行適量。炒黃，研碎，過篩，取細末。如患處疹未破潰，用香油將藥末調成糊狀外塗；如皰疹已潰破，可將藥末直接撒於潰爛處。每日3次。

去頭皮屑 王不留行、白芷等量。將2味藥共研末，每次取適量乾抹於頭上，第二天清晨用篦子篦去，可有效去除頭皮屑。此法可長期使用。

鼻血不止 王不留行（連莖、葉）10克。煎成濃汁，溫服。

> **別名**

麥藍菜、奶米、大麥牛等。

> **道地藥材**

主產於河北、山東、遼寧、黑龍江等地。

> **挑選儲存**

以乾燥、子粒均勻、充實飽滿、色烏黑、無雜質者為佳。置於通風乾燥處儲存。

> **用法用量**

煎服：5～10克。

外用：研末調敷。

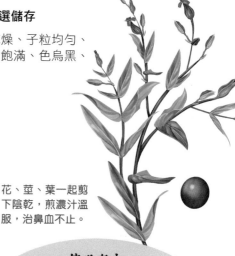

花、莖、葉一起剪下陰乾，煎濃汁溫服，治鼻血不止。

傳世名方

【主治】乳癰初起。

【配方】王不留行三十克，蒲公英、瓜蔞仁各十五克，當歸梢九克。

【制法】酒煎。

【用法】服之。

——出自《本草匯言》

絲瓜絡 通乳活血止痛

絲瓜絡狀如網，善走血絡，甘寒清熱，有通行經絡和涼血解毒的作用，可治氣血阻滯、經絡不通的乳汁不通、熱毒癰腫瘡瘍以及胸脅疼痛、關節酸痛等症。

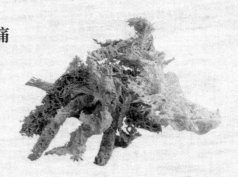

| 性 | 平 | 歸經 | 肺、胃、肝 |
| 味 | 甘 | 毒性 | 無 |

使用禁忌

使用禁忌：無禁忌。

通乳用法

絲瓜絡體輕通利，善通乳絡，常用於產後乳少或乳汁不通。絲瓜絡30克，鯽魚500克（或豬蹄500克），生薑、蔥、蒜、酒、鹽各適量，加水800毫升，煮至400毫升。每次200毫升，一日2次，連用3～4日。此湯有通絡下乳之功，用於產後乳少或乳汁不通，補而不膩，通而有度。

功效延伸

清熱降脂 絲瓜絡10克，夏枯草30克，冰糖適量。夏枯草、絲瓜絡水煎，去渣，取汁，再將冰糖熬化，加入藥汁煮10～15分鐘即可，代茶飲。

治關節痛 絲瓜絡150克，白酒500毫升。將絲瓜絡浸於酒中，密封浸泡7天，去渣，飲酒，每次1小杯，每日2次。

治脫肛 絲瓜絡、雄黃各15克。將絲瓜絡燒成灰，與雄黃一同研成細末，加入雞蛋清及香油，攪拌均勻後，用棉簽沾取適量，塗抹於患處。每日3次。

➤別名

絲瓜筋、絲瓜布天蘿筋、絲瓜網、絲瓜殼、瓜絡、天蘿線、絲瓜瓤、千層樓等。

➤道地藥材

中國各地均產，又以浙江、江蘇所產品質為佳。

➤挑選儲存

以筋細，質韌、潔白、無皮者為佳。置於通風乾燥處儲存。

➤用法用量

煎服：5～15克。

研末：每次1.5～3克。

外用：適量，燒存性研末調敷。

花 加蜂蜜煎服，治肺熱咳嗽，喘急氣促。

傳世名方

【主治】經事不行。

【配方】絲瓜絡適量。

【制法】煆，研。

【用法】每次十五克，酒下。

——出自《魚孚》

車前子 利尿清熱明目

車前子有利尿清熱明目的作用，可治小便不利、短少澀痛的淋證，以及肝火上炎所致的眼睛紅腫、作痛或肝腎陰虛目所致的暗昏花等症。既能利小便、除濕濁而止瀉，又能止大便泄瀉。

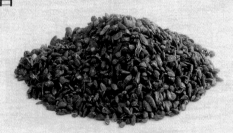

性	微寒	歸經	腎、肝、肺
味	甘	毒性	無

使用禁忌

一般禁忌：車前子性微寒，無濕熱者及孕婦忌用。

病症禁忌：腎虛、遺精慎用。

➤別名

車前實、蛤蟆衣子、當道、牛舌、地衣。

➤道地藥材

主要產於江西、河南等地。

➤挑選儲存

以粒大、飽滿、色黑、完整者為佳。置於通風乾燥處儲存。

➤用法用量

煎服：5～15克，宜包煎。

外用：適量，搗敷。

➤本草成分

本品含黏液質、琥珀酸、膽鹼、車前子鹼、脂肪油、維生素A、維生素B等，有顯著的利尿、祛痰作用，對各種桿菌和葡萄球菌均有抑制作用，還可預防腎結石形成。

傳世名方

【主治】小便熱秘不通。

【配方】車前子五十克，川黃柏二十五克，白芍十克，甘草五克。

【制法】水煎。

【用法】徐徐服。

——出自《普濟方》

利尿用法

車前子善通利水道，清膀胱熱結。用於小便不通，可取車前子500克，水3000毫升，煎至1500毫升，分數次服用。

車前子、茯苓、豬苓、黃耆各10克，大棗3枚。水煎當茶飲，也可清熱利尿。

車前子10克，赤小豆125克，糯米250克，冰糖適量。車前子洗淨，入鍋，加適量水煎取汁液，濾去雜質備用。車前子汁中放入赤小豆煮至半爛，再放入糯米，煮至糯米熟爛時加冰糖拌勻即可。此法有健脾利水之效。

功效延伸

滲濕止瀉 用於泄瀉。車前子能利水濕，分清濁而止瀉，即利小便以實大便。尤宜於小便不利之水瀉，可單用本品研末，米飲送服。

車前子10克，紅茶3克。以上2味用沸水沖泡濃汁，加蓋悶10分鐘即可，當茶飲用，每日1～2劑，分2次趁溫飲用。有健脾利水、化濕止瀉的作用，主治腎虛型腹瀉。

明目 用於目赤腫痛，目暗昏花，翳障。車前子善清肝熱而明目，故治目赤澀痛，多與菊花、決明子等同用；若肝腎陰虧，兩目昏花，則配熟地黃、菟絲子等養肝明目藥。車前子、黃連各50克，研成末混合。飯後用溫

酒服用5克，每日2次，可治風熱目暗澀痛。

祛痰 用於痰熱咳嗽。車前子能清肺化痰止咳。治肺熱咳嗽痰多，多與瓜蔞、浙貝母、枇杷葉等清肺化痰藥同用。車前子20克，粳米100克。將車前子放入紗布袋，加水煎煮，取汁。將粳米放入車前子藥汁，同煮為粥。可祛痰止咳。

清熱利尿 用於小便帶血，可用車前子與高粱米一起煮粥吃，引熱下行，很快痊癒。車前子與紫菜同煎湯飲，可用於治療水腫、濕腳氣。車前子用布包好後與田螺肉共煮，可用於治療膀胱濕熱、小便短赤、淋澀不暢。

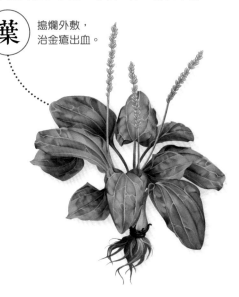

葉　搗爛外敷，治金瘡出血。

📖 **聽故事記中藥**

漢代名將霍去病，在一次抗擊匈奴的戰鬥中，由於地理生疏，全軍被匈奴圍困在一個沙漠地帶。時值盛暑，天晴無雨，夜無甘露。由於缺霧水，時間一長，將士們紛紛病倒，出現小便淋瀝、尿赤尿痛、面部水腫等症狀，霍去病很是焦急。一部將發現所有的戰馬都安然無恙，經他細細觀察，原來這些戰馬都是由於吃了生長在戰車前面的一種無名野草。他把這一情況向霍將軍作了彙報。霍去病立即命令所有的將士們都用這種野草煎湯喝。病情果然很快得到了控制，將士們一個個奇跡般地痊癒了。霍去病摘起一株車前草，仰天長歎：「真乃天助我也。」

家庭簡單用法

水煎	**腎炎：**車前子、茯苓、豬苓、黃耆各10克，大棗5枚。水煎當茶飲。 **小兒腹瀉：**車前子10克，炒麥芽、高粱糠（炒）各20克。煎濃汁，口服。每日3次。 **糖尿病（併發腎病）：**車前子25克，冬瓜皮、玉米鬚、蘆根各30克。將車前子用布包好，與其他藥一起入鍋，水煎當茶飲，用於治療屬濕熱內盛者。有清熱利尿通淋之功效。 **高血壓（肝火上炎型）：**車前子8克，夏枯草18克，地龍、五味子各15克。水煎當茶飲。 **糖尿病（氣陰兩虛型）：**車前子15克，熟地黃90克，山茱萸、麥冬各60克，玄參30克。水煎當茶飲。
燉湯	**濕性腳氣：**車前子、紫菜各25克。加水適量同煎，喝湯吃紫菜，有清熱祛濕的作用。 **解熱祛暑：**車前子15克，豬腎1個，空心菜100克，生薑、鹽、香油各適量。車前子洗淨，加水800毫升，煎至400毫升。豬腎、空心菜洗淨，豬腎切片，空心菜切段。再將豬腎、空心菜放入車前子湯中，加入生薑和鹽，繼續加熱，同煮至熟，淋香油即可。

茯苓 利尿健脾安神

茯苓有利水滲濕、健脾和中、寧心安神等功效，使停留在體內的水濕從尿道排泄，適用於痰濕不化、小便不利等症，也適用於心脾兩虛、心神不安、驚悸失眠等。

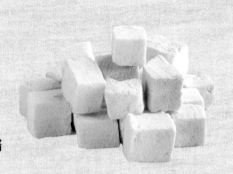

| 性 | 平 | 歸經 | 心、脾、肺、腎 |
| 味 | 甘、淡 | 毒性 | 無 |

使用禁忌

一般禁忌：陰虛火旺、口乾咽燥者不宜用。

病症禁忌：腎虛、小便過多、尿頻遺精者慎用。

服用禁忌：茯苓不可與酸性食物同食，會降低藥效；茯苓也不能與辛辣食物同食；此外，服用茯苓時忌酒。

利尿用法

茯苓能補能滲，藥性平和，既可祛邪，又可扶正，利水而不傷正氣，實為利水消腫之要藥。

可用治寒熱虛實各種水腫。治療水濕內停所致水腫、小便不利，常與澤瀉、豬苓、白朮、桂枝等同用。《金匱要略》中所記載的「防己茯苓湯」，就是取茯苓18克，防己、黃耆、桂枝各9克，甘草6克，將5味藥加水1200毫升，煮取400毫升，分3次溫服，有益氣健脾、溫陽利水的功效。

茯苓和蔥白適量搗碎，敷於氣海穴和關元穴上，上蓋熱水袋。治療產後尿瀦留，療效顯著。

> ➤ 別名

茯兔、松薯松。

> ➤ 道地藥材

主要產於雲南、安徽、湖北、河南、四川等地。

> ➤ 挑選儲存

以體重堅實、外皮呈褐色而略帶光澤、皺紋深、斷面白色細膩、黏牙力強者為佳。置於通風乾燥處儲存。

> ➤ 用法用量

煎服：9～15克。

> ➤ 本草成分

茯苓含茯苓聚糖、茯苓酸、蛋白質、脂肪、卵磷脂、膽鹼、組胺酸、麥角固醇等，具利尿作用，能增加尿中鉀、鈉、氯等電解質的排出。此外，還有鎮靜和降低血糖作用。

功效延伸

利水滲濕 取茯苓12克，白朮16克，研為粗末，水煎去渣取汁，飯前飲用。可治療小便不利，脾虛水腫等症狀。

傳世名方

【主治】濕瀉。

【配方】白朮三十克，茯苓（去皮）二十二克。

【制法】上細切，水煎三十克。

【用法】食前服。

——出自《素問玄機原病式》

家用中藥大補帖

178

養胃健脾 用於脾虛泄瀉。茯苓能健脾滲濕而止瀉，尤宜於脾虛濕盛泄瀉，可與山藥、白朮、薏苡仁同用。取茯苓15克，陳皮5克，水煎，飲服時，加入薑汁10滴左右，有健脾和胃之功效。

寧心安神 用於心悸，失眠。茯苓益心脾而寧心安神。取茯苓粉、麵粉各等份，加白糖和水調成糊狀，煎成餅。每日6克左右，可治療心悸、失眠、食少、便溏等症狀。

潤膚美顏 鮮茯苓去皮，磨漿，曬成白粉後，即得茯苓霜。《紅樓夢》中詳述了其最養生的吃法：「第一用人乳和著，每日早起吃一盅，最補人的；第二用牛奶子；萬不得，滾白水也好。」此外，李時珍披露了一個養顏秘方，用酒漬茯苓，每日吃一塊，可使肌膚潤澤、延年耐老、面若童顏。

補氣血 烏骨雞1隻，茯苓、當歸、黃耆各10克，鹽適量。將烏骨雞宰殺、去毛、洗淨，在雞身中間開小口，掏去雞內臟雜物。把當歸、黃耆、茯苓放入雞肚中。砂鍋中放入適量水，然後把雞放入砂鍋中煮爛熟。揀去雞肚中的藥渣，加鹽調味即可。

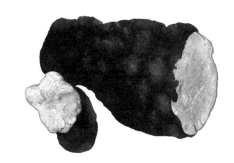

📖 聽故事記中藥

相傳成吉思汗在中原作戰時，小雨連綿不斷地下了好幾個月，大部分將士水土不服，染上了水濕症，眼看兵敗垂成，成吉思汗十分著急。後來，有少數幾個士兵因偶爾服食了茯苓，得以痊癒，聽說此事後，成吉思汗大喜，他急忙派人到盛產茯苓的地區運來大批茯苓給將士們吃，將士們吃後病情好轉起來，成吉思汗最後打贏了仗，茯苓治病的神奇功效也被廣為傳誦。

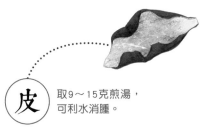

皮 取9～15克煎湯，可利水消腫。

家庭簡單用法	
沖服	脂溢性脫髮：茯苓1000克，研末，每次取10克，溫開水送服，早、晚各1次。
	哮喘：茯苓20克，乾薑10克。分別用打粉機打成粉末，然後混合在一起，裝在密封的容器裡備用，每天取出一些沖水喝。
水煎	陽痿早洩：茯苓10克，芡實15克。水煎當茶飲。
煮粥	脾胃虛弱、食少便溏：茯苓15克，栗子25克，大棗10枚，粳米100克，白糖適量。栗子去殼，大棗、粳米分別洗淨，一起放入鍋中煮粥。茯苓研末，待米半熟時放入，攪勻，煮至栗子熟透，調入白糖即可。
	心陰不足、心胸煩熱、口乾舌燥：茯苓、麥冬各15克，粟米100克。茯苓、麥冬煎水，取汁，粟米洗淨，加水煮粥，待米半熟時，加藥汁，一同煮熟食用。
燉湯	咳嗽（風熱型）：茯苓15克，川貝母10克，梨500克，冰糖適量。茯苓洗淨，切成小方塊，川貝母去雜洗淨，梨去蒂，切成丁。茯苓、川貝母放入鍋中，加入適量水，用中火煮熟，再加入梨、冰糖繼續煮至梨熟，出鍋即可。有清熱生津、潤肺化痰、止咳平喘的功效。

117味中藥對症速查

玉米鬚 利尿祛暑排毒

玉米鬚具有利尿消腫、清肝利膽、利濕退黃的功效。可以用於治療腎炎水腫、腳氣、黃疸肝炎、高血壓、膽囊炎、膽結石、糖尿病、鼻出血、鼻淵、乳癰等。

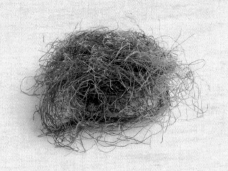

性	平	歸經	膀胱、肝、膽
味	甘	毒性	無

使用禁忌

一般禁忌：陰虛火旺者忌用。
病症禁忌：尿急、尿頻症狀者忌用。

利尿用法

治療水腫，小便不利，可單用玉米鬚大劑量煎服；或與澤瀉、冬瓜皮、赤小豆等利水藥同用。新鮮玉米鬚80克（乾品30克），冬瓜皮50克（乾品30克），陳皮15克。同入鍋，加適量水後，先武火煮開，再文火熬煮20分鐘，當茶飲用。主治產後氣滯型小便不通。

治療小便不利、水腫，可取玉米鬚、冬瓜皮、赤小豆各30克。水煎服用。

功效延伸

祛暑瀉熱，排毒 玉米鬚用水熬煮後即成龍鬚茶。龍鬚茶最宜在夏天飲用，可以祛暑瀉熱，有利身體排毒，常喝還可降血脂、降血壓、降血糖，尤其適宜「三高」病人飲用。喝玉米鬚茶還可以預防習慣性流產、妊娠腫脹、乳汁不暢等症。

補氣養陰、利水消腫 白茅根、玉米鬚各30克，綠茶5克，泡茶喝。可用於氣陰兩虛型糖尿病性腎病，對水腫、血壓升高症狀者，有補氣養陰、利水消腫之功效。

> **別名**

玉麥鬚、棒子毛、玉蜀黍。

> **道地藥材**

主產於陝西、甘肅、河南、湖北等地。

> **挑選儲存**

以柔軟、有光澤者為佳。置於陰涼乾燥處。

> **用法用量**

煎服：一般劑量15～30克，大劑量60～90克。

外用：燒煙吸入。

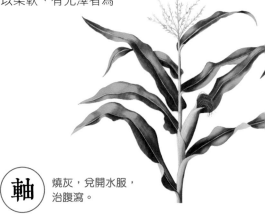

軸 燒灰，兌開水服，治腹瀉。

傳世名方

【主治】糖尿病。
【配方】玉米鬚三十克。
【制法】水煎。
【用法】服之。
——出自《浙江民間草藥》

澤瀉
利尿滲濕促代謝

澤瀉有利尿作用，能增加尿量，增加尿素與氯化物的排泄，對腎炎患者利尿作用更為明顯。可治小便不利的水腫和因濕熱引起的口渴、泄瀉、淋證以及陰部出汗等症。

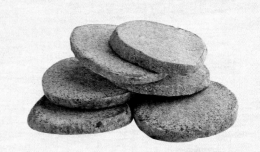

性	寒	歸經	腎、膀胱
味	甘	毒性	無

使用禁忌

一般禁忌：澤瀉入腎經，善瀉熱瀉水，無濕熱者忌用。

病症禁忌：腎虛精滑忌用。

服用禁忌：澤瀉與海蛤、文蛤相克，不可同食。

利尿用法

澤瀉有利水滲濕之效，可用於小便不利、水腫脹滿、泄瀉尿少、痰飲眩暈。澤瀉15～30克，粳米50～100克。將澤瀉洗淨，煎汁去渣，放入洗淨的粳米共煮成粥食用。可利尿消腫。

功效延伸

調整人體代謝、降血糖 澤瀉有輕度降血糖作用，可用於糖尿病的輔助治療。將澤瀉先煎取汁，用汁與赤小豆、薏苡仁同煮，用於肥胖型糖尿病所致的脾虛濕困，有健脾化濕之功效。

祛痰濁 澤瀉還可祛除痰濁。澤瀉500克，水煎，去渣，加蜂蜜250克熬成膏，每次服用2湯匙，每日服2次，可用於風熱咳嗽有痰者。配白朮同用，還可治療體內濕熱導致的頭目昏眩等症。

➤別名

水瀉、澤芝、及瀉、天鵝蛋、天禿。

➤道地藥材

主產於福建、四川、江西、貴州、雲南等地。

➤挑選儲存

以個大、質堅、色黃白、粉性足者為佳。置於陰涼乾燥處。

➤用法用量

煎服：6～12克。

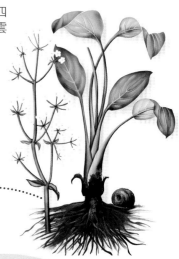

莖 止癆疾，消痰退熱。

傳世名方

【主治】濕熱黃疸，面目身黃。

【配方】茵陳、澤瀉各三十克，滑石九克。

【制法】水煎。

【用法】服之。

——出自《備急千金要方》

止汗

五味子 斂汗補腎生津

五味子具有收斂固澀、補腎寧心、益氣生津的功效。可以用於治療肺虛或肺腎兩虛所致的咳喘不止、呼多吸少、氣短乏力等症；氣津兩傷所致的久瀉不止、畏寒怕冷、手足不溫等。

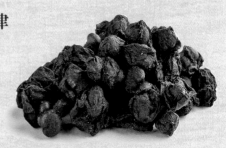

性	溫	歸經	肺、腎
味	酸	毒性	無

使用禁忌

一般禁忌：五味子有收斂固澀作用，外感風寒風熱、內有實熱者忌用。

病症禁忌：咳嗽初起、痧疹初發者忌用。

➢別名

玄及、五味、藥五味子、面藤、五梅子等。

➢道地藥材

主產於黑龍江、遼寧、吉林、河北等地。

➢挑選儲存

以粒大、果皮紫紅、肉厚、柔潤者為佳。置於陰涼乾燥處。

➢用法用量

煎湯：3～6克。

研末：每次1～3克。

外用：研末摻，或煎水洗。

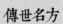

強陰，益男子精。

傳世名方

【主治】痰嗽並喘。

【配方】五味子、白礬等份，生豬肺適量。

【制法】五味子、白礬為末，生豬肺炙熟。

【用法】每服九克，以豬肺蘸末細嚼，白湯下。

——出自《普濟方》

止汗用法

五味子五味俱全，以酸為主，善能斂肺止汗。治自汗、盜汗者，可與山茱萸、石斛等同用。石斛10克，五味子、山茱萸各6克。石斛先水煎，再加山茱萸、五味子，加適量水煎煮後服用，每日1劑，分為2次服用。可用於盜汗。

治療酒後吐瀉、虛汗，五味子與桑葚水煎後服用。

功效延伸

治療早洩、遺精 五味子與核桃仁同食，對腎虛耳鳴及神經衰弱之失眠有效。五味子加冰糖煎取藥汁飲用，能益陰生津、澀精止遺，可用於早洩、遺精者。五味子煎汁，加入蜂蜜飲，可治療早洩、遺尿、腰膝酸軟、體虛潮熱、不自覺流汗、多汗、咳喘無痰、口燥咽乾等病症。

治療糖尿病 五味子還是用於糖尿病輔助治療的良藥，可取五味子250克，雞蛋10個，先將五味子煮汁，待冷後，放入雞蛋，浸泡6～7日。每日早晨用沸水或黃酒沖服雞蛋，用於糖尿病併發氣管炎屬肺腎氣虛者，有補益肺腎、納氣平喘之功效。

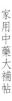

家用中藥大補帖

女貞子

止汗補腎明目

女貞子具有退熱止汗、補肝滋腎、清熱明目等功效。可以用於治療肝腎陰虛導致的虛汗盜汗、陰虛發熱、目暗不明、視力減退、鬚髮早白、腰酸耳鳴及老年人大便虛秘等。

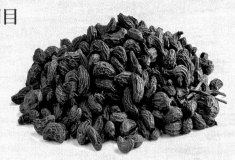

性	平	歸經	肝、腎
味	甘、苦	毒性	無

使用禁忌

一般禁忌：女貞子清熱，有滑腸作用，脾胃虛寒、陽虛氣弱者不宜服用。

病症禁忌：大便溏瀉不宜服用。

止汗用法

女貞子有退熱除蒸之效，可用於肝腎虧虛所致的發熱、盜汗、遺精。女貞子、地骨皮各9克，青蒿、夏枯草各6克，同入砂鍋，加水適量，先浸30分鐘，再煎煮30分鐘，取汁。每日1劑，連服1周。可滋陰退熱，用於潮熱、盜汗、午後低熱。

功效延伸

滋補肝腎 可用於肝腎不足所致的腰膝酸痛、眩暈耳鳴、鬚髮早白、目暗不明。女貞子15克，枸杞子、熟地黃、黃精各10克。水煎，早、晚服用，有滋陰補腎、強腰明目的功效。

補腎烏髮 女貞子40克，黑芝麻30克，豬瘦肉60克，洗淨切塊。同入鍋內，加水適量，武火燒開後，再用文火煲1小時，可根據口味偏好加一些調料調味。能補腎烏髮。

➢別名

女貞實、冬青子、爆格蚤。

➢道地藥材

主產於浙江、江蘇、福建、湖南、廣西、江西、四川等地。

➢挑選儲存

以外形呈橢圓形、倒卵形或腎形，表面灰黑或紫黑色，皺縮不平，粒大、飽滿、質堅實者為佳。充分乾燥，密閉保存。

➢用法用量

煎服：6～12克。

外用：適量，敷膏點眼。

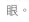

葉 可蒸餾提取冬青油，用於甜食和牙膏等的添加劑。

傳世名方

【主治】風熱赤眼。

【配方】雅州黃連六十克，冬青葉一百二十克。

【制法】水浸三日夜，熬成膏。

【用法】點眼。

——出自《簡便單方》

117味中藥對症速查

183

止血

三七 止血活血化瘀

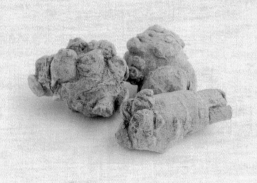

三七有止血行瘀、消腫定痛的作用；並有止血不留瘀血、行瘀不傷新血的優點，對於身體內外的各種出血症，如吐血、便血、崩漏下血、外傷出血，以及跌撲損傷瘀血作痛等症，不論內服或外敷，均有良效。

| 性 | 溫 | 歸經 | 肝、胃 |
| 味 | 甘 | 毒性 | 無 |

使用禁忌

一般禁忌：孕婦忌用。

病症禁忌：長期服用三七需要檢查凝血時間，防止出血性疾病的發生。

食用禁忌：三七含有皂苷，易與鐵離子結合沉澱，因此不可與富含鐵的動物血、瘦肉、菠菜等一同食用。皂苷在酸性環境極易水解失效，不可與富含有機酸的水果一同食用。

➤別名

田七、田三七、金不換、血參。

➤道地藥材

主產於雲南、廣西、貴州、四川等地。

➤挑選儲存

以個大、肥壯、體重、質堅、表面黃褐色、斷面灰綠色者為佳。置乾燥陰涼處，防蛀。

➤用法用量

研末：多研末吞服，1～3克。

煎服：3～9克。

外用：適量，研末外抹或調敷。

➤本草成分

三七含有三七醇、三七皂苷、黃酮苷、槲皮素、β-穀固醇等成分，有止血、抗凝血、鎮靜、鎮痛等作用。

止血用法

三七善止血，又能化瘀生新，有止血不留瘀，化瘀不傷正的特點，對內外各種出血，無論有無瘀滯，均有效果，尤以有瘀滯者為宜。單味內服外用均有良效。雲南白藥就是以三七粉為主要原料製作而成。三七粉3～5克，一次吞服，對經常鼻出血患者有好處。

用於外傷止血，可將三七30克研磨成粉，直接撒在傷口上，可以快速止血、止痛，而且不留傷疤。

功效延伸

活血化瘀 三七既能止血也能活血，對各種症狀的冠心病都有較好療效。輕度冠心病，可用三七粉1～2克，溫水或黃酒沖服，每日3次。

三七、綠茶各3克。先將三七洗淨曬乾，切片，與綠茶同放入杯中，用沸水沖泡，加蓋悶15分鐘，當茶飲用。可反復加水沖泡

傳世名方

【主治】赤痢血痢。

【配方】三七九克。

【制法】研末。

【用法】米泔水（洗米水）調服。

——出自《瀕湖集簡方》

3～5次，當天飲完。當茶飲完後，可嚼服三七片。可活血降脂。

消腫定痛 可用於瘀血所致的胸腹刺痛、心口絞痛。三七、西洋參各10克，大棗6個，老母雞半隻，薑片、鹽各適量。老母雞、大棗分別洗淨，與三七、西洋參、薑片一同放入鍋中，加適量水，煨熟，加鹽調味。吃雞肉，飲湯。此法有祛瘀止痛之效，但孕婦忌用。

健脾、減肥、祛瘀消腫 三七粉10克，鮮藕250克洗淨去皮切塊；生薑5克，切片；

蔥10克切段。以上材料與鹽、香油同放蒸碗內，加上湯120克，上蒸籠置武火上蒸約45分鐘至熟即可。

活血化瘀 用於氣虛血瘀型冠心病，可取三七粉、紅參粉各1克，沸水沖泡，當茶飲用。還可用三七粉、紅參粉、延胡索粉各1克，沸水沖泡，當茶飲用。另外，用三七粉、川芎粉、丹參粉各1克，沸水沖泡，當茶飲用，也可用於氣虛血瘀型冠心病。

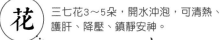

花 三七花3～5朵，開水沖泡，可清熱、護肝、降壓、鎮靜安神。

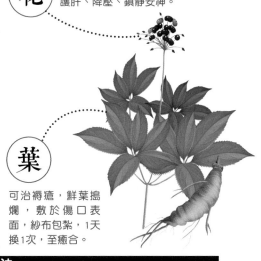

葉 可治褥瘡，鮮葉搗爛，敷於傷口表面，紗布包紮，1天換1次，至癒合。

📖 **聽故事記中藥**

從前有兄弟二人，弟弟得了急症，七竅出血。哥哥刨了一棵草藥煎湯給弟弟服下，連服幾劑後，霍然痊癒。他便向哥哥要了一些草藥小苗栽在自家園子。鄰村有個財主也得了出血病，打聽到此事後便來弟弟家尋醫問藥。弟弟把園子裡那棵草藥挖出來，煎湯給他喝，幾劑之後，財主卻死了。財主家人告到縣官那裡，弟弟被抓。哥哥得知後，急忙前去申訴，說弟弟給財主用的確實是止血草藥熬的湯，只不過這種草藥才生長了一年，還沒有藥性，要長到三到七年時藥力才最強。後來，人們就給這種草藥起名叫三七，意思是生長三至七年的藥效最佳。

家庭簡單用法

泡茶	活血化瘀：三七、紅花各10克。用沸水沖泡，當茶飲用。
沖服	慢性肝炎：三七粉、靈芝粉、生曬參粉各1克。開水沖服，早、中、晚分服，1個月為1個療程。
水煎	益氣活血：三七、黃耆、核桃仁各10克（打碎），紅花5克。用水煎煮，分早、中、晚服用。
	胃炎：三七10克，厚樸、黃連各5克，甘草3克。水煎，當茶飲。
	補肝活血：三七、川芎各10克，天麻、鉤藤各5克。水煎，分早、中、晚服用。
煮粥	高脂血症、高血壓：三七3克，製何首烏50克，粳米100克，大棗3枚，紅糖適量。將三七、製何首烏洗淨，放入砂鍋中煎煮，取濃汁。粳米淘洗乾淨，與大棗放入鍋中加水煮粥，然後放入藥汁攪勻，用文火燒沸，調入紅糖即可。高脂血症、高血壓者每週食用2次，可強心、降脂、降壓。
燉湯	止血行瘀：三七、人參、酸棗仁各10克，雞1隻，鹽適量。將雞洗淨，掏盡內臟後與人參、三七、酸棗仁共入鍋，加水適量，燉1～2小時後，用鹽調味即可。

艾葉

止血溫經安胎

艾葉氣芳香溫通、苦燥辛散，有溫通經脈、止血、止痛、調經、安胎的作用。常用於孕婦子宮出血和胎動不安，以及虛寒性的月經不調、腹痛等症。對於胸脘寒痛，也能很快見效。

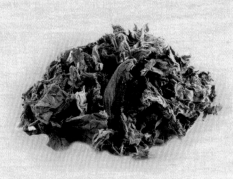

性 溫		**歸經** 肝、脾、腎	
味 辛、苦		**毒性** 小毒	

使用禁忌

一般禁忌：陰虛血熱者及宿有失血病者慎用。

服用禁忌：不宜大量服用。

➤別名

蘄艾、艾蒿、草蓬等。

➤道地藥材

中國境內大部分地區均產。

➤挑選儲存

以葉厚、色青、背面灰白色、絨毛多、質地柔軟、香氣濃郁者為佳。不宜暴曬以及重壓。

➤用法用量

煎服：3〜9克。

外用：搗絨作炷或製成艾條熏灸，搗敷、煎水熏洗或炒熱溫熨。

止血用法

艾葉為止血之要藥，適用於虛寒性出血病症，尤宜於崩漏。主治下元虛冷，沖任不固所致的崩漏下血，可單用本品。外用於鼻出血，可取鮮艾葉10克，搓絨，塞於鼻內。

功效延伸

補腎安胎 可用於習慣性流產。艾葉（微炒）25克，桑寄生60克，炒至黃燥，研成粗末，加水500毫升，取汁200毫升，二煎加水300毫升，取汁200毫升，2汁混合，過濾，倒回砂鍋，加入阿膠50克烊化。早、中、晚分服。可補腎助陽，養血安胎。

溫經止痛 艾葉8克，粳米50克，紅糖適量。艾葉洗淨，煎水，去渣取汁，放入粳米，加紅糖煮粥。早、晚溫熱服用，但月經期間不宜服用。

艾葉6克，澤蘭葉9克，紅糖30克。水煎，分2次服用。月經開始前3〜5日開始服用，至經來藥停。

傳世名方

【主治】氣痢腹痛，睡臥不安。

【配方】艾葉（炒），陳皮（湯浸去白，焙）等份。

【制法】上二味搗羅為末，酒煮爛飯和丸，如梧桐子大。

【用法】每服二十丸，空腹服之。

——出自《聖濟總錄》

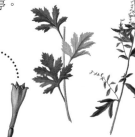

果實

味酸性溫，主治濕痹邪氣，霍亂吐下，轉筋不止。

大薊

止血散瘀消癰

大薊具有涼血止血、散瘀解毒、消癰的功效，可以用於治療血熱妄行所致的出血症，如鼻出血、崩漏、尿血，以及熱毒癰腫等。大薊所含的三萜和甾體類、揮發油類、長鏈炔醇類和黃酮苷類化合物等成分，能顯著縮短凝血時間。

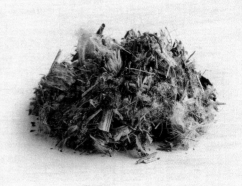

性 涼		**歸經** 心、肝	
味 甘、苦		**毒性** 無	

使用禁忌

一般禁忌：脾胃虛寒而無瘀滯者忌服。

止血用法

本品寒涼而入血分，功能涼血止血，主治血熱妄行之出血症，尤多用於吐血、咯血及崩漏下血。治九竅出血，常與小薊相須為用；治吐血、鼻出血、崩中下血，皆用鮮大薊根或葉搗汁服；若治外傷出血，可用本品研末外敷。

功效延伸

散瘀消癰 用於瘡癰腫毒。無論內外癰腫都可運用，單味內服或外敷均可，以鮮品為佳。

治虛勞吐血、咽喉腫痛 鮮大薊葉60克，雞蛋3個，食用油、鹽各適量。大薊葉洗淨，入沸水焯一下，撈出用水洗去苦味，擠乾水切碎。雞蛋打入碗內攪勻。油鍋燒熱，投入大薊葉炒，加入鹽炒入味，倒入雞蛋炒勻，炒至成塊即可出鍋。

鑒別用藥

大薊、小薊

二者均能涼血止血，散瘀解毒消癰，廣泛用治血熱出血諸症及熱毒瘡瘍。大薊散瘀消癰力強，止血作用廣泛，故對吐血、咯血及崩漏下血尤為適宜；小薊兼能利尿通淋，故以治血尿、血淋為佳。

➤別名

馬薊、虎薊、刺薊、山牛蒡、雞項草、雞腳刺、野紅花、茨芥、牛觸嘴、鼓椎等。

➤道地藥材

中國大部分地區均有產。

➤挑選儲存

以粗壯、無鬚根、蘆頭者為佳。置乾燥陰涼處，防蛀。

➤用法用量

煎服：10～15克，鮮品可用30～60克。

外用：取適量，搗敷患處。

葉 味甘性溫，可止吐血、鼻出血，令人肥健。

傳世名方

【主治】心熱吐血，口乾。

【配方】大薊葉及根。

【制法】搗絞取汁。

【用法】每服一小盞，頻服。

——出自《太平聖惠方》

17 味中藥對症速查

地榆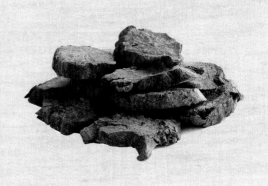

止血解毒斂瘡

地榆具有涼血止血、解毒斂瘡的功效，可用於治療鼻出血、尿血、便血、痔血、血痢、崩漏、赤白帶下、瘡癰腫痛、濕疹、陰癢、水火燙傷、蛇蟲咬傷等。

| 性 | 寒 | 歸經 | 肝、大腸 |
| 味 | 苦、酸、澀 | 毒性 | 無 |

使用禁忌

一般禁忌：地榆性寒酸澀，凡虛寒性便血、下痢、崩漏及出血有瘀者慎用。

病症禁忌：對於大面積燒傷病人，不宜使用地榆製劑外塗，以防其所含鞣質被大量吸收而引起中毒性肝炎。

止血用法

地榆可涼血止血，尤宜於下焦之下血。用治便血因於熱甚者，常配伍黃芩、槐花等；用治痔瘡出血、血色鮮紅者，常與槐角、防風、黃芩、枳殼等配伍；對於血痢不止者亦有良效，常與甘草同用。

地榆、防風、槐角各15克，豬腸1段，調味品適量。將諸藥擇淨，豬腸洗淨，納諸藥於豬腸中，放於鍋中煮熟後，去藥，將豬腸切片，放回湯中，調味煮沸即成。可祛風止血，適用於痔瘡下血。

功效延伸

解毒斂瘡 用於燙傷、濕疹、瘡瘍癰腫。燒傷燙傷，可研末以香油調敷；用治濕疹及皮膚潰爛，可以濃煎外洗，或用紗布浸藥外敷；用治瘡瘍癰腫，無論成膿與否均可運用，搗爛外敷局部。此外，如治療蛇咬傷，可研末內服並用鮮地榆搗敷患處。

➤別名

馬猴草、玉箚、玉豉、血箭草等。

➤道地藥材

主要產於江蘇、安徽、河南、河北、浙江等地。

➤挑選儲存

以條粗、質堅、斷面粉紅色者為佳。置乾燥陰涼處，防蛀。

➤用法用量

煎服：6～15克，鮮品30～120克。

外用：適量，煎水或搗汁外塗；也可研末摻或搗爛外敷。

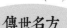

花

可止吐血、鼻出血、便血、月經不止。

傳世名方

【主治】小兒濕瘡。

【配方】地榆適量。

【制法】煮濃汁。

【用法】日洗二次。

——出自《備急千金要方》

茜草

止血通經化瘀

茜草味苦，性寒。炒炭有止血作用，既能化瘀止血，又能涼血止血。宜治血熱夾瘀的吐血、便血、鼻出血和月經過多、帶下不止、崩漏等症。生用能行瘀血，可治瘀滯經閉、跌打損傷、瘀血作痛及發熱等。

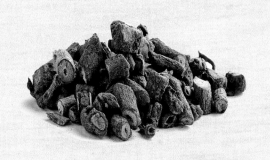

性 寒		**歸經** 肝	
味 苦		**毒性** 無	

使用禁忌

一般禁忌：脾胃虛寒及無瘀滯者忌服。

止血用法

茜草能涼血止血，又能活血行血，可用於血熱妄行或血瘀脈絡之出血症，對於血熱夾瘀的各種出血症，尤為適宜。治吐血不止，可取茜根1.5克，雞血藤膏6克，三七3克，共加水煎服。治衄血無時，取茜草根、艾葉各30克，烏梅肉15克。共研為細末，煉蜜丸如梧桐子大，用烏梅湯下30丸。

功效延伸

通經血瘀 用於經閉、跌打損傷，風濕痹痛。茜草能通經絡，行瘀滯，可用治經閉、跌打損傷、風濕痹痛等血瘀經絡閉阻之症，為婦科調經要藥。治血滯經閉，單用本品酒煎服，茜草30克，用黃酒煎煮，空腹服用。

烏髮 茜草500克，生地黃1500克。水煎3次，去渣，取汁，再熬成膏。每日1小勺，空腹溫酒送服。連續服用1個月。

治風濕痛，關節炎 鮮茜草根120克洗淨搗爛，浸500毫升白酒內1周，取酒燉溫，空腹飲。然後睡覺，蓋被取汗，每日1次。服藥後7日不能下水。

> **別名**

血茜草、血見愁等。

> **道地藥材**

主要產於安徽、江蘇、山東、河南、陝西等地。

> **挑選儲存**

以條粗長、表面紅棕色、內深紅色、分歧少、無莖苗及細鬚根少者為佳。置乾燥陰涼處。

> **用法用量**

煎服：10～15克，大劑量可用30克。止血炒炭用，活血通經生用或酒炒用。

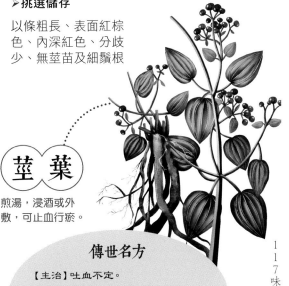

莖葉

煎湯，浸酒或外敷，可止血行瘀。

傳世名方

【主治】吐血不定。

【配方】茜草根三十克。

【制法】搗末，水一盞，煎至七分。

【用法】放冷，食後服之，每服六克。

——出自《簡要濟眾方》

中風後遺症

丹參 活血化瘀擴血管

實驗研究發現，丹參具有明顯的擴張冠狀動脈作用，而且丹參所含的有效成分還能抗血栓，加強血液與血管、心臟之間相互作用，達到防治冠心病的目的。

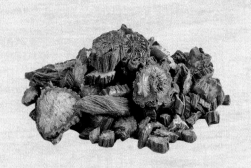

性	微寒	歸經	心、心包、肝
味	苦	毒性	無

使用禁忌

一般禁忌：無瘀血者慎服；孕婦慎用。

病症禁忌：感冒時不能服用丹參，會加重病症。

服用禁忌：丹參不能與藜蘆、蔥同用，還不宜與其性味相反的榛子、蛋黃、醋同食；不宜與牛奶同飲。

活血用法

丹參、川芎各5克，當歸10克。將丹參、當歸、川芎放入鍋中，加水適量，煎煮2次，每次半小時，混合煎煮汁液，加糖適量，當茶飲。主治冠心病。

丹參10克，洗淨，曬乾或烘乾，研成粗末，與綠茶3克混合均勻，放入有蓋杯中，用剛煮沸的開水沖泡，加蓋悶10分鐘即成。代茶頻飲，可沖泡3～5次。可行氣活血、通絡。

傳世名方

【主治】寒疝（急性腹痛）。

【配方】丹參十五克。

【制法】銼，搗細羅為散。

【用法】每服，以熱酒調下六克。

——出自《太平聖惠方》

➤別名

赤參、山參、紫丹參、紅根、紅暖藥、紫黨參、紅參等。

➤道地藥材

主要分佈於遼寧、河北、河南、山東、安徽、江蘇、浙江、江西等地。

➤挑選儲存

以條粗、色紫紅、無蘆頭、無鬚根者為佳。密封儲存，置於陰涼、乾燥處。

➤用法用量

煎服：5～15克，大劑量可用至30克。

➤本草成分

丹參含有丹參酮類、丹參醌類等成分，對加強心肌收縮力、擴張血管、防止血栓形成有顯著作用。還可促進組織修復，保護肝臟和抗菌消炎。

功效延伸

養血、活血、調經 用於月經不調、閉經、痛經、產後瘀滯腹痛、血瘀心痛、跌打損傷等。丹參10克，三七、生曬參各5克。用水煎煮，分早、中、晚服用。可益氣活血。

丹參30克，洗淨切片，放入紗布袋，紮口，放酒罐中，倒入500毫升白酒，蓋好蓋，浸泡15天後飲用。主治月經不調。

去瘀血，補五臟 山楂25克，丹參、枸杞子各15克，蜂蜜、冰糖各適量。將山楂、丹參、枸杞子放入鍋中，用水煎煮，稍沸時放入冰糖，冰糖溶化後去渣取汁，溫涼後加入

家用中藥大補帖

蜂蜜拌勻。也可取丹參片15克，鵪鶉2隻，薑片、蔥段、料酒、香油、鹽各適量。鵪鶉宰殺去毛、內臟和爪，洗淨。將丹參片、鵪鶉放入蒸鍋，加薑片、蔥段、料酒、香油、鹽和適量水蒸煮，約半小時至熟即可。

清心除煩　用於熱病煩躁神昏、心悸失眠等症。丹參15克和五味子30克煎湯藥，每日服用2次，可治療失眠。

治冠心病　丹參、川芎各5克，當歸10克。將丹參、當歸、川芎放入鍋中，加水適量，煎煮2次，每次半小時，混合煎煮汁液，加糖適量，當茶飲。

治療失眠　丹參治療失眠，主要是取它的活血化瘀作用。如果患有長期失眠，可以用丹參15克，五味子30克，煎湯，每日服用2次。

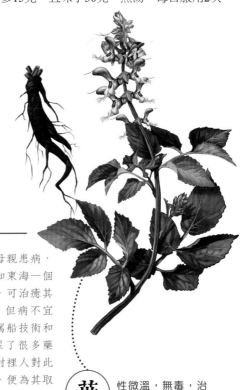

📖 **聽故事記中藥**

相傳，東海岸漁村裡有個青年叫阿明。有一年，他母親患病，經常崩漏下血，請了很多大夫都未治癒。他偶然得知東海一個無名島上，生長著一種花紫藍色、根呈紅色的藥草，可治癒其母病，可海路暗礁林立，水流湍急，猶過鬼門關。但病不宜遲，阿明救母心切，毅然決定出海。他憑著高超的駕船技術和水性，繞過暗礁，沖過激流險灘，終於順利登島採了很多藥草。回村後，在阿明侍奉下，其母很快就痊癒了。村裡人對此事非常敬佩。都說這種藥草凝結了阿明的一片丹心，便為其取名「丹心」。後來在流傳過程中，就漸漸變成「丹參」了。

葉　性微溫，無毒，治心腹疼痛，腸鳴。

	家庭簡單用法
水煎	前列腺增生（瘀血阻滯型）：丹參、蜂蜜各30克，海藻15克。丹參洗淨，切片，與海藻同放入紗布袋中紮口，放入砂鍋，加水浸泡30分鐘，先用武火煮沸後，改用文火煨煮30分鐘，取出藥袋，調入蜂蜜，拌勻即成。早晚分服，可活血軟堅。
	高脂血症：紅花5克，丹參15克，紅糖適量。紅花揀雜、洗淨。丹參洗淨，切成薄片，與紅花同入砂鍋，加水濃煎2次，每次30分鐘，用潔淨紗布過濾，合併濾汁，去渣後回入鍋中，濃縮至300毫升，調入紅糖，攪拌均勻即成。早晚2次分服。可養血和血，活血降脂。
煮粥	月經不調：紅花、當歸各10克，丹參15克，水煎去渣，加糯米100克煮粥。每日2次，空腹食用。每日1劑。
外用	胃痛：當歸30克，丹參20克，乳香、沒藥各15克，分別揀雜，洗淨，曬乾或烘乾，切碎後共研為極細末，加薑汁適量調製成糊狀。取藥糊分別塗敷於上脘穴、中脘穴、足三里穴，每日3～5次，有活血止痛之效。

川芎

活血行氣止疼痛

　　川芎辛散溫通，既能活血化瘀，又能行氣止痛，為「血中之氣藥」，具通達氣血功效，故治氣滯血瘀之胸脅、腹部諸痛。若治心脈瘀阻之胸痹心痛，常與丹參、桂枝、檀香等同用。

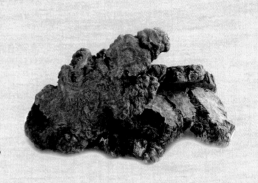

性 溫	**歸經** 肝、膽、心包
味 辛	**毒性** 無

使用禁忌

一般禁忌：陰虛火旺者忌用；孕婦慎用。

病症禁忌：多汗、熱盛及無瘀無出血症均當慎用。

服用禁忌：川芎不可單用，必須與補氣、補血藥配合使用，川芎也不可長期服用。

➤別名

山鞠窮、芎香果、胡馬銜芎、芎窮、京芎等。

➤道地藥材

主產於四川、雲南、貴州、廣西等。

➤挑選儲存

以個大飽滿、質堅實、斷面色黃白、油性大、香氣濃者為佳。宜放置於乾燥、陰涼處儲存。

➤用法用量

煎湯：3～10克。

研末：每次1～1.5克。

外用：適量，研末撒；或煎湯漱口。

➤本草成分

川芎含有揮發油、生物鹼、酚類等成分，有擴張血管、抗血栓形成、緩解痙攣的作用。

活血用法

　　治療氣虛血瘀型冠心病，可用川芎粉、三七粉、丹參粉各1克，沸水沖泡，當茶飲用。除此之外，也可準備川芎、丹參各5克，五加皮10克，水煎當茶飲。

　　治療陽虛型冠心病，可用川芎5克，淫羊藿、山楂各10克，水煎當茶飲。

　　治療氣陰兩虛型冠心病，可用川芎、五味子各5克，西洋參、麥冬各10克，水煎當茶飲。

功效延伸

　　活血行氣，化瘀　川芎活血行氣，為婦科良藥。與補血藥配合，可改善女性月經不調的症狀，對於婦女閉經有治療效果。可用「婦科養血第一方」的四物湯，常規用量是當歸9克，熟地黃12克，川芎6克，炒白芍10克，用水煎煮後服用，每日2次。

傳世名方

【主治】風熱頭痛。

【配方】川芎三克，茶葉六克，水一盅。

【制法】煎五分。

【用法】食前熱服。

——出自《簡便單方》

袪風止痛 川芎、白芷、大棗、生薑各適量，魚頭1個。大棗去核，生薑切片，魚頭沖水洗淨，洗去血污、斬件。將所有藥材、食材放入燉盅，加適量水，蓋上蓋，放入鍋內，隔水燉約4小時。加鹽調味，即可飲用。有滋補袪風的功能，可治頭痛，對婦女尤宜。

治療冠心病 川芎6克，當歸15克，鱔魚500克，料酒、鹽各適量。將鱔魚切成絲，當歸、川芎裝入紗布袋。將鱔魚絲、藥袋放入鍋中，加入料酒、適量水，用武火煮沸，去浮沫，再用文火煎熬1小時，撈出藥袋，加鹽調味即可。

📖 **聽故事記中藥**

唐朝初年，藥王孫思邈偕徒弟雲遊到四川青城山採藥，忽見林中山洞邊一隻患急病的大雌鶴頸垂腳顫，不斷哀鳴。幾日內，他發現雌鶴愛去一個長著一片綠草的古洞，雌鶴食幾日綠草後，身子竟已完全康復了。藥王本能地聯想到，雌鶴的病癒與這種草有關，便進行嘗試，發現其根莖苦中帶辛，具有特異的濃郁香氣。根據多年的經驗，他斷定此品有活血通經、袪風止痛的作用，便讓徒弟攜此藥下山，用它去為病人對症治病，果然靈驗。藥王興奮地隨口吟道：「青城天下幽，川西第一洞。仙鶴過往處，良藥降蒼穹。」「川芎」便由此得名。

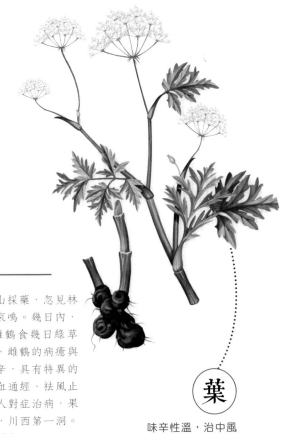

葉

味辛性溫，治中風頭痛，寒痺筋攣。

家庭簡單用法	
沖服	風熱型頭痛：川芎5克，天麻6克，酸棗仁10克。將以上3味中藥研成細末，開水浸泡10分鐘，當茶服用。
水煎	血瘀型頭痛：川芎6克，紅花3克，綠茶適量。用水煎煮後取汁，當茶飲用。
	風寒型偏頭痛：川芎15克，白芷10克，分別去雜，洗淨後曬乾或烘乾，切片，同放入砂鍋，加適量水，中火煎煮15分鐘，用潔淨紗布過濾，取汁即成。代茶頻飲。主治風寒型偏頭痛，症見頭部抽引掣痛，或拘急收緊，遇風受涼後偏頭痛加重或發作，得溫可減輕。
燉湯	肝腎不足：川芎6克，丹參12克，雞蛋2個。將川芎、丹參、雞蛋加水同煮，雞蛋熟後去殼再煮片刻，吃蛋喝湯。
	月經不調：川芎12克，魚頭1個，蔥白10根，食用油、鹽各適量。蔥白洗淨，切段，魚頭洗淨，除去血污、內臟，入油鍋中略煎，放入水，加川芎用武火煮沸，改文火慢熬，90分鐘後，放入蔥白，再次煮沸，加鹽調味即可。

香附 疏肝調經理氣

香附具有疏肝解鬱、調經止痛、理氣調中的功效。可以用於治療肝鬱氣滯引起的胸脅脹痛、脘腹脹痛、消化不良、月經不調、經閉、痛經、寒疝腹痛、乳房脹痛等。

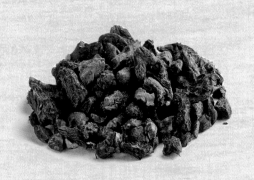

性 平		**歸經** 肺、腎	
味 甘、苦、澀		**毒性** 小毒	

使用禁忌

一般禁忌：陰虛、血熱者忌用；氣虛無滯者慎用。

疏肝理氣用法

香附有疏肝理氣止痛之效，凡胸部兩側和胃腹部脹痛者，可與柴胡、鬱金、延胡索、白芍等配伍，以疏肝理氣止痛。凡肝氣鬱滯，月經先後無定期者，可與當歸、川芎、熟地黃等配伍。凡血熱瘀阻，月經不調或經行腹痛者，可與赤芍、牡丹皮、益母草、當歸等同用，以加強活血調經止痛之功效。

功效延伸

治療月經不調 香附炒制後研細末，用醋和丸，每次服6～9克，早晚各1次，溫水送服，對月經不調有療效。

活血化瘀、治療惡露不盡 香附與山楂、紅糖煎汁，能活血化瘀、理氣止痛，可用於食積脹滿，或因血瘀引起的惡露不絕者。香附與牛肉燉食，能疏肝理氣、調經，可用於肝鬱血滯引起的產後惡露不盡及月經不調者。將香附、佛手煎汁，與米酒配飲，可用於治療肝鬱氣滯所致的月經不調。

➤ **別名**

雀頭香、香附子、雷公頭、香附米等。

➤ **道地藥材**

主要產於山東、河南、湖南、浙江等地。

➤ **挑選儲存**

以個大、色棕褐、質堅實、香氣濃者為佳。置陰涼乾燥處，防熱，防蛀。

新鮮（莖葉）洗淨，搗爛貼敷，治癰疽腫毒。

➤ **用法用量**

煎湯：5～10克。

外用：適量，研末撒，調敷。

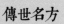

傳世名方

【主治】乳癰（急性乳腺炎），一切癰腫。

【配方】香附（細末）三十克，麝香一克，蒲公英六十克。

【制法】香附、麝香研勻，加蒲公英，煎酒去渣，以酒調藥。

【用法】熱敷患處。

——出自《醫學心悟》

青皮 疏肝破氣消積

青皮具有疏肝破氣、消積化滯的功效，可以用於治療肝氣鬱滯引起的胸脅脹痛、疝氣、乳核、乳癰、食積腹痛等。

性	溫	歸經	肝、膽
味	甘、辛	毒性	無

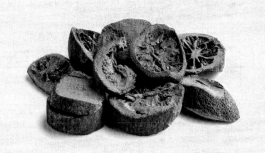

使用禁忌

一般禁忌：氣虛者慎服。

➤別名

四花青皮、個青皮、青皮子、青橘皮、青柑皮等。

➤道地藥材

主產於福建、浙江、四川等地。

➤挑選儲存

以質堅實、個整齊、皮厚、香氣濃者為佳。

➤用法用量

煎服：3～10克。

疏肝理氣用法

青皮具有疏肝破氣、消積化滯的功效，可以用於治療肝氣鬱滯引起的乳房腫痛、胸脅脹痛、疝氣疼痛等。治乳房脹痛或結塊，常配柴胡、浙貝母、橘葉等；治乳癰腫痛，常配瓜蔞皮、金銀花、蒲公英等；治肝鬱胸脅脹痛，常配柴胡、鬱金、香附等。

青皮5克，玫瑰花、菊花各10克。沸水沖泡，當茶飲用。可輔助治療乳腺增生。

功效延伸

疏肝理氣，消積化滯 青皮10克，山楂15克，粳米50克。青皮和山楂水煎，去渣，取汁。用藥汁和粳米一起煮粥。每日早、晚分服。

理氣活血 青皮、紅花各10克。青皮晾乾後切成絲，與紅花加水浸泡30分鐘，煎煮30分鐘，去渣，取汁即成。當茶頻頻服用，或早、晚兩次分服。對氣滯血瘀型盆腔炎有較好療效。

鑑別用藥

陳皮、青皮

二者皆可用於脾胃氣滯之脘腹脹痛，食積不化等症。但陳皮性溫，行氣力緩，偏入脾肺，長於燥濕化痰，用於咳嗽氣喘、嘔噦、腹痛、泄瀉等；青皮行氣力猛，偏入肝膽，能疏肝破氣，散結止痛，消積化滯，主治肝鬱乳房脹痛或結塊，脅肋脹痛，食積腹痛等症。

傳世名方

【主治】瘧疾寒熱。
【配方】青皮三十克（燒存性）。
【制法】研末。
【用法】發前溫酒服三克，臨時再服。
——出自《太平聖惠方》

玫瑰花 疏肝活血止痛

玫瑰花善疏肝解鬱、調中醒脾，有活血行瘀止痛的功效，可用於肝胃不和、胸脅脹痛、噁心嘔吐、胃納不佳等，並治婦女血滯、經行不暢，以及損傷瘀血作痛等症。

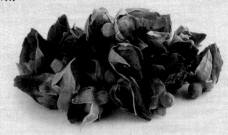

性 溫	**歸經** 脾、肝
味 甘、微苦	**毒性** 無

使用禁忌

一般禁忌：玫瑰花行氣活血，陰虛有火者忌用。

病症禁忌：上火時忌用玫瑰花。

食用禁忌：不宜與綠茶同用，因為綠茶中含有大量的鞣酸，會影響玫瑰花疏肝解鬱的功效。

➤別名

徘徊花、筆頭花、湖花、刺玫花。

➤道地藥材

主要產於江蘇、浙江、福建、山東、四川等地。

➤挑選儲存

以花蕾大、完整瓣厚、色紫鮮、不露蕊、香氣濃者為佳。置陰涼乾燥處，避光、防潮。

➤用法用量

煎服：1.5～6克。

➤本草成分

玫瑰花中主要含有橙花醇、丁香油酚、香茅醇、苦味質等成分，有促進新陳代謝、去除器官硬化、修復細胞、抗病毒等作用。

疏肝理氣用法

玫瑰花有疏肝解鬱、醒脾和胃、行氣止痛之功。用治鬱犯胃之胸脅脘腹脹痛，嘔惡食少，可與香附、佛手、砂仁等配伍。玫瑰花、菊花各10克，青皮5克。沸水沖泡，當茶飲用。可輔助治療乳腺增生。

玫瑰花善調經、疏解肝鬱，用於肝氣鬱滯之乳房脹痛、月經不調。玫瑰花10克，置於大杯中，用沸水沖泡，每日當茶飲，可調經活血。或者用玫瑰花10克、粳米50克煮粥，將熟時加入紅糖，再略煮即可。

功效延伸

活血止痛 玫瑰花能活血散瘀以止痛，可用於跌打傷痛。治療跌打損傷，瘀腫疼痛，可與當歸、川芎、赤芍等配伍。

調節情緒 《本草正義》記載玫瑰花「香氣最濃，清而不濁，和而不猛……。」玫瑰花的藥性非常溫和，心情抑鬱者或是抑鬱症患者，飲用適量玫瑰花茶最適宜，如同時有腹脹，可在茶中加入橘絡。女性在月經前或

月經期間常會有情緒上的煩躁，喝點玫瑰花茶可以起到調節作用。

排除毒素、鬆弛神經、理氣、散寒、止痛
用於促進體內毒素的排出，鬆弛緊張的神經，以及理氣、散寒、止痛，可將玫瑰花與紅糖熬成膏，用溫水服用。泡玫瑰花時可以根據個人的口味加蜂蜜或冰糖，氣虛者可加大棗3～5枚，腎虛者可加入枸杞子15克。

用於消化不良　玫瑰花與白蘿蔔同食，能疏肝健胃、消食止嘔，可用於消化不良者的食療。玫瑰花與粳米同煮粥，能疏肝理氣、健脾，可用於肝鬱脾虛證患者食用。

📖 **聽故事記中藥**

古希臘傳說中玫瑰是花神克羅斯創造的。起初玫瑰只是一顆尚無生命的種子，一天，花神克羅斯偶然在森林中的一塊空地上發現了它，克羅斯賜予它生命，並請求愛神阿佛洛狄忒賦予了它美麗的容貌；讓酒神狄俄尼索斯給它澆灌了神酒，使它擁有了醉人的芬芳；又請美惠三女神將魅力、聰穎和歡樂賜予了它。隨後，西風之神吹散了雲朵，太陽神阿波羅得以照耀它，玫瑰就這樣盛開了，可以說它的誕生來自眾神的祝福。玫瑰既是美神的化身，又融進了愛神的鮮血。在世界範圍內，玫瑰都是用來表達愛情的通用語言。

清熱解毒　玫瑰花6克，杏仁9克，綠豆粉30克，海帶絲50克，紅糖適量。鍋裡加適量清水，放入玫瑰花、杏仁、綠豆粉，武火煮開後轉文火煮20分鐘。再放入海帶絲煮5分鐘，加紅糖調味即可。

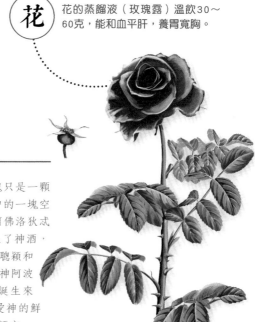

花　花的蒸餾液（玫瑰露）溫飲30～60克，能和血平肝，養胃寬胸。

家庭簡單用法

飲品	女性經期情緒煩躁：玫瑰花10克，大豆50克，蜂蜜適量。大豆提前一天泡上，泡好後將玫瑰花瓣和大豆一起放入豆漿機中打好，根據個人口味加入蜂蜜調味。
水煎	青春痘：玫瑰花、槐花、月季花、金銀花、雞冠花各10克，生石膏30克（先煎半小時），紅糖適量。水煎，再放入蜂蜜適量，放涼、裝瓶，每次1湯匙，每日2～3次，溫水沖服。
	月經期間頭痛：玫瑰花、茉莉花各12克，月季花、金銀花各15克，杜紅花10克，旋覆花6克（紗布包裹）。水煎當茶飲，月經來潮前4日開始服用，連服10劑，下次月經前4日再開始服用。
	抑鬱症：玫瑰花6克，金橘餅半塊，切碎。沸水沖泡，悶15分鐘，當茶飲用，可沖泡3～5次，每日1劑，嚼服玫瑰花瓣、金橘餅。適用於抑鬱兼有胸脅脹痛。
	肥胖（氣滯血瘀型）：玫瑰花15克，烏梅3枚，紅茶包1包。鍋中倒入250毫升水，放入烏梅煮沸，再將烏梅汁沖泡紅茶，最後撒上玫瑰花稍浸泡即可。

柴胡
疏肝解鬱調經

柴胡能使鬱開火瀉，有瀉肝火和解肌熱的作用。可用於因肝膽鬱熱引起的頭暈、口苦、嘔吐、兩脅作痛等，亦可用於肝鬱氣滯所致的婦女月經失調、痛經或小腹脹痛、情志抑鬱等。

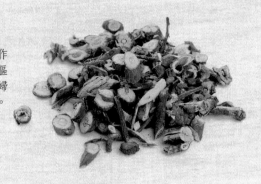

性	涼	歸經	肝、膽
味	苦	毒性	無

使用禁忌

一般禁忌：柴胡有發汗作用，真陰虧損、肝陽上亢及陰虛火旺者忌用。

病症禁忌：有嘔吐症狀忌用。

疏肝理氣用法

用於肝失疏泄，氣機鬱阻所致的胸脅、少腹脹痛、情志抑鬱或婦女月經失調、痛經等症，常與香附、川芎、白芍同用。陳皮（醋炒）、柴胡各6克，川芎、香附、枳殼（麩炒）、白芍各5克，炙甘草3克。水一盅半，煎至八成，食前服。

柴胡、玫瑰花各10克，蘋果半顆，冰糖適量。將柴胡和玫瑰花用水洗淨，蘋果切成丁。將柴胡放鍋內，加適量水，用武火煮開，轉文火煮10分鐘。將蘋果丁和玫瑰花倒進鍋內，轉大火煮沸後，關火，燜5分鐘左右，加適量調味，煮開即可。有疏肝解鬱，除煩養胃之效。

功效延伸

治療感冒發燒　柴胡善解熱，是治療感冒發燒的良藥，中醫著名方子「小柴胡湯」就是以柴胡為主藥。柴胡30克，黃芩、人參、半夏、炙甘草、生薑各18克，大棗12枚。上述7味藥，加水適量，煎至五成，去渣，再煎至三成，取一成溫服，每日3次。

治外感風寒，頭疼身痛，瘧疾初起　柴胡3～6克，防風、甘草各3克，陳皮4.5克，白芍6克，生薑3～5片。水一盅半，煎至七八成，熱服。

治積熱下痢　柴胡、黃芩等份。半酒半水，煎至七成，浸冷，空腹服用。

養血保肝　柴胡入肝經，對各種症狀的肝炎有顯著療效，常與白芍、金銀花、甘草、大棗、山楂、白朮、當歸等配伍。慢性肝炎或乙型肝炎，用柴胡、甘草各5克，白芍、金銀花各10克，水煎飲，有養血保肝的功效。

治療氣虛型便秘　柴胡、菊花、冰糖各15克，決明子20克。以上藥材用水煎煮，每日當茶飲。

治療脂肪肝　柴胡、枳殼、白芍、木香、山楂各10克，甘草5克，水煎當茶飲。還可用柴胡、白朮、白芍、當歸、人參各10克，甘草5克，水煎當茶飲。

治噯氣　綠萼梅、柴胡、佛手、香附各等份。水煎，去渣，取汁，溫服。

> ## 別名

地熏、茹草、紅柴胡、黑柴胡。

> ## 道地藥材

主產於遼寧、甘肅、河北等地。

> ## 挑選儲存

以根粗長、無莖苗、鬚根少者為佳。宜置陰涼乾燥處，防黴、防蛀。

> ## 用法用量

煎服：3～10克。解表退熱用量宜稍重，且宜用生品；疏肝解鬱宜醋炙；升陽舉陷可生用或醋炙；其用量均宜稍輕。

> ## 本草成分

柴胡含有柴胡皂苷、固醇、柴胡醇、丁香酚等成分，具有解熱、鎮靜、鎮痛、鎮咳、抗菌、抗病毒、抗炎、增強免疫功能、降膽固醇、抗腫瘤、抗輻射以及保肝等作用。

📖 **聽故事記中藥**

《紅樓夢》第八十三回：太醫王濟仁為黛玉診過脈後說：「六脈皆弦，因平日抑鬱所致。」隨後開了處方。賈璉見藥方有一味柴胡，不禁有疑：「黛玉之症已經出現了『陰虛火旺』的證候，如若用柴胡之類的升舉陽氣之品，豈不是抱薪救火，以藥助邪？」王太醫笑了笑說：「二爺但知柴胡是升提之品，為吐衄所忌。豈知鱉血拌炒，非柴胡不足以宣少陽肝膽之氣。以鱉血制之，使其不致升提；且能培養肝陰，制退陰火。所以《內經》說：『通因通用，塞因塞用』。」王太醫一番引經據典的話，說得賈璉連連稱是。

傳世名方

【主治】傷寒少陽證。
【配方】柴胡二十四克，黃芩、人參、炙甘草、半夏、生薑各九克，大棗四枚。
【制法】水煎，去渣。
【用法】溫服，每日三服。
——出自《傷寒論》

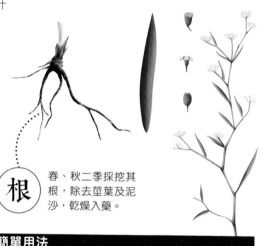

根 春、秋二季採挖其根，除去莖葉及泥沙，乾燥入藥。

家庭簡單用法

水煎	慢性肝炎（肝鬱脾虛型）：柴胡、丹參各5克，五味子、靈芝各10克，大棗5枚。水煎當茶飲。
	頭痛（風熱型）：柴胡、升麻各10克，白芷5克，細辛3克。水煎當茶飲。
煮粥	清熱除濕：柴胡、赤芍、延胡索、山楂各10克，粳米60克，馬齒莧25克，大棗10枚，白糖適量。柴胡、馬齒莧、赤芍、延胡索放入鍋內，加水1000毫升，武火煮開，文火煮半小時，取汁，用藥汁煮粳米、大棗至粥熟，加山楂、白糖拌勻即可。
燉湯	清熱養肝：柴胡15克，豬肝200克，菠菜50克，鹽、澱粉各適量。菠菜去根洗淨，切小段。豬肝洗淨切片，加澱粉拌勻。柴胡放入鍋內，加水1500毫升，武火煮開後轉文火煮20分鐘，去渣留湯。將豬肝加入柴胡湯中，轉武火，並下菠菜，等湯再次煮沸，加鹽調味即可。
	消熱去燥、止咳化痰：氣候乾燥的秋季，人們常有皮膚搔癢、口鼻乾燥症狀，有時乾咳少痰，可用柴胡6克，梨1顆，煮湯喝，有消熱去燥、止咳化痰的作用，若加適量紅糖還有暖身效果。

皮膚過敏

蟬蛻 抗過敏止癢利咽

蟬蛻有止癢、抗過敏等作用，用於治療蕁麻疹、風疹和哮喘等病症，也可以有效地緩解過敏性鼻炎患者出現的鼻塞、鼻癢等症狀。常與荊芥、防風、苦參等同用。

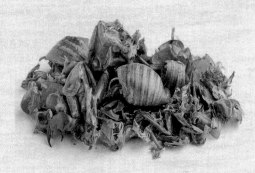

性	涼	**歸經**	肺、肝
味	甘、酸	**毒性**	無

使用禁忌

一般禁忌：孕婦慎服。

病症禁忌：虛勞失音忌服。《本草經疏》記載「痘疹虛寒證不得服」。

傳世名方

【主治】皮膚瘙癢不已。

【配方】蟬蛻、薄荷葉等份。

【制法】為末。

【用法】酒調五克，日三服。

——出自《姚僧坦集驗方》

> ## 別名

蟬衣、土蟬衣。

> ## 道地藥材

主產於山東、河北、河南、湖北、江蘇、四川等地。

> ## 挑選儲存

以體輕、完整、色黃亮、沒有泥沙者為佳。放在通風乾燥處，防潮防蛀。

> ## 用法用量

煎服：3～6克。

外用：煎水洗或研末調敷。

抗過敏用法

用於慢性蕁麻疹，可將蟬蛻洗淨曬乾，炒焦，研末過篩，煉蜜為丸（約9克）。每次溫開水送服1丸，每日2～3次。

用於咽喉腫痛、喉癢、吐痰不利等，可取牛蒡根500克，蟬蛻100克，黃酒1500毫升。將牛蒡根切片，與蟬蛻一同放入容器中，加入黃酒，密封，浸泡5日後，過濾去渣，備用。每次服10～20毫升，每日2次。有散風宣肺、清熱解毒利咽的功效。但脾胃寒濕腹瀉者忌服。

功效延伸

聲音嘶啞 蟬蛻有宣散風熱之功，適用於外感風熱或溫病初起所致的聲音嘶啞。蟬蛻18克，開水浸泡20分鐘，加冰糖適量，每天3次。

夏季暑熱煩渴、痱子、水腫、口舌生瘡 西瓜皮200克，綠豆衣30克，蟬蛻10克。將西瓜皮、綠豆衣、蟬蛻洗淨，放入鍋中，加水1000毫升，煮沸即可。有清熱瀉火、清暑祛風功效。

風熱喉痹失音，急慢性咽炎 綠茶10克，蟬蛻5克，粳米50～100克，冰糖適量。綠茶、蟬蛻加水適量煎煮，去渣取汁，加入粳米，待米熟後調入冰糖，再稍煮為稀粥即成。早晚服用，可疏風清熱、利咽開音。

防風

止癢止痛防感冒

防風能祛風止癢，可以治療多種皮膚病，尤其以風疹瘙癢較為常用，為「治風之通用藥」。常與荊芥配伍使用。現代研究證實防風具有抗炎、抗過敏等作用，對蕁麻疹等引起的皮膚瘙癢有效果。

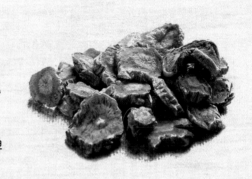

性	溫	**歸經**	膀胱、肝、脾
味	甘、辛	**毒性**	無

使用禁忌

一般禁忌：防風藥性偏溫，陰虛虧虛、熱病動風者不宜服用。

➤**別名**

銅芸、茴雲、茴草、百枝、百種。

➤**道地藥材**

主產於黑龍江、吉林、內蒙古、河北。

➤**挑選儲存**

主要藥用部位為根，以條粗壯、整齊、皮細而緊、質地柔軟，橫斷面黃白色，中心顏色黃者為佳。放在通風乾燥處，防潮、防黴、防蟲蛀。

➤**用法用量**

煎湯，5～10克。

外用：取適量，煎水熏洗。

一般生用，止瀉炒用，止血炒炭用。

抗過敏用法

防風、荊芥各10克，甘草7克，加水煎煮，溫服，可治療蕁麻疹。防風、蟬蛻各10克，苦參、地膚子各15克，加水煎煮，溫服，可治療皮膚瘙癢。

功效延伸

止痛 防風能除濕止痛。防風30克，地龍、漏蘆各60克，搗碎為散，每次取6克，以溫酒調服，適用於風寒濕痺、肌肉關節疼痛等。

治療風寒感冒 防風5～10克，蔥白適量，粳米50克。防風煎水，取汁，加粳米煮粥。待粥將熟時，加入蔥白，再煮片刻，食用。每日1～2劑，連續服用3～5日。

治療遍身瘡腫癢痛 防風、苦參、何首烏、薄荷等份。共研粗末，每次15克，加水、白酒各一半，煎沸10次，溫熱洗浴，於避風處睡一晚。

治痤瘡 防風200克，黃芩100克，共研為末。每次取1小匙，沖水服用。

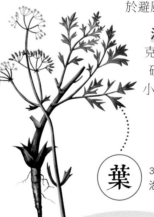

葉 3～6克，煎服，主治風熱汗出。

傳世名方

【配方】防風三十克，黃耆、白朮各六十克。

【制法】研末。

【用法】每日二次，每次六至九克，大棗煎湯送服；亦可作湯劑，水煎服，用量按原方比例酌減。

——出自《究原方》

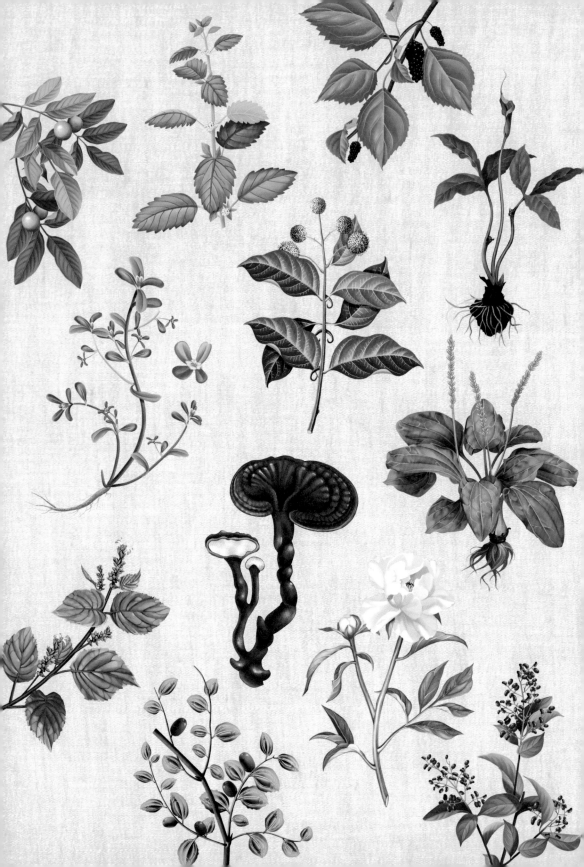

第二章

會用中藥才見效

現在針對各種病症的成方很多，可是在家如何選擇用藥才見效？中藥禁忌有哪些？怎樣煎藥和服用起效更快？如何掌握用量？怎樣看懂大夫開的中藥方……。要成為一名合格的「家庭保健醫生」，這些都有講究。翻開本章，你不用排隊掛號問醫生，就可以直接去店裡抓藥，回來自己煎藥，在家也能科學養生治病。

在家如何選用中藥

　　現在針對各種病症的成方很多，在用藥時，要根據病情輕重，慎重地選擇用藥。在本書中老中醫會給你介紹平價、有奇效的藥方，耐心地貫徹不同人不同方。你可以依藥方去店裡抓藥（孕婦、兒童除外），回來自己煎藥，在家就能輕輕鬆鬆養生治病。

單方平價起效快

　　單方就是民間流傳專治某種病症的藥方。一般用藥極簡單，取材很方便。如單方車前子散，僅用一味藥物製成，煎藥方便，價格十分親民，而在治療單純性腹瀉方面卻效果顯著。據說宋朝學士歐陽修腹瀉很嚴重，換了很多藥方，都不見效果，後來有人推薦車前子散，歐陽修服用後竟痊癒了。自此單方車前子散聞名天下，俗諺有「單方氣死名醫」之說。

秘方簡單效果奇

　　古往今來，每個醫生都有祖傳的秘而不宣的藥方，用藥簡單而效果神奇，這就是秘方。如中國現代中醫學家蒲輔周先生有家傳秘方走馬通聖散，專門治療傷寒表實證，效果顯著；生於中醫世家的耿鑒庭先生，是中國著名的耳鼻喉專家，有專門治療頑固性鼻炎的家傳秘方金蓮花茶。諸如此類的秘方很多，效果不僅神奇，甚至可以治癒部分「疑難雜症」。

單方秘方巧選取

　　單方秘方源於中草藥，而中草藥的選擇應根據患者的體質與病症而定。例如，車前子散對症用於濕邪下注型腹瀉；若腹瀉是大腸濕熱、脾虛失運、脾腎陽虛等引起的則無效。又如黃芩湯用於邪熱蘊肺型咳嗽可能效果奇佳，而對風寒咳嗽、風燥咳嗽則無效，甚至不利於疾病的康復。所以在單方秘方的選擇上要根據病症的起因而定。

　　除此之外，不少單方秘方是由「峻猛藥」、「劫霸藥」組成，如大辛大熱的附子、肉桂、乾薑，峻下逐水的芫花、大戟、甘遂，甚至毒性較大的「虎狼藥」，如砒石、馬錢子、斷腸草所組成。因此，若非成竹在胸、辨證準確或病情急切需要，不要輕易使用。

　　單方秘方的用量方面一般數倍於常規用量，對體質較弱者或老年人、嬰幼兒及孕婦，應該慎用或者根據醫囑而酌情減量。

漢代以前的方子慎用

經方是漢代及以前的方劑。其最大的優點是針對性強、配伍嚴謹、加減有度並重視用量、用法與服法等。但是，以前的方子並不一定適合當代人的病症及體質，而且之前的醫療技術水準有限，對中藥的認識及運用有一定的片面性，所以漢代以前的方子要慎用。

漢代以後的方子適用廣

漢代張仲景之後的醫家所創制的方劑稱為時方。如清代葉天士、吳鞠通的《溫熱名方》及陳念祖編著的《時方歌括》、《時方妙用》等著作中所收載的方劑都被稱為時方。

相對於漢代方子要慎用的原則，時方的適用性比較廣泛。時方是在經方基礎之上發展起來的，他們有繼承與發展的關係。有的時方自經方變化而來，如三拗湯

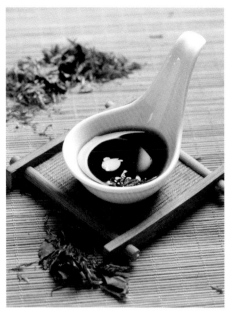

時方配伍用藥比較靈活，或尚精簡，或好繁雜；適應證廣，能更大範圍地適應複雜的病情。

脫胎於麻黃湯，成為外感傷風邪、肺氣失宣證的通用方；濟生腎氣丸和十補丸均由金匱腎氣丸加味而成，分別增加了利水消腫和溫腎益精的功效。

應用經方、時方須注意

時方向來有平穩輕靈之稱，針對小病輕症，用藥應選平淡；劇病重症，則須大方重劑，不能以輕劑、補劑敷衍了事，如傷寒表實證，該用麻黃湯即不可代以蔥豉湯或蘇羌達表湯。

而且時方與經方可以相互配合，前人曾經驗證過，將經方梔子豉湯與時方溫膽湯合用，在治療膽經鬱熱引起的失眠症方面，效果顯著。

時方之間也可配合應用，最典型者如焦樹德三合湯，彙集百合烏藥湯、良附丸、金鈴子散三方以治胃脘痛，療效相當不錯。

有一點需要引起注意，不少時方、單秘方及中成藥將動物入藥用，但目前犀牛、老虎、羚羊、麝等屬於稀有或珍貴的動物，已停止使用。所以應當積極尋找替代品，保護珍稀動物。

中藥禁忌要牢記

　　有的藥物配伍之後會增加毒性，應用後會對人體造成損害，所以，從古流傳下來的「十八反」、「十九畏」及歌謠就反映了這一情況。經過科學驗證「十八反」和「十九畏」是有一定道理的，如甘遂、大戟、芫花與甘草相反，確實不能夠配伍應用。

十八反

甘草（反）——大戟、芫花、甘遂、海藻。

藜蘆（反）——人參、丹參、沙參、玄參、苦參、細辛、白芍。

烏頭（反）——半夏、瓜蔞、貝母、白蘞、白及。

歸納成歌訣

本草明言十八反，半蔞貝蘞及攻烏，

藻遂戟芫俱戰草，諸參辛芍叛藜蘆。

十九畏

硫黃（畏）——樸硝	水銀（畏）——砒霜
狼毒（畏）——密陀僧	巴豆（畏）——牽牛子
丁香（畏）——鬱金	牙硝（畏）——京三棱
川烏（畏）——犀角	草烏（畏）——犀角
人參（畏）——五靈脂	肉桂（畏）——赤石脂

歸納成歌訣

硫黃原是火中精，樸硝一見便相爭，

水銀莫與砒霜見，狼毒最怕密陀僧。

巴豆性烈最為上，偏於牽牛不順情。

丁香莫與鬱金見，牙硝難合京三棱。

川烏草烏不順犀，人參最怕五靈脂，

官桂善能調冷氣，石脂一見便相欺。

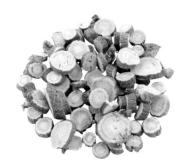

甘草性平味甘，有補益心脾、潤肺止咳、瀉火解毒、緩急止痛、緩和藥性等功效。

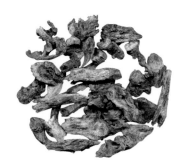

丹參性微溫味苦，具有明顯的擴張冠狀動脈的作用，可行氣活血，通絡，主治冠心病。

禁用藥與慎用藥

　　禁用藥，一般說不能應用，因為這部分藥物大多數是毒性較強或藥性峻烈的藥物，例如巴豆、水蛭、虻蟲、大戟、芫花、麝香、三棱、莪術、水銀、斑蝥等。

　　還有慎用的藥物，大多具有破氣、破血，或大辛、大熱，滑利沉降等特性，例如枳實、檳榔、桃仁、紅花、附子、肉桂、川烏、草烏、冬葵子、瞿麥、磁石、代赭石等。

　　如果患者是孕婦，需要特別注意，應當在迅速把病消除的同時，注意保胎，這樣才有利於母子的健康。對於慎用的藥物，如果病情急需，也可根據「有故無殞，亦無殞也」（源自《黃帝內經》）的原則，酌情使用。

根據長期的經驗積累，古人將孕婦用藥禁忌歸納成歌訣。

蝮斑水蛭及虻蟲，烏頭附子配天雄，

野葛水銀並巴豆，牛膝薏苡與蜈蚣，

三棱芫花代赭麝，大戟蟬蛻黃雌雄，

牙硝芒硝牡丹桂，槐花牽牛皂角同，

半夏南星與通草，瞿麥乾薑桃仁通，

硇砂乾漆蟹爪甲，地膽茅根都失中。

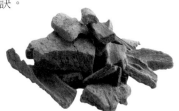

肉桂性熱，味辛、甘，具有補火助陽、散寒止痛等功效。

注：

蝮——即虺，與蝮蛇同類	斑——斑蝥
野葛——即水莽草	代赭——代赭石
麝——麝香	黃雌雄——即雄黃、雌黃
牡丹——即牡丹皮	桂——肉桂
牽牛——牽牛子	通——即木通
蟹爪甲——即螃蟹爪、穿山甲	
地膽——即芫菁	茅根——白茅根

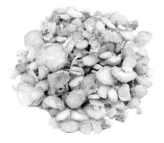

半夏性溫味辛，具有燥濕化痰、降逆止嘔、消痞散結、外用消腫止痛的功效。

　　隨著現代藥理研究的深入，某些中草藥腎損害問題不斷浮出了水面。我根據54年的臨床經驗，總結出會給腎造成損害的中草藥有：馬兜鈴、關木通、防己、天仙藤、青木香、尋骨風、朱砂蓮、土木香、雷公藤、斑蝥、全蠍、鉤吻、烏頭、雄黃、朱砂、蒼耳子、相思子、巴豆、巴豆霜、牽牛子、馬錢子、附子、鴉膽子、川楝子、苦楝皮、輕粉、膽礬、昆明山海棠、麗江山慈姑、砒霜等，在開方吃藥的時候，應謹慎注意。

中藥起效快，煎煮和服用很關鍵

煎藥用的鍋，煎藥的時間與溫度，服藥時的禁忌等都有講究。一般先武火後文火，這樣既能防止藥液溢出，又可減少水分蒸發；質地堅硬的藥物宜先煎，易揮發的藥物要後下；蘿蔔和人參不能一起食用……，翻開書，煎煮、服用就是這麼簡單。

煎藥用具選砂鍋

首選砂鍋

性質穩定，不易與中藥中的化學成分起反應，煎出湯劑品質可靠，加之砂鍋傳熱性能好，受熱均勻，價格親民，是煎藥用具首選。

忌用鐵鍋、鋁鍋

雖然鐵鍋傳熱性能好，但化學性質不穩定，易氧化，如中藥內的鞣質可與鐵化合形成難溶的絡合物，鐵與有機酸發生化學反應，產生鹽，均影響中藥的效果。此外，鐵鍋煎煮中藥還會使湯液顏色改變。如訶子、地榆、蘇木等含酚羥基類化合物，與鐵結合後變成深紫色或黑綠色、紫黑色等。由鐵鍋煎出的中藥有鐵銹味，易使患者產生噁心、嘔吐等不良反應。

煎藥用水要清潔

古人常用泉水、井水、河水、露水、雨水、雪水煎煮中藥，緣於其乾淨清潔。同一方劑的藥量，在一定條件下，加水越多，浸出物含藥量越高。一般平均每克藥需加水10毫升左右，對於吸水性較強的中藥，還可適當多加些水，反之可少加些水。總之，應根據藥物性質，適量增減。一般以水面高出藥物約3釐米為宜，大約相當於每50克藥加水250毫升。

藥物浸泡應重視

中藥絕大部分為乾品，有一定的體積和厚度，若煎煮前不予以浸泡，即以武火煎煮，會使藥物表面蛋白凝固，澱粉糊化，影響有效成分的滲出。

煎藥前浸泡，可使藥物濕潤變軟，細胞膨脹或脹破，使其有效成分溶解到藥材組織水分中，再擴散到中藥外部的水中。浸泡生藥的時間，一般花、莖、根莖、種子、果實等宜浸泡1小時左右，用涼水，不宜用溫水或沸水，以防藥物酶解。

一煎與二煎

中藥含可溶性和難溶性成分，易煎出的成分有苷類、多糖類、揮發油等，這些成分在第一煎中出量較多，而難煎的苷元、樹脂、樹膠、脂肪油等，只能在第二煎中浸出較多，為使兩煎的有效成分均勻一致，故常將一煎、二煎藥液混合均勻，分2～3次服用。

煎藥時間與溫度

藥物的煎藥時間不宜過長，溫度不宜過高，故傳統的煎藥經驗「武火急煎，文火緩煎」是有一定科學道理的。一般情況下，先用高溫使藥液煮沸，第一煎從煮沸開始計算時間，煎煮20～30分鐘，均用文火使之微沸；第二煎時間一般在15～20分鐘。解表藥、理氣藥時間宜短，第一煎10～15分鐘，第二煎15～20分鐘；滋補藥時間宜長，第一煎需30～40分鐘，第二煎需25～30分鐘。

先用武火再用文火

1. 先用武火煎煮，使鍋內藥汁溫度急劇上升快煮，也就是武火。

2. 沸後再改文火煎煮，使鍋內藥汁溫度緩慢上升，也就是文火。這樣既能防止藥液溢出，又可減少水分蒸發，避免揮發成分過多損耗和高溫導致的有效成分破壞。

3. 煎藥過程應每隔7～8分鐘攪拌1次，使煎出的藥汁均勻一致。但不宜頻頻攪拌，以防揮發油耗損過多。

4. 過濾藥液時，最好加壓過濾，防止藥渣中殘留藥液，可以提高煎出率。

質地堅硬的藥物宜先煎

貝殼類、礦石類藥物，如龜甲、鱉甲、代赭石、石決明、珍珠母、生牡蠣、生龍骨、磁石、生石膏等，因質地堅硬，難以煎出藥味，應打碎先煎，煮沸後10～20分鐘，再下其他藥物，以使藥物有效成分充分煎出。泥沙多的藥物，如灶心土（伏龍肝）、糯稻根等，以及質輕量大的植物藥，如蘆根、白茅根、荔枝草、夏枯草，宜先煎取汁澄清，然後取其藥汁代水煎其他藥物。

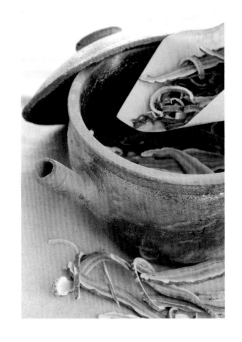

易揮發的藥物後下

氣味芳香，借其揮發油取效的藥物，如薄荷、砂仁、木香等，宜在一般藥物即將煎好時放入，煎2分鐘後即可，以防有效成分散失。有些中藥有其特殊性，如生大

黃所含蒽醌衍生物能刺激大腸，增加蠕動而促進排便，但久煎後有效成分大部分被破壞，瀉下力大為減弱，應後下，煎煮2分鐘即可。

包煎

某些對咽喉有不良刺激與易浮水面的藥物，如旋覆花、蒲黃、車前子、蘇子等，以及煎後藥液混濁的藥物，如赤石脂、滑石等，要用紗布袋將藥包好，再放入鍋內煎煮。

另燉或另煎

某些貴重藥，為了儘量保存其有效成分，避免同煎時被其他藥物所吸收，可將藥物切成小薄片，放入加蓋盅內，隔水燉1～2小時，或取鍋加水另煎取汁服用，如人參、冬蟲夏草等。對於貴重而有效成分又難以煎出的藥物，如鹿茸等，還可用磨汁或銼粉方法調服。

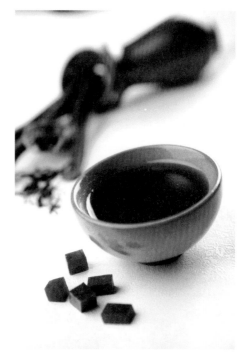

血虛頭暈，面色萎黃者，可用阿膠紅茶來調理。

烊化（溶化）

膠性、黏性大而且容易溶解的藥物，用時應另行加溫溶化，再加入去渣的藥汁趁熱和勻，或微煮溶解後服用，以免同煎時在鍋底煮焦，且黏附他藥，而影響其有效成分的煎出，如阿膠、鹿角膠、龜甲膠、飴糖等。

沖服

散劑、丹劑、小丸、鮮汁，以及某些芳香或貴重藥物，應放入碗內，然後將煎好的藥汁沖入碗中，和勻後服。如沉香末、肉桂末、三七粉、紫雪丹、六神丸、生藕汁、生蘿蔔汁等。

湯劑內服方法要得當

服藥方法是否正確，與療效密切相關。所以中藥複方的服用方法，一定要遵從醫囑，或者按照以下的服藥時間、服藥方法來進行，並注意服藥期間的飲食禁忌。

服藥時間

一般情況	服藥宜在飯前一小時左右
對胃腸有刺激的藥物	宜在飯後服用
滋補藥	宜空腹服
治瘧藥物	宜在發作前2小時服
安神藥	宜睡前服
急病的藥物	不拘時間
慢性病的藥物	服丸、散、膏、酒者應定時服

服藥方法

湯劑

一般情況下，湯劑1劑分為兩服或三服；病情緊急的可1次頓服。目前臨床服藥多為1日1劑，如遇特殊情況也可1日連服2劑，以增強藥力。對於一些感染性疾病、發熱性疾病，建議患者每6小時服用1次，目的是維持藥物在血液中的有效濃度，以更好地達到治療效果。

湯劑一般多用溫服。服發汗解表藥時，除溫服外，藥後還宜加衣避風，使遍身持續微微出汗。熱證用寒藥，宜冷服；寒證用熱藥，宜溫服。

丸、散、膏、丹等中成藥

一般為每日2次，但也有少數規定為1次或3次。對於小有毒性的藥則必須按規定劑量服用，或遵醫囑服用。小兒和老年人服藥，劑量當酌減。服用成藥多用溫開水送服。

服藥期間應忌口

飲食禁忌，也就是忌口。在服用某些藥物或服藥期間，對影響病情或者療效的食物，應注意避免或節制食用。我根據五十多年的臨床經驗，並翻閱相關醫學古籍，得出不可同食的中藥或食物，列舉如下：

人參＋蘿蔔、茶——影響藥力。

西洋參＋茶——因茶中含有的鞣酸，會破壞西洋參的有效成分。一般服用西洋參3日後，才可飲茶。

何首烏＋蔥、蒜——影響何首烏的效果。

天冬＋鯉魚——二者效用相克。

黑木耳＋蘿蔔——蘿蔔破氣，影響效力。

另外，由於疾病的關係，亦須注意飲食宜忌。如麻疹表證，不宜食油膩酸澀之物；瘡癤腫毒、皮膚瘙癢，不宜食魚、蝦、牛、羊等腥膻、刺激之品；熱證，不宜食辛辣膻膩等食物；寒證，不宜食生冷瓜果等食物；經常頭暈、失眠、性情急躁者，應忌食胡椒、辣椒、酒、茶；消化不良者，應忌食油炸黏膩物及生冷食物等。

如何掌握用量

中藥的用藥量，也稱為劑量，指每一味藥的成人一日量，也有指方劑中每味藥物之間的比較分量，即相對劑量。中藥用量的大小，一般與藥物的性質、配伍、劑型以及病人病情、體質、年齡等個體差異這些因素有關。此外，還應注意根據氣候、季節及地域等具體情況靈活掌握。

秘訣一：以藥物的性味確定用量

用量宜大：氣味平淡、作用緩和、無毒副作用的藥物，如茯苓、山藥、薏苡仁、蓮子等。

用量宜小：氣味濃厚、作用峻猛的藥物，如麻黃、細辛、附子、肉桂、麝香、冰片、甘遂、水蛭、虻蟲等。

秘訣二：以藥物有無毒確定用量

用量宜大：無毒的藥物，如黃耆、黨參等。

用量宜中：小毒的藥物，如杏仁、桃仁等。

用量宜小：大毒的藥物，常從小劑量開始，視病情需要，再考慮逐漸增加，一旦病勢已減，應逐漸減量或立即停服，以防中毒或產生副作用。

秘訣三：以藥物質地確定用量

用量宜大：質重的礦物、貝殼以及結構緻密的植物根、果實類藥，如石決明、石膏、磁石、龜甲、鱉甲、牡蠣、熟地黃、薏苡仁等；新鮮的植物類藥，一般鮮品的用量為乾品的2～3倍。

用量宜小：通常質輕的花、葉、枝及中空的莖類藥物及芳香辛竄之品，如菊花、荷梗、桑葉、桂枝、橘絡、通草、燈心草、麝香、冰片等；乾燥的植物類藥，用量宜輕。

秘訣四：以處方的配伍確定用量

用量宜大：若一味藥單用，用量宜重，如單用一味蒲公英治瘡癤，可用至50克；同一處方中，君藥相對量最重。

用量宜小：複方配伍，用量宜輕，如蒲公英配伍他藥，只能用15～20克，臣藥、佐藥相對量較輕，使藥更輕。如補陽還五湯為例，君藥黃耆用120克，而其他6味藥物用的總和不及黃耆的1/5。

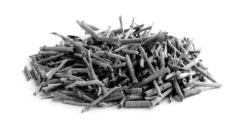

麻黃性溫，味苦、辛，有升浮之功，可發汗解表，止咳逆上氣。

秘訣五：以藥物的炮製方法確定用量

用量宜大：中藥炮製後質地變重的，處方劑量當比未炮製時大，如炙黃耆、炙款冬花、炙紫菀等；毒副作用變小，用量可稍重，如法半夏、熟大黃、制附子等。

用量宜小：中藥炮製後作用增強的，處方用量當比未炮製時要小，如醋元胡、薑半夏、酒當歸等；質地變輕，處方用量當比未炮製時輕，如炮薑、杜仲炭等。

秘訣六：以處方的劑型確定用量

用量宜大：湯劑。

用量宜小：散劑、丹劑、膏劑、丸劑等（近年研製的新劑型，如針劑、片劑、沖劑、膠囊劑、氣霧劑等，經過提取精製而成，其劑量應嚴格按要求使用）。

秘訣七：以地理條件確定用量

用量宜大：北方氣溫偏低，居民腠理緻密，解表藥宜重；在四川、雲南、貴州等寒濕偏重之地，用量可大。

用量宜小：南方氣溫偏高，中國南方及港澳臺的人腠理疏鬆，解表藥宜輕；在福建及江浙、上海、沿海一帶，用量宜小。

秘訣八：以季節氣候確定用量

用量宜大：夏季暑熱多濕，芳香化濕藥可略重；秋季氣候乾燥，重用潤養藥；冬季寒冷，溫補、發表之品可稍重。

用量宜小：春季升發，風藥用量宜輕；夏季暑熱多濕，解表藥、溫熱藥、散寒藥宜輕；長夏季節，用滋陰柔潤之品當謹慎；秋季氣候乾燥，要輕用燥藥；冬季寒冷，苦寒、清熱、通利藥物量要輕。

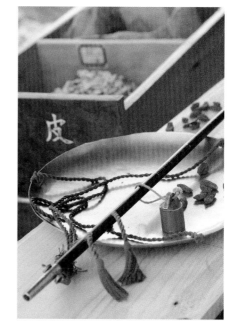

秘訣九：以病情確定用量

用量宜大：一般重病及病情頑固的，用量宜重；急性病患者正氣未衰，邪氣方盛，應速戰速決，處方藥味宜少，但每味藥的用量宜大；大實大虛之證，用藥量應大，以免藥力不力而貽誤病情。

用量宜小：病情輕用量宜輕；慢性病，患者正氣漸衰，邪氣日弱，證多虛實夾雜，應慢調緩治，處方藥味稍多，且每味藥的用量應小。

秘訣十：以患者確定用量

用量宜大：平素體質壯實者，用量宜重；青壯年，對藥物的耐受力較強，用量宜重。

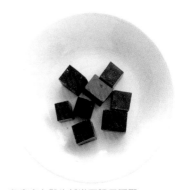

用量宜小：體弱者，用量宜輕；對某種藥或多種藥物特別敏感或過敏體質，一般應避開不用，若非用不可，宜從小劑量開始，以免導致嚴重的不良後果；老年人臟腑氣血功能衰退，對藥物的耐受力較差，其用藥量應適當低於青壯年；兒童藥量宜輕，一般是6歲以上兒童，可按成人量減半，5歲以下通常用成人量的1/4，嬰幼兒應更少；婦女的用藥量通常略低於男性，尤其在月經期、妊娠期、哺乳期，對某些藥，如活血祛瘀藥及有毒等性能峻猛的藥物，更應小量慎用。

兒童應在醫生輔導下服用阿膠。

臨床處方一般用量

普通飲片，10～15克，如黃耆、當歸等。

質地較輕的飲片，3～6克，如燈心草、薄荷等。

質地較重的藥物，10～15克，或60克以上，如熟地黃、何首烏、石膏等。

在湯劑中分沖的散粉藥物，3～6克，如川貝母粉、三七粉、肉桂粉等。

新鮮植物藥材，30～60克，如鮮生地黃、鮮茅根等。

有毒藥物中，毒性小的0.15～0.3克，如雄黃等，毒性較大的0.03～0.06克，如砒霜等。

本書各藥所標注的用量，除特別注明者外，都是指乾燥後的生藥在湯劑中的成人1日內服量而言。若用於小兒，可按上述比例酌情減少。

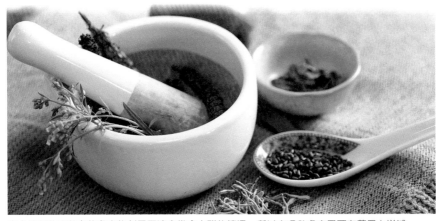

古人遺留的多數有效處方的劑量不適合當今人群的情況，所以大多數處方需要在藥量上增減。

看懂大夫開的中藥方

醫生為什麼這樣開方？開方的原則有哪些？好中醫如何掌握用量……。

從醫50年的老中醫為你揭開秘密，主症不同，藥味加減，從症狀入手，辨體施治，去掉幾味藥，增加幾味藥，巧妙配伍。輕輕鬆鬆看懂藥方，找到適合自己的中藥方。

開方原則

醫生開藥方不是將功效一致的中藥任意堆砌，而是根據一定的原則，以兩味藥或多味藥相配合，從而發揮其最大的效用。

1＋1＞2療效加倍

藥物與藥物配伍在一起，可以增強其中一種藥物的功效，也可以綜合或增強所有藥物的功效，相當於1＋1＞2。

兩味或兩味以上藥物組合熬製，增進功效可分為兩種情況：一種情況是單純地在每一味藥效果上量的累積；第二種情況則是由於協同作用而大大地超過單味藥的量與質的總和。所謂「藥有個性之特長，方有合群之妙用」說的就是這個意思。

我從醫50多年，在治療便血、痔血和膿血便時，經常將地榆炭與槐花同用。地榆炭屬於止血藥，可涼血止血，解毒斂瘡；槐花也有涼血止血的功效。二者加在一起，便能達到出乎意料的止血效果，比地榆炭或者槐花單味的效果要好很多。

又如，我在治療氣虛病症（症見氣短乏力，腰膝酸軟，食少懶言，聲音低怯，容易心慌，勞則加重）時常將炙黃耆、黨參、山藥、白朮同用，其目的就是為了增強療效。

地榆炭＋槐花——涼血止血，有效治療便血、痔血、膿血。

炙黃耆＋黨參＋山藥＋白朮——補氣，有效治療氣虛病症。

1＋1＜2減低烈性和毒性

大多數中藥是可以安全服用的，但部分中藥有一定的毒性，如杏仁、桃仁，有小毒，尤其在單味大劑量運用時尤為明顯。所以在藥物配伍的時候，選用性味相反或者能夠相互克制毒素的藥物配伍，不僅能夠明顯減低藥物的烈性和毒性，還可達到預期的治療功效。

以《金匱要略》中的烏頭東加減為例，經驗方中川烏、草烏、細辛具有麻醉止痛的作用，雖經炮製後毒性有所減少，但仍有小毒，而且有性熱燥烈、傷

家用中藥大補帖

陰動火之弊病。在原來的基礎上配伍當歸、白芍、白芷、甘草，不僅增強止痛之功效，又防止了小毒和性烈傷人。

減少弊病及不良反應

部分中藥服用後會有不良反應，產生一些弊病，中醫開處方時可通過合理的配伍得到糾正。如用大劑量的熟地黃滋陰補血時，效果顯著，但熟地黃味甘質膩，單味運用會加重胃寒、生痰，對身體不利。若配以砂仁、陳皮之類健脾益胃的藥物，則不僅增加了熟地黃的功效，又可避免其弊病和不良反應。

改變原有功效

幾種藥物配伍組成處方，可以改變其原有功效，可引導處方主要發揮某方面的作用或直達病所。

我在運用桃仁、紅花、丹參、地龍等活血化瘀通經藥物治療腦中風後遺症時，常加入炙黃耆、黨參兩味補氣藥，與以上四味藥發揮「氣旺生血」的作用，以推動血行，化瘀導滯。

同時，根據患者的具體情況，採用不同的引藥。如果患者上肢發麻、疼痛，則配以桂枝或桑枝以引導藥物運行上肢的經脈，通經活絡；若患者下肢活動不便，則用川牛膝或牛膝達到推動下肢血氣運行的目的。

炙黃耆＋黨參──補氣。

桃仁＋紅花＋丹參＋地龍──補血。

應付病情多變

單味藥雖然也具有多方面的作用，但難以適應複雜多變的病情變化。組成複方之後，才能補其不足，擴大治療範圍。例如黃耆為最常用的補氣藥，但氣虛證有多種表現，肺氣虛弱、表衛不固可配以浮小麥、麻黃根、牡蠣等藥；肺虛咳喘可配以五味子、炙麻黃、蘇子等藥；氣虛易於感冒者可配以白朮、防風等藥；脾虛水腫可配以豬茯苓、車前子、玉米鬚等藥；氣虛血瘀可配以黨參、丹參、紅花等藥，這樣配伍更能符合病情變化和多種類型的需要。

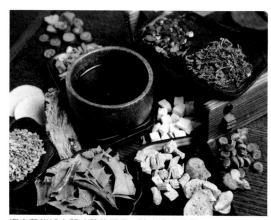

複方藥能補充單味藥的不足，擴大治療範圍。

處方的君、臣、佐、使

君臣佐使是中醫方藥配伍組成的基本原則。藥方中的君藥、臣藥、佐藥、使藥其實就類似於朝政體系。君藥針對主病或者疾病的主要方面，起主要治療作用。臣藥輔助君藥加強治療，或者治療兼病、兼症。佐藥可加強君藥和臣藥的作用，或消除其毒烈之性。使藥就是我們常說的「藥引子」，可引藥力直達病患之處，或者調和諸藥。

君藥（主藥）：主治藥

君藥是針對疾病的主症和主病，起主要治療作用的藥物；同時也包括因為病情來勢比較急，根據「急則治其標」的原則，針對患者的個別症狀，對症治療的藥物。可以由一味藥或兩味藥以上構成，在一張處方中，君藥必不可少。君藥較輔藥、佐藥藥味少而用量較大。

臣藥（輔藥）：加強藥效

臣藥是輔助君藥加強治療的藥物，一般用來加強藥效。

佐藥：輔佐君臣

佐藥取輔佐之意。可能用來配合君藥、臣藥以加強治療作用；也可能用來消除或減弱君藥、臣藥的烈性，減少對身體的傷害；也可能是與君藥藥性或作用相反而又能在治療中起相成作用的藥物。

使藥：調和諸藥

使藥在一張處方中可能用來做調和藥，即調和方中諸藥性味；也可能用來做引經藥，即能引方中諸藥直至病所的藥物，如肺部疾患常以桔梗為引，下部疾患常以牛膝為引等。

以《溫病條辨》中的銀翹散為例。

處方：金銀花、連翹、薄荷、荊芥穗、淡豆豉、竹葉、牛蒡子、桔梗、生甘草、蘆根。

功效：辛涼透表、清熱解毒。

主治：風熱感冒，發熱頭痛，口乾咳嗽，咽喉疼痛，小便短赤。

圖解君、臣、佐、使如下：

君藥

金銀花、連翹：清熱解毒，清中有透，辛涼透表，輕宣疏散，以透散風熱之邪。

臣藥

薄荷、牛蒡子、荊芥穗、淡豆豉：疏風透表，以助金銀花、連翹透散解表之功。

佐藥

桔梗、蘆根、竹葉：清上焦邪熱，加強金銀花、連翹清熱；宣肺利咽，既助君藥、臣藥透表，又治其兼症（桔梗為肺經引藥，故又兼使藥之義）。

使藥

生甘草：調和諸藥。

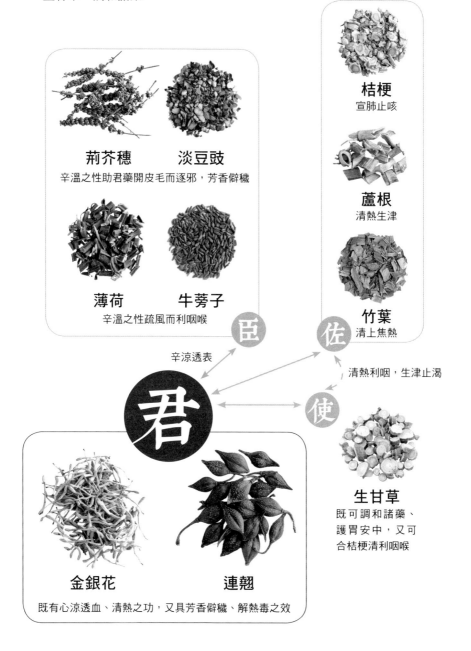

桔梗
宣肺止咳

蘆根
清熱生津

竹葉
清上焦熱

荊芥穗　　淡豆豉
辛溫之性助君藥開皮毛而逐邪，芳香僻穢

薄荷　　牛蒡子
辛溫之性疏風而利咽喉

臣

佐

使

辛涼透表

清熱利咽，生津止渴

君

生甘草
既可調和諸藥、
護胃安中，又可
合桔梗清利咽喉

金銀花　　連翹
既有心涼透血、清熱之功，又具芳香僻穢、解熱毒之效

劑型不同，功效有差異

　　藥物配伍組成處方之後，還必須根據病情需要或藥物特點選擇適宜的劑型，才能更好地發揮治療作用。劑型，是按照一定工藝，加工製成一定形狀的藥物。各種不同的劑型有各自不同的特點與用處。

1＋1＞2療效加倍

湯劑（煎劑）── 靈活加減

　　製作方法：將處方中的每劑藥物混合均勻，加水泡浸後，再煎煮一定時間，然後去渣取汁，所得的藥液。

　　特點：製作簡單，易於服用，吸收快，見效迅速，而且便於靈活加減，是中醫臨床應用最廣的一種劑型。

散劑── 節約藥材

　　製作方法：藥物配好後，曬乾或烘乾，混合均勻，碾研粉碎成粗末或細末。

　　特點：散劑有粗細末之分，內服外用之別。製作簡便，便於服用及攜帶，節約藥材，性質較穩定，不易變質，可大量生產。

膏劑── 滋補作用顯著

　　製作方法：將藥物用水或植物油煎熬去渣濃縮而成的劑型。

　　特點：有內服和外用兩種。滋養補潤作用顯著，體積小，含量高。

　　內服膏劑分為流浸膏、浸膏、煎膏（亦稱膏滋）三種，外用膏劑分為軟膏劑和硬膏劑兩種。

1.煎膏（膏滋）

　　製作方法：將藥物加水反覆煎煮，不斷去渣取汁濃縮後，加入蜂蜜或者糖製成的半固體或固體。

　　特點：體積小，含藥量高，口味甜，便於服用，滋補作用顯著。較適合於久病體虛者服用，如瓊玉膏、參芪膏等。

2.軟膏（藥膏）

　　製作方法：用植物油、豬油或蜂蠟將藥材加熱，提取有效成分，或將藥材細粉攪入植物油、豬油、蜂蠟中。混合均勻而成為一種易於塗布於皮膚、黏膜的半固體外用製劑。

特點：具有一定耐黏稠性，塗於皮膚、黏膜或創面後，能漸漸軟化或溶化，有效成分即被緩緩吸收，呈現緩和而持久的藥效。但其作用是局部的，適用於外科瘡瘍癰腫、皮膚病、燒燙傷、軟組織損傷、跌打損傷等，如三黃軟膏、生肌玉紅膏、燒燙傷藥膏等。

3.硬膏（膏藥）

製作方法：用油類將藥材煎熬至一定程度，去渣後再加黃丹、白蠟等收膏，呈暗黑色的膏藥，塗於布或棉紙等材料上，供貼敷於皮膚的外用劑型。

特點：常溫時呈固體狀態，故稱硬膏。臨用前加熱烘烤（36～37℃時即可熔化），使之軟化後貼於患處。適用於跌打損傷、風濕痹痛、癰瘍早期等症，如麝香止痛膏、拔毒膏等。

酒劑（藥酒）——補益散寒

製作方法：以黃酒或白酒浸出藥材，然後去渣取汁的液體。

特點：酒能溫通血脈、溫經散寒，故常用於風寒濕痹阻經脈的關節疼痛、筋骨疼痛、跌打損傷等症，如追風活絡酒、木瓜酒等。此外，用補益藥製成的藥酒，適宜於作為補益飲品，如枸杞子酒、靈芝酒、參茸酒、人參藥酒、史國公藥酒等。

茶劑——隨時服用

製作方法：將藥材與茶葉共碾成粗末，加入黏合劑製成的塊狀固體。

特點：使用時，打碎置於有蓋的容器內，以沸水沖泡，或煎煮後取汁代茶。可用於治療各種疾病的早期、恢復期，服用湯、丸劑不方便的患者，如午時茶、減肥茶、二花茶等。

沖劑（顆粒劑）——起效迅速

製作方法：將藥材提煉成稠膏，加入適量糖粉或其他輔料（澱粉、糊精）或藥材細粉等，烘製成乾燥顆粒狀製劑的劑型。

特點：克服了湯劑需要煎煮等缺點，作用又比丸劑、片劑迅速，且服用、攜帶都比較方便。但是易於吸潮，應置密閉容器中儲存，一般採用塑膠袋分劑量包裝備用。同時，劑型固定，難以隨病情的變化而靈活加減。如板藍根沖劑、小柴胡沖劑等。

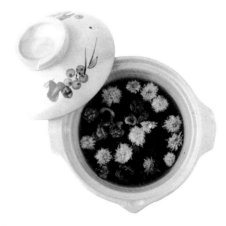

菊花與山楂泡茶飲用，有健脾消食、清熱降脂的功效，適合高血壓、高血脂、糖尿病患者。

糖漿劑——適用慢性病

製作方法：將藥材煎煮去渣取汁，煎熬成濃縮液，加入適量的蔗糖溶解而成的劑型。

特點：味甜可口，適用於慢性疾病、虛弱性疾病和小兒諸疾，如十全大補糖漿、急支糖漿等。缺點是不適合糖尿病患者選用。

膠囊劑——掩蓋藥味

製作方法：將藥材細末裝於兩節嵌合的空心膠囊內而成的製劑。

特點：膠囊劑是散劑衍化而成的新劑型，適用於一般疾病。優點是用量準確，便於服用，吸收較好，見效比丸劑、片劑快，還可掩蓋藥物的不良氣味，攜帶及儲存均方便。

其他

還有丹劑、丸劑、錠劑、針劑、露劑、條劑、片劑、線劑、灸劑、滴丸、微型膠囊、氣霧劑、海綿劑、油劑、栓劑、餅劑、灌腸劑、洗劑、霜劑等多種劑型。

附錄

·本書中藥注音索引·

ㄅ

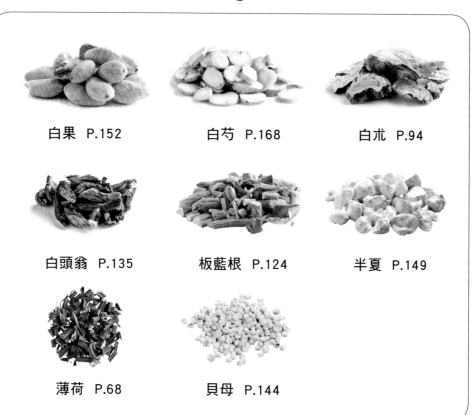

白果　P.152

白芍　P.168

白朮　P.94

白頭翁　P.135

板藍根　P.124

半夏　P.149

薄荷　P.68

貝母　P.144

ㄆ

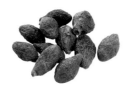
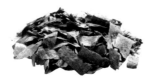
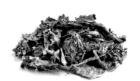

膨大海　P.140

枇杷葉　P.76

蒲公英　P.120

ㄇ

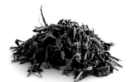

馬齒莧　P.122

麥芽　P.98

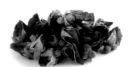

玫瑰花　P.196

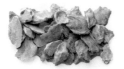

牡蠣　P.138

木瓜　P.117

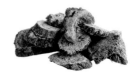

木香　P.90

ㄈ

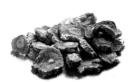

防風　P.201

蜂蜜　P.100

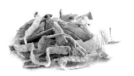

佛手　P.86

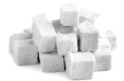

茯苓　P.178

ㄉ

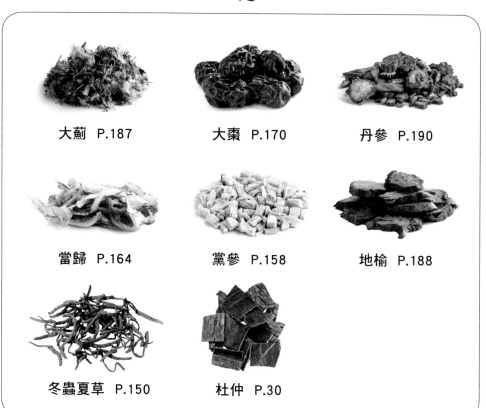

大薊　P.187　　大棗　P.170　　丹參　P.190

當歸　P.164　　黨參　P.158　　地榆　P.188

冬蟲夏草　P.150　　杜仲　P.30

ㄊ

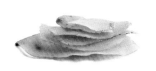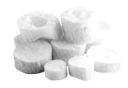

天麻　P.136　　通草　P.173

ㄋ

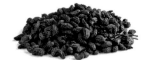

女貞子 P.183

ㄌ

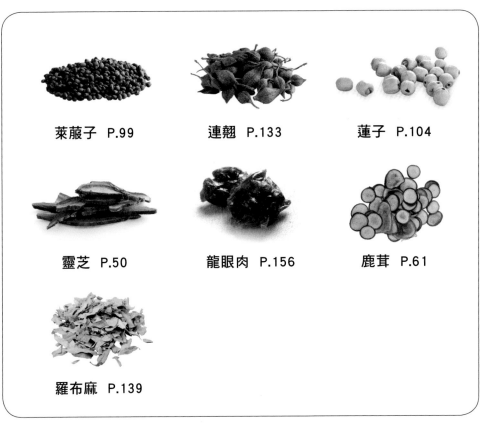

萊菔子 P.99　　　連翹 P.133　　　蓮子 P.104

靈芝 P.50　　　龍眼肉 P.156　　　鹿茸 P.61

羅布麻 P.139

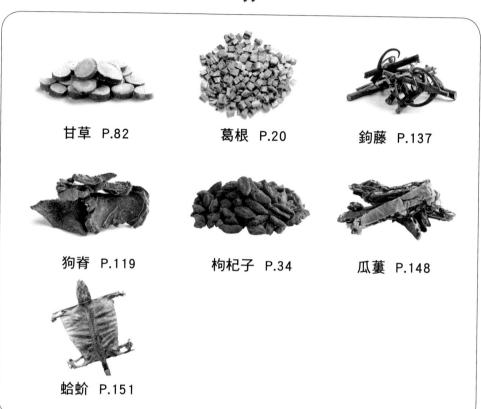
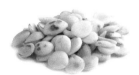

ㄏ

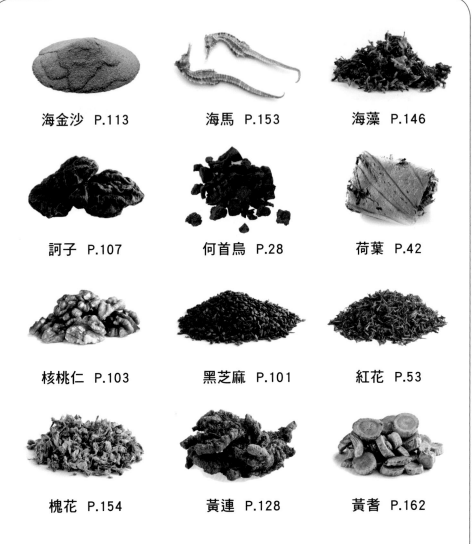

海金沙 P.113　　　海馬 P.153　　　海藻 P.146

訶子 P.107　　　何首烏 P.28　　　荷葉 P.42

核桃仁 P.103　　　黑芝麻 P.101　　　紅花 P.53

槐花 P.154　　　黃連 P.128　　　黃耆 P.162

藿香 P.70

ㄐ

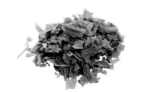

雞內金 P.110

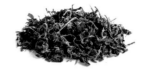

絞股藍 P.40

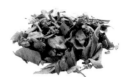

金錢草 P.112

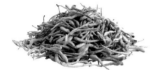

金銀花 P.126

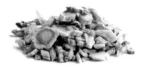

桔梗 P.142

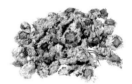

菊花 P.32

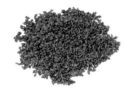

決明子 P.38

ㄑ

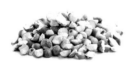

芡實 P.108

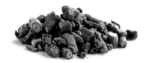

茜草 P.189

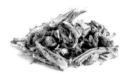

秦艽 P.116

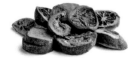

青皮 P.195

ㄒ

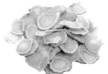

西洋參　P.24

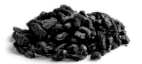

仙茅　P.54

香附　P.194

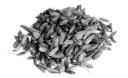

小茴香　P.91

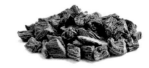

續斷　P.114

ㄓ

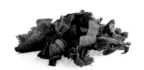

梔子　P.132

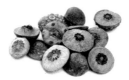

枳實　P.96

イ

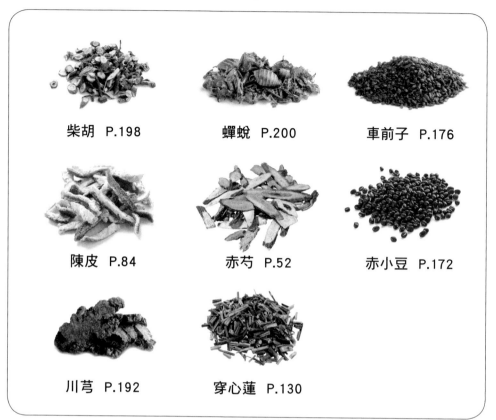

柴胡 P.198　　　　　蟬蛻 P.200　　　　　車前子 P.176

陳皮 P.84　　　　　赤芍 P.52　　　　　赤小豆 P.172

川芎 P.192　　　　　穿心蓮 P.130

■

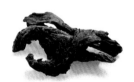　　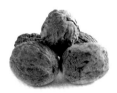

肉蓯蓉 P.58　　　　　肉豆蔻 P.106

ㄗ

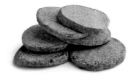

澤瀉 P.181

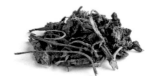

紫蘇 P.72

ㄙ

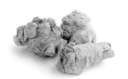

三七 P.184

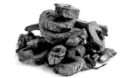

桑白皮 P.80

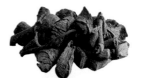

桑寄生 P.36

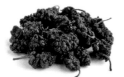

桑葚 P.102

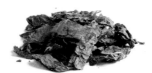

桑葉 P.74

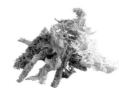

絲瓜絡 P.175

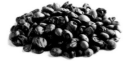

酸棗仁 P.62

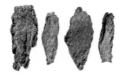

鎖陽 P.60

ㄕ

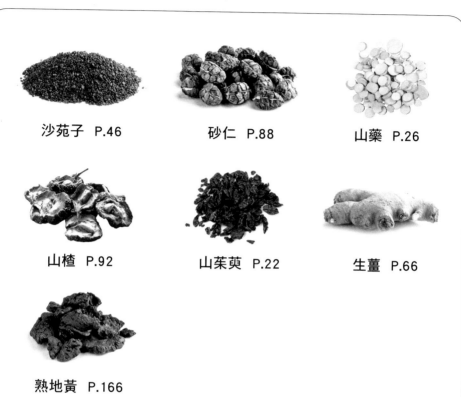

沙苑子　P.46　　　砂仁　P.88　　　山藥　P.26

山楂　P.92　　　山茱萸　P.22　　　生薑　P.66

熟地黃　P.166

一

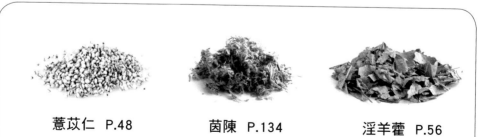

薏苡仁　P.48　　　茵陳　P.134　　　淫羊藿　P.56

ㄨ

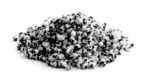

王不留行 P.174

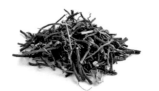

威靈仙 P.118

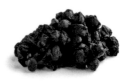

五味子 P.182

ㄩ

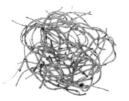

魚腥草 P.155

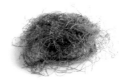

玉米鬚 P.180

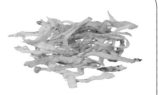

玉竹 P.44

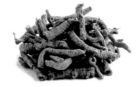

遠志 P.64

ㄜ

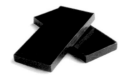

阿膠 P.160

历

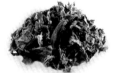

附錄

· 家庭簡單用法速查表 ·

泡茶	
葛根	燥熱傷肺型糖尿病：葛根20克，麥冬、五味子、天花粉各10克。共研成粗末，一分為二，裝入綿紙袋中，掛線封口，備用。沖茶飲，每日2次，每次1袋，放入杯中用沸水沖泡，加蓋悶15分鐘後即成，頻飲。一般每袋可連續沖泡3～5次，當日飲完，有生津止渴降血糖之效。
山茱萸	肩周炎：山茱萸35克。水煎分2次服，每日1劑。病情好轉後，劑量減為10～15克，煎湯或代茶泡服。有較好的療效，一般服藥4～5劑就開始見效。
西洋參	胃黏膜脫垂症：西洋參2克，三七1克。將西洋參、三七研成細粉，裝入棉紙袋中，放入茶杯中，用沸水沖泡，加蓋悶10分鐘即可飲用。代茶頻飲，一般每袋可沖泡3～5次。可補氣養陰，活血化瘀。
菊花	生津止渴：菊花10克，蜂蜜適量。菊花洗淨，加適量水，稍煮後保溫30分鐘，過濾後加入適量蜂蜜，攪勻之後飲用。
	糖尿病（併發高血壓）：菊花、槐花、綠茶各3克。將所有材料用沸水沖泡，當茶飲用。
	咳嗽（燥火型）：菊花3克，桔梗5克，梨1個，冰糖適量。菊花、桔梗加適量水煮開，轉文火繼續煮10分鐘，取汁，加入冰糖拌勻後盛出待涼。梨洗淨削皮，梨肉切丁，加入已涼的菊花水即可。
	急性咽喉炎：菊花、麥冬各10克，金銀花、桔梗各15克，板藍根20克，甘草3克，綠茶6克，冰糖適量。將除冰糖外的所有材料研末，用紗布袋裝成3包。取1包浸泡約15分鐘，飲用時加入冰糖即可。
枸杞子	口舌生瘡、面部痤瘡：枸杞子10克，苦丁茶、菊花各3克，蓮心1克。將以上4味放入杯中，以沸水沖泡，加蓋悶10分鐘後即成。代茶頻飲，可連續沖泡3～5次。可滋陰降火，明目除痤。
決明子	高血壓：決明子30克，洗淨，敲碎，放入杯中，用沸水沖泡，加蓋悶15分鐘即可飲用。代茶頻飲，一般可連續沖泡3～5次，當日吃完。每日服食，2個月為1個療程。

決明子	糖尿病（併發視網膜病變）：菊花3克，山楂15克，決明子10克。將決明子搗碎，與其餘2味藥放入熱水瓶內，用沸水沖泡後，蓋嚴瓶蓋，浸泡半小時即可，每日1劑，當茶飲用。
絞股藍	體倦乏力，氣短氣喘，心慌胸悶，失眠健忘：絞股藍、枸杞子各15克。將絞股藍、枸杞子分別揀雜後洗淨，曬乾，放入大號茶杯中，用沸水沖泡，加蓋，悶15分鐘即可飲用。代茶頻頻飲用，一般可連續沖泡3～5次。可滋補肝腎，增強免疫力。
荷葉	肥胖：山楂片15克，荷葉、決明子各10克，菊花5克。沸水沖泡飲用。
	脂肪肝：荷葉、陳皮各15克，薏苡仁、山楂各20克。將夏日採集的新鮮荷葉洗淨後切成絲，晾乾。將陳皮、山楂、薏苡仁一同研為細末，與荷葉泡茶即可。
淫羊藿	骨質疏鬆：淫羊藿10克。用開水浸泡，每日當茶飲，適用於骨質疏鬆者。
藿香	口臭：藿香、佩蘭各10克，薄荷、綠茶各5克。沸水沖泡，當茶飲用。
桑葉	風熱頭痛目赤：桑葉、菊花各10克，沸水沖泡當茶飲用。或者用水煎煮，分幾次服用，也可加適量蜂蜜或白糖調味。可清肝明目。
枇杷葉	肝陽上亢頭昏及血壓升高：枇杷葉、桑葉、野菊花各10克。上述中藥分別焙乾，研成碎末，用沸水沖泡，代茶飲即可。
陳皮	脂肪肝：陳皮、荷葉各6克，薏苡仁粉20克，山楂10克。先將陳皮、山楂一同研為細末，與薏苡仁粉、荷葉泡茶即可。
佛手	甲狀腺功能亢進症：佛手、竹茹、茯苓各5克，山楂1枚。開水沖泡，蓋上蓋子悶30分鐘，當茶飲用，可重複沖泡。
	肝氣鬱結型老年神經官能症：佛手10克，切薄片，曬乾。放入杯中，用開水沖泡，加蓋悶10分鐘。代茶飲，可沖泡3～5次。
	胃熱熾盛之急性胃炎：佛手花、代代花各5克，金銀花10克。放入杯中，加開水沖泡，加蓋悶10分鐘。代茶飲。
砂仁	妊娠合併腹痛：砂仁2克，玫瑰花、合歡花各5克。合歡花文火烘乾備用。砂仁打碎。將玫瑰花、合歡花、砂仁一同放入有蓋杯中，用沸水沖泡，加蓋悶3分鐘。代茶頻飲。具有疏肝理氣、和胃消食的功效。
芡實	肝經濕熱型遺尿：芡實、梔子各5克，茵陳、生地黃各8克，柴胡3克，綠茶1克。除綠茶外，所有材料加水300毫升，煮沸15分鐘，沖泡綠茶。每日1劑，有清熱利濕作用。

雞內金	傷食泄瀉：雞內金10克，麥芽30克，綠茶3克，放入鍋內，用文火焙黃，略搗碎後，放保溫杯中，用沸水泡20分鐘即成，可消食導滯。
金銀花	消化性潰瘍：金銀花、白及各10克，綠茶3克。前2味藥洗淨研成粗末，與綠茶同放入杯中，沸水沖泡，加蓋悶15分鐘即成。代茶頻飲，一般可沖泡3～5次。可清熱解毒，涼胃生津。
	肝陽上亢型高血壓：金銀花、菊花各3克。泡茶，每日飲用3次，能平肝明目、清熱解毒。
黃連	口有異味：黃連2克，用沸水沖泡，悶3分鐘，代茶飲。可在茶中放適量冰糖，以調節口味，不可久服。有清熱解毒、降火之效。
膨大海	糖尿病（併發扁桃腺炎）：膨大海3枚。開水沖泡，即可飲用。有清熱解毒、利咽潤喉之功效。
	失音：膨大海5枚，石菖蒲5克，薄荷適量。放入保溫杯中，沸水沖泡，悶10分鐘即可。
	扁桃腺炎：膨大海2枚，麥冬、金銀花各5克。將所有材料混合後用沸水沖泡10分鐘即可，每日1劑。有清熱解毒、生津利咽的作用。
	慢性咽喉炎：膨大海3枚，橄欖、綠茶各6克，蜂蜜10毫升。橄欖煮片刻，沖泡綠茶、膨大海，蓋上蓋子悶片刻，加蜂蜜調味後飲用。
三七	活血化瘀：三七、紅花各10克。用沸水沖泡，當茶飲用。

煮粥

葛根	糖尿病、高血壓、冠心病、熱病煩渴：葛根30克，粳米100克。葛根洗淨，切片，粳米淘淨，一起放鍋內，加水適量，燒沸後改用文火煮至粳米爛熟。如想喝稀粥，可適量多加水。如喜甜食，可加入少量白糖或紅糖。
	糖尿病、高血壓、神志不安：葛根25克，小麥仁100克。葛根洗淨，切片，先放入鍋內燒煮20分鐘，撈出葛根片。再把小麥仁洗淨，放入鍋內，加入適量水，燒沸後，改用文火煮至小麥仁爛熟即可。
山茱萸	頭暈目眩、耳聾耳鳴、腰膝酸軟：山茱萸10克，粳米50克，白糖或蜂蜜30克。山茱萸洗淨，去核，與粳米同入砂鍋煮粥，待粥將熟時，調入白糖或者蜂蜜稍煮即可。當早餐食用，每日1劑。可補益肝腎。

西洋蔘	乾咳少痰、自汗盜汗、內熱消渴、口燥咽乾：西洋參3克，粳米100克，冰糖5克。砂鍋加水煮沸，放入西洋參、淘淨的粳米，蓋上蓋子，武火煮沸後改文火煮成稠粥，加入冰糖，攪勻即可。早晚分食。可益氣養陰。
	心悸失眠、口乾微熱、五心煩熱、盜汗：西洋參10克，麥冬12克，粳米50克。加適量水，共煮粥。
山藥	畏寒肢冷、食慾缺乏、經行泄瀉：羊肉250克，鮮山藥150克，糯米100克。羊肉洗淨切碎，鮮山藥洗淨去皮搗碎，一同加水煮爛，加入淘洗乾淨的糯米，再加生薑片、水適量，一同煮粥，粥成加鹽調味即成。日服1劑，分數次食用。可補脾止瀉，補氣暖胃。
何首烏	倦怠乏力、頭暈目眩、失眠健忘、面色少華：制何首烏粉25克，大棗5枚，冰糖15克，粳米50克。將淘洗乾淨的粳米、大棗一同入砂鍋，加水適量，用武火燒開後轉用文火熬粥，待粥半熟時加入制何首烏粉，邊煮邊攪勻，至粥黏稠時加入冰糖調味。日服1劑，早晚分服。可補氣養血，滋補肝腎。
杜仲	腰膝酸軟疼痛、陽痿、尿頻、小便餘瀝：杜仲10克，粳米100克，蜂蜜30克。杜仲洗淨放入砂鍋，加水500毫升，武火煮沸後改文火煮20分鐘，倒出汁液，再煎1次，2次藥汁混合，與粳米同煮為粥，調入蜂蜜，攪拌均勻。早晚餐食用。
枸杞子	頭暈、耳鳴、失眠：枸杞子20克，粳米100克，冰糖10克。洗淨後同入砂鍋，加水適量煮粥，粥將熟時加入冰糖稍煮即成。早晚餐食用。可滋補肝腎，益精明目。
決明子	便秘：決明子15克，白菊花3克，粳米100克，冰糖適量。決明子炒至微有香氣時取出，待冷後與白菊花同煎取汁，去渣，放入粳米煮粥，粥將熟時加入冰糖，再煮5分鐘即成。每天食用1次。可潤腸通便。
絞股藍	食少便溏、神疲乏力、易於外感：絞股藍10克，粳米100克。絞股藍煎取藥汁，與淘淨的粳米同煮成粥。當早餐，隨意食用。可補氣健脾。
荷葉	祛暑清熱：乾荷葉10克，粳米200克，蓮子50克，枸杞子、冰糖各適量。將蓮子、枸杞子用水泡發。鍋內倒入水，放入乾荷葉，武火煮半小時左右。將荷葉撈出，放入粳米，煮至半熟時放入蓮子煮一會兒，加入枸杞子煮開後，放冰糖拌勻即可。

沙苑子	腎虛腰膝酸痛、遺精早洩、夜尿頻數等：沙苑子20克，粳米100克，冰糖適量。沙苑子洗淨，用紗布包好；粳米淘淨。砂鍋置火上，加水適量，放入粳米、藥包煮粥，至米爛湯稠、表面浮有粥油時，加冰糖，再煮5分鐘。早晚溫熱食。
薏苡仁	血脂異常、冠心病、高血壓病、糖尿病：薏苡仁100克，冬瓜（連皮）500克，鹽適量。薏苡仁用水浸泡20分鐘，冬瓜去皮、瓤，洗淨，切成塊狀。同放砂鍋內，加水適量，煮至薏苡仁熟爛，加鹽拌勻即成。上、下午分食。可清熱解毒，健脾祛瘀。
	脾腎氣虛型妊娠高血壓綜合症：山藥、薏苡仁各30克，大棗20枚，肉桂0.5克。將山藥、大棗、肉桂、薏苡仁一同放入鍋煮粥。早晚餐食用，每日1劑，連用4～5日。可健脾益腎利尿。
	益氣健脾、養血和胃、增強免疫力：薏苡仁、粳米、小麥、大棗、枸杞子各適量，煮成米粥食用。有益氣健脾、養血和胃、增強免疫力的功效，久病體虛、腫瘤患者可以經常食用。粥中加入適量白扁豆、白朮，還有健脾益氣、補中和胃的功效，是脾胃虛弱、腹脹泄瀉患者的保健食品。
	慢性膽囊炎：薏苡仁50克，白糖20克。先將薏苡仁加水煮爛，調入白糖即成。早晚分服。可清化濕熱。
靈芝	面色萎黃、容顏憔悴、皮膚衰老、免疫力低下、動脈粥樣硬化：靈芝15克，花生仁50克，粳米100克，鹽適量。靈芝洗淨，切成小塊；花生仁、粳米洗淨。共入鍋，加水適量，武火燒沸，文火煮爛，表面浮現粥油時，加鹽調味即成。當主食食用，每日1劑。可補氣養血。
仙茅	腰膝酸軟、頭暈耳鳴、小便頻多、陽痿、宮冷不孕：雞肉、粳米各100克，仙茅10克，金櫻子15克，蔥段、薑片、鹽各適量。雞肉切細絲，與蔥段、薑片一同放入砂鍋中，加適量水，武火煮沸後改文火燉20分鐘，撈出蔥薑。仙茅、金櫻子用紗布包好，放入鍋中同燉，待雞肉爛後，取出藥包，放入洗淨的粳米，共煮成粥，加入鹽調味即成。早晚餐分食，可溫腎健脾。
肉蓯蓉	便秘：肉蓯蓉15克，羊肉50克，粳米100克，蔥花、薑末、鹽、胡椒粉各適量。將肉蓯蓉放鍋內煮30分鐘，濾渣取汁。將羊肉洗淨，切成薄片，粳米淘洗乾淨。一同入鍋中，加入水、藥汁、蔥花、薑末、鹽、胡椒粉煮成稠粥。早晚分食。有補腎壯陽，潤腸通便之效。

酸棗仁	痛風合併腦血管意外：白參3克，洗淨切薄片；遠志、酸棗仁各10克，粳米50克。三者放入砂鍋內，加水適量，用武火燒開後轉用文火煮至粥半熟，加入白參片及適量蜂蜜。分三餐食用。有補氣養血，安神之效。
遠志	健忘、怔忡、失眠：遠志30克，蓮子15克，粳米50克。將遠志泡去心皮，與蓮子共研為末。粳米入鍋煮成粥，煮熟後加遠志和蓮子粉，再待煮沸即可。此方可隨意食用，具有補中益志、聰耳明目的作用。
薄荷	補脾益胃：芋頭50克，粳米30克，鮮薄荷、白糖各適量。芋頭洗淨、去皮，切成小塊。粳米淘洗乾淨，薄荷葉洗淨。芋頭、粳米一同放入鍋中，加適量水煮粥。粥將熟時，加入薄荷葉再煮片刻。粥熟後，加入白糖稍煮片刻即可。
藿香	消化不良：藿香15克，粳米100克，冰糖適量。將藿香洗淨，加水適量，煮15分鐘，去渣，留汁液，備用。將粳米淘洗乾淨，放入鍋內，加入備好的汁液，武火燒沸，再用文火煮30分鐘，加入冰糖攪勻即成，每週食用2次。消化不良嘔吐者，可用此粥來開胃止嘔。
紫蘇	產婦體虛腸燥、大便乾結難解：紫蘇子10克，火麻仁15克，粳米100克。紫蘇子、火麻仁搗爛，加水研磨，濾取汁，與粳米同煮成粥。作早餐或點心食用。
	老年人急慢性支氣管炎、腸燥便秘：紫蘇子與粳米同煮粥，加紅糖適量，有降氣消痰、止咳平喘、養胃潤腸的作用，適用於中老年人急慢性支氣管炎及腸燥便秘。大便稀薄的老人忌服。
	胃中虛寒，嘔吐涎水，胸悶：紫蘇子6克，伏龍肝12克，米粉30克。紫蘇子、伏龍肝水煎，去渣取汁，下米粉熬成稀粥。少量頻食。
桑葉	失眠、精神疲乏：黃耆、首烏藤各20克，刺五加、桑葉、當歸各10克，三七5克，小麥100克，大棗10枚，冰糖適量。將前6味藥放在砂鍋內，加水煎成藥汁，煎好後倒出約1碗。鍋內加水，放入洗淨的小麥和大棗，武火煮開，改文火煮成粥。粥將熟時，倒入煎好的藥汁，再煮一會兒，放冰糖即可。可安神助眠。
	退熱：桑葉10克，石膏、粳米各50克，豆豉、麻黃各5克，生薑3片，冰糖適量。將桑葉、石膏、豆豉、麻黃、生薑片加水煎煮，去渣取汁，加入粳米，煮成粥，加入冰糖調味，食用。
枇杷葉	氣陰兩虛而發熱：枇杷葉15克（鮮品加倍），粳米100克。枇杷葉煎水，取汁，加粳米煮粥，食用。

枇杷葉	上火：枇杷葉9克，菊花6克，石膏15克，粳米60克。前3味中藥一起用紗布包好，用水煎煮、留汁。加入粳米，武火煮沸，再用文火慢煮，粥熟即成。每日1次。可清熱降火。
桑白皮	咳嗽：桑白皮15克，糯米50克。桑白皮用水煎煮，去渣，取汁。用藥汁和糯米一起煮粥。每日1劑。
甘草	消食化痰、清心明目：甘草、紅花、玫瑰花、金銀花各適量。水煎取汁，與粳米一起煮粥，能消食化痰、清心明目。
陳皮	益氣養顏：陳皮6克，黃耆30克，粳米50克，紅糖適量。將黃耆洗淨切片，放入鍋中，加水適量，煎煮取汁。將粳米洗淨，與陳皮、紅糖放入鍋中，倒入黃耆汁，加適量水，煮至米爛熟即可。
山楂	補血養顏：山楂30克，大棗10枚，粳米適量。大棗掰開，與山楂、粳米放入鍋中，加適量水同煮，至米熟即可。
蓮子	脾虛證：蓮子、綠豆、赤小豆各50克，除去雜質，淘洗乾淨，用水浸泡2小時。粳米100克淘洗乾淨。將蓮子、赤小豆、綠豆一同放入鍋內，加水適量，煮30分鐘後，加入粳米，用文火煮熟即成。早晚餐食用，可健脾除濕，消腫解毒。
芡實	健脾和胃：花生仁50克，芡實15克，粳米100克，冰糖適量。將芡實泡發，花生仁沖洗乾淨後，一起放入鍋內，加水，文火煮至爛，備用。粳米淘洗乾淨，加水煮成稀粥，粥熟後摻入芡實、花生、冰糖，拌勻即可。
雞內金	食積不化、閉經：雞內金15克，先用文火煮約1小時，再加糯米50克、山藥45克，繼續煮約1小時即成。可消食導積，活血通經。
	消化不良：雞內金5克，粳米50克。雞內金焙乾，研末。粳米加水煮粥，粥熟時加雞內金粉，調勻。每日1劑，連續3～5天，可消食健胃。
	脾胃失調、泄瀉：雞內金6克，橘皮、砂仁各3克，共研末。粳米30克煮粥，粥成入藥末，加白糖食用，可養胃健脾。
蒲公英	慢性扁桃腺炎：蒲公英15克，橄欖50克，白蘿蔔100克，粳米40克。蒲公英、橄欖和白蘿蔔共煎取汁，將粳米放入藥汁中煮粥食用。
板藍根	潤膚養顏：板藍根100克，薏苡仁150克。將板藍根煮沸半小時後，取出藥汁與薏苡仁煮粥。此方可治臉部及手腳部位發生的扁平疣。
龍眼肉	倦怠乏力、面色萎黃、心悸怔忡、健忘失眠：龍眼肉15克，蓮子15克，粳米100克。將粳米淘洗乾淨，與去心蓮子、龍眼肉同置鍋中，加水適量，武火煮沸，用文火燉煮成粥。日服1劑，分2次食用。可補血益氣。

黨參	食慾不振、記憶力下降：黨參10克，粳米50克，冰糖適量。黨參用水煎後，取汁，加入粳米一同煮成稀粥，服食時加入冰糖即可。
阿膠	調經安胎：阿膠（烊化）、桑白皮各15克，糯米100克，紅糖8克。桑白皮水煎2次，合併藥汁；糯米淘淨倒入鍋內，加水適量，煮10分鐘後倒入藥汁、阿膠，待粥熟入紅糖。每日1劑，分早晚2次溫熱服食。
黃耆	滋養腸胃：炙黃耆30克，山藥20克，蓮子、芡實各10克，粳米100克。炙黃耆水煎40分鐘後取出，用藥汁煮其餘藥材和粳米，煮成粥。分早、中、晚食用。 黃耆、熟地黃各30克，母雞1隻，粳米100克。將母雞去羽毛及內臟，洗淨，與黃耆、熟地黃共煮，煮至極熟，去藥渣，去雞骨，取汁及肉和粳米煮成粥，放入調料調味即成。當早餐，隨意食用。可大補氣血，增強免疫力，主治氣血虧虛，食少神疲。
熟地黃	補血益氣：熟地黃10克，黑米100克，生薑2片。黑米淘淨，加水煮粥。另取砂鍋，熟地黃煎後取汁，等黑米粥煮成時，加入地黃汁和生薑2片，粥沸即可食用。
茯苓	脾胃虛弱、食少便溏：茯苓15克，栗子25克，大棗10枚，粳米100克，白糖適量。栗子去殼，大棗、粳米分別洗淨，一起放入鍋中煮粥。茯苓研末，待米半熟時放入，攪勻，煮至栗子熟透，調入白糖即可。 心陰不足、心胸煩熱、口乾舌燥：茯苓、麥冬各15克，粟米100克。茯苓、麥冬煎水，取汁，粟米洗淨，加水煮粥，待米半熟時，加藥汁，一同煮熟食用。
三七	高脂血症、高血壓：三七3克，製何首烏50克，粳米100克，大棗3枚，紅糖適量。將三七、製何首烏洗淨，放入砂鍋中煎煮，取濃汁。粳米淘洗乾淨，與大棗放入鍋中加水煮粥，然後放入藥汁攪勻，用文火燒沸，調入紅糖即可。高脂血症、高血壓者每週食用2次，可強心、降脂、降壓。
丹參	月經不調：紅花、當歸各10克，丹參15克，水煎去渣，加糯米100克煮粥。每日2次，空腹食用。每日1劑。

燉湯

葛根	熱積型習慣性便秘、酒精性脂肪肝：葛根粉30克，白糖適量。將葛根粉加水適量，調糊，放入鍋中，用文火煮成稠糊狀，趁熱調入白糖，待糖溶化即成。當點心，隨意食用，當日吃完。

山茱萸	頭暈目眩、耳聾耳鳴、腰膝酸軟：山茱萸10克，鴨肉200克，蔥、生薑、鹽各適量。將鴨肉洗淨，切成小塊。鍋內放入鴨肉、山茱萸、蔥、生薑，加入適量水，煮至鴨肉熟，加入鹽調味即可。佐餐食用，食肉飲湯。可補益肝腎。
西洋參	失眠：西洋參10克，烏骨雞1隻（去毛和內臟），香菇6朵，陳皮5克，大棗3枚，鹽適量。洗淨後共同煲湯，1～2小時後加入鹽調味即可，喝湯食肉。常服可改善睡眠。
山藥	氣血不足：鮮山藥、豬肝各100克，當歸10克，大棗10枚，調料適量。將鮮山藥洗淨去皮、切塊，豬肝洗淨切片，加入當歸、大棗和適量水，燉煮1小時，加調料適量，吃豬肝和山藥，喝湯。
何首烏	倦怠乏力、頭暈目眩、腰膝酸軟：豬瘦肉500克，海參150克，制何首烏100克，龍眼肉25克，大棗5枚，鹽適量。海參用水浸發，除雜物，切絲。豬瘦肉洗淨，放入開水中略煮，取出放入冷水中浸泡。制何首烏、龍眼肉、大棗洗淨放入砂鍋中，加海參、豬瘦肉，加水適量，武火煮開後，改文火煮2小時，加鹽調味即成。當湯佐餐，隨意食用。
杜仲	小兒麻痺後遺症、肢體痿軟無力：杜仲20克，豬蹄500克，黃酒、鹽各適量。杜仲洗淨。豬蹄洗淨，剁塊，焯水。同入砂鍋，加水、黃酒、鹽，文火熬4小時即成。飲湯吃豬蹄，佐餐食用。次日將藥渣另加豬蹄500克再行煎服，隔日1劑，共服10劑。
菊花	肝腎不足引起的目赤腫痛、久視昏暗、迎風流淚：排骨500克，枸杞子、菊花、薑片、鹽各適量。鍋中加水燒開，放入排骨、薑片、枸杞子，武火煮開，改用中火煮約半小時，加入菊花、鹽即可。可解毒明目。
枸杞子	頭暈目眩、腰膝酸軟、失眠健忘：羊肝150克，枸杞子10克，調料適量。將羊肝洗淨切片，放入枸杞子，燉煮1小時，加調料適量，吃肝喝湯，能養肝益腎。
桑寄生	濕熱泄瀉、陰癢、白帶、下肢關節腫痛、濕腳氣感染：桑寄生、蘆根各15克，黃鱔3條，鹽適量。黃鱔處理乾淨，與桑寄生、蘆根一同放入砂鍋中，加水熬成湯，加鹽調味。可清熱利濕。 糖尿病：桑寄生、豬瘦肉各90克，夏枯草15克，鹽適量。桑寄生、夏枯草分別洗淨，豬瘦肉洗淨切片，一起文火煲湯，加鹽調味食用。 風濕痹痛：豬脊骨適量，狗脊15克，桑枝75克，桑寄生、赤小豆、老薑各50克，鹽適量。一起煲湯食用。
荷葉	牙齦炎：鮮荷葉30克，洗淨切大塊，加入藕節50克，同煮清湯飲用。本方具有涼血、止血的功效。

玉竹	心煩失眠、潮熱盜汗、五心煩熱：玉竹20克，豬肝200克，食物油、鹽各適量。玉竹入砂鍋，加水浸30分鐘後煎煮30分鐘，取汁。豬肝洗淨切片，放入鍋內一同煨湯，豬肝熟後加入食用油、鹽調味，再煮沸即成。當湯佐餐，隨意食用。可清熱滋陰，養血明目。
沙苑子	肝腎不足所致的目暗昏花、視物不清、腰膝酸軟：豬肝300克，枸杞子10克，沙苑子30克，雞蛋1個，上湯2000毫升，蔥段、薑片、料酒、乾澱粉、鹽各適量。豬肝洗淨，去筋膜切片。蛋清與乾澱粉調成蛋糊，將豬肝漿好。沙苑子用水煎煮2次取濃汁。起鍋，摻料酒加上湯調味，除豬肝外全入鍋，武火燒開後放豬肝，水再沸改文火，入藥汁再煲10分鐘，加鹽調味即可。有益腎養血、養肝明目之效。
	腎精不固型遺精：魚鰾15克，沙苑子10克，菟絲子12克，五味子9克。將魚鰾洗淨，與沙苑子、菟絲子、五味子同放入砂鍋，加適量水，先用武火煮沸，再用文火煨煮1小時，加鹽，調勻即成。每日2次，取溫湯服，當日服完。可補腎固精。
薏苡仁	黃褐斑：薏苡仁100克，大棗12枚。薏苡仁用清水洗淨，放入鍋中，倒入4碗水，稍煮，最後放入去核的大棗，用文火煮45分鐘即可。
靈芝	失眠症：靈芝25克，蚌肉250克，冰糖適量。靈芝用溫開水浸軟，洗淨，切末。蚌肉250克放入鹽水中浸泡15分鐘，去泥沙，洗淨。砂鍋加水，放入靈芝煮1小時，去靈芝取汁。蚌肉放入靈芝汁中煮至熟爛，放入冰糖適量，溶化即成。當菜佐餐，隨意食用。可滋補強體，安神健胃。
仙茅	五更泄瀉、尿頻、水腫、倦怠乏力、小便清長：仙茅、蝦仁各50克，食用油、黃酒、蔥、薑、鹽各適量。仙茅洗淨，切碎；蝦仁洗淨。將仙茅、蝦仁同入燉鍋，加入食用油、黃酒、蔥、薑，武火煮開3分鐘，改文火煲1小時，出鍋前加鹽調味即成。佐餐食用，可溫腎健脾止瀉。
淫羊藿	男子更年期腎陽虛引起的性欲淡漠、四肢水腫、食少尿頻：淫羊藿10克，仙茅5克，羊肉片、龍眼肉、鹽各適量。用紗布包好，同放入鍋中，加水，武火煮沸後，再改文火煮3小時，加鹽即可。有溫腎壯陽的功效。
肉蓯蓉	腰膝酸軟、頭暈耳鳴、小便頻多、陽痿、宮冷不孕：小公雞1隻，肉蓯蓉30克，黃酒、鹽各適量。小公雞處理乾淨，洗淨切塊。肉蓯蓉洗淨濾乾，放入紗布袋內，紮緊袋口，與雞肉共入砂鍋內，加入黃酒和水適量，用武火燒開後轉用文火慢燉，至雞肉熟爛，加鹽調味即成。當菜佐餐，隨意食用。可溫腎壯陽，補益氣血。
生薑	畏寒疼痛：生薑30克，橘皮10克，鯽魚1條（約250克），鹽、胡椒各適量。鯽魚處理乾淨，生薑洗淨，切片，與橘皮、胡椒一起用紗布包起，填入魚腹，加水適量，文火煨熟。食用前調入鹽即可。

生薑	脾胃虛寒：茯苓、白朮各10克，羊肚250克，大棗2枚，生薑、料酒、鹽各適量。將各種藥材放入燉盅，加開水，把燉盅蓋上蓋，隔水燉至熟爛，去藥渣，加入調料即可。
薄荷	潤膚瘦身：鴨肉250克，鮮薄荷50克，食用油、生薑、鹽、胡椒粉各適量。鴨肉洗淨，斬成小塊。薄荷洗淨，摘取嫩葉。生薑切片。鍋中加水燒沸，下入鴨塊汆去血水，撇去浮沫後撈出。油鍋燒熱，下入生薑、鴨塊，炒乾水分。加入適量水，倒入煲中煮半小時，再下入薄荷葉、鹽、胡椒粉拌勻即可。
藿香	健脾醒胃：藿香、薄荷葉、荷葉各3克，枇杷葉、鮮蘆根、佩蘭葉各30克，冬瓜60克，白糖適量。將以上材料洗淨，先將枇杷葉、冬瓜共煎湯約500毫升，再加入其他藥同煎10分鐘，調入白糖即可。
枇杷葉	口腔潰瘍（虛火型）：枇杷葉20克用紗布包好，冬瓜、豆腐各100克，三者一同放入鍋內，加水，用武火煮沸5～7分鐘，揀出枇杷葉袋，加鹽調味即成。可清熱解毒，潤燥消腫。
	青春痘（肺胃熱型）：枇杷葉15克，玫瑰花10克，綠豆、海帶各30克，紅糖適量。將枇杷葉、玫瑰花用紗布包好，與綠豆、海帶同煮15分鐘，加入紅糖，稍煮即可。喝湯，吃海帶和綠豆。可清肺胃熱。
佛手	理氣扶正：豬排骨300克，佛手30克，杏仁20克，薑、蔥、料酒、鹽各適量。豬排骨洗淨切塊，沸水汆燙去血水。佛手洗淨切塊。杏仁用溫水泡軟備用。鍋內加水適量，將處理好的豬排骨、杏仁入鍋，加生薑、蔥、料酒，武火煮開後再改用文火慢煮。1小時後放入佛手，煮熟後用鹽調味即可。
砂仁	寒性腹痛、虛性腹痛：鯽魚1條，砂仁、陳皮、蓽撥各10克，大蒜、胡椒、辣椒、蔥、鹽各適量。鯽魚處理洗淨，腹內裝入中藥和調料。油鍋燒熱，將鯽魚入油中煎3分鐘，加入醬油和水適量，燉熟即成。棄藥，吃魚肉喝湯。
白朮	小便不利：鱸魚1條，處理乾淨，切塊。白朮60克，橘皮10克，洗淨，與鱸魚一同放入鍋中，加適量水煮沸後轉文火煲2小時，加鹽、胡椒粉調味即成。當菜佐餐，隨意食用。
枳實	順氣通便：枳實10克，白蘿蔔、蝦米、豬油、蔥、生薑、鹽各適量。用水煎煮枳實，取汁備用。將白蘿蔔切塊，用豬油煸炒，加蝦米，倒入適量藥液，煨至極爛，加蔥、生薑、鹽調味即可。
	健脾補氣：枳實12克，牛肚250克，砂仁2克，鹽適量。牛肚洗淨，切條備用。鍋中加入適量水，放入砂仁、枳實和牛肚條後武火煮沸，然後轉文火繼續煮約2小時。食用時加入適量鹽調味即可。

蓮子	肝膽濕熱型慢性肝炎：蓮子50克，金銀花20克，白糖適量。金銀花洗淨，蓮子用涼水浸泡，去皮、心，洗淨放入砂鍋，用武火燒沸，再轉用文火煮至蓮子熟爛，放入金銀花，煮5分鐘後加入適量白糖，調勻即成。早晚分食，可清熱化濕。脾胃虛寒及氣虛瘡瘍膿潰者忌服。
芡實	腎虛腰酸痛、神經衰弱：芡實、蓮子各50克，豬瘦肉200克，鹽適量。芡實洗淨去雜，蓮子泡發後洗淨，豬瘦肉洗淨切塊。將三者一同入鍋煮沸後，改文火煲1小時，最後加鹽調味即可，每週食用2次。腎虛腰酸痛、神經衰弱者，可用此湯來補脾固腎。
續斷	腰膝酸軟、頭暈目眩、骨質疏鬆：續斷20克，豬腎1只，黃酒、蔥、薑、醬油、鹽、香油各適量。續斷、蔥、薑裝入調料袋中備用。豬腎洗淨，去臊腺，用水沖洗後，切成腰花片，放入砂鍋，加入調料袋，加適量水燒沸，用文火煮至豬腎熟，揀去調料袋，加入醬油、鹽、香油即成。可補肝腎，強筋骨。
蒲公英	慢性胃炎：蒲公英30克，豬肚1個，鹽適量。豬肚洗淨，加水燉煮，將熟時，放入蒲公英，燉至豬肚熟，加鹽調味，食肉飲湯，分2次食用。
馬齒莧	濕熱帶下：鮮馬齒莧50克，芡實100克，豬瘦肉150克，鹽適量。鮮馬齒莧去根、老黃葉片，洗淨，切段。豬瘦肉洗淨，切丁，芡實洗淨。豬瘦肉、芡實與鮮馬齒莧一起放入砂鍋內，加適量水，武火煮沸，改文火煲2小時，食用前調入鹽。
板藍根	涼血利咽：板藍根20克，絲瓜250克，鹽適量。板藍根洗淨，絲瓜洗淨、連皮切片，備用。砂鍋內加水適量，放入板藍根、絲瓜片，武火煮沸，再改用文火煮15分鐘至熟，去渣，加入鹽調味即可。
黃連	潤肺止咳：黃連2克，杏仁20克，白蘿蔔500克，鹽適量。黃連洗淨，杏仁浸泡去皮。蘿蔔切塊後與杏仁、黃連一起放入碗中，移入蒸鍋，隔水燉，待蘿蔔燉熟後加入鹽調味即可。
膨大海	清熱解毒：膨大海3枚，枸杞子、熟豌豆各10克，冰糖適量。膨大海裝入大湯碗內，用沸水浸泡，蓋上蓋，悶30分鐘後撈出（原汁留用），去皮、核，用水洗一遍，用原汁泡上。枸杞子用溫水泡發。鍋中加水、冰糖，煮沸溶化後，過籮篩。鍋洗淨，倒入冰糖水，下膨大海和枸杞子燒沸，撇去泡沫，盛入大湯碗內，撒上熟豌豆即可。
桔梗	風熱型咳嗽：桔梗、枇杷葉、杏仁各15克，大棗10克，冰糖適量。枇杷葉、大棗、杏仁、桔梗用水洗淨，取乾淨的紗布將枇杷葉包好，與大棗、杏仁、桔梗用適量水一起煎煮。先用武火煮開，再用文火慢煮，調入冰糖即可。

桔梗	潤肺止咳：冬瓜150克，桔梗9克，杏仁10克，甘草6克，食用油、鹽、大蒜、蔥、醬油各適量。冬瓜洗淨切塊，放入鍋中，加入油、鹽煸炒後，再加適量水，然後放入桔梗、杏仁、甘草一併煎煮，至熟後，加入鹽、大蒜、蔥、醬油調味即可。
貝母	咳嗽（燥火型）：川貝母9克，茯苓15克，梨500克，蜂蜜、冰糖各適量。茯苓洗淨、切塊，川貝母去雜洗淨，梨洗淨切丁。茯苓、川貝母放入鍋中，加適量水，用中火煮熟，再加入梨、蜂蜜、冰糖繼續煮至梨熟，出鍋即可。有清熱生津、潤肺化痰、止咳平喘的食療功效。
	清熱潤肺：川貝母9克，豆腐200克，冰糖、鹽各適量。川貝母打碎或研粗末，豆腐沖洗乾淨。將川貝母粉與冰糖一起放在豆腐上，放入燉盅內，燉盅加蓋，用文火隔水燉1小時，加鹽調味即可。
	化痰止咳：川貝母10克，黃瓜100克，蜂蜜適量。將黃瓜洗淨，對剖後，再切成長條，川貝母洗淨備用。鍋內加適量水，先放入黃瓜，煮15分鐘，再下入川貝母煮熟，出鍋後加蜂蜜拌勻即可。
海藻	淋巴結核、淋巴結腫大：海藻適量，炒或蒸後涼拌，或煮湯，食用後，可治淋巴結核、甲狀腺腫大、睪丸腫痛、高血壓、高脂血症。
龍眼肉	貧血、神經衰弱：鮮龍眼肉10克，蓮子、芡實等量，加水燉湯，睡前服用。
	失眠：龍眼肉15克，雞蛋1個，白糖適量。煮龍眼肉，出味後加雞蛋，熟後加白糖即可。
	心脾氣血兩虛所致的頭暈目眩、神經衰弱、食慾缺乏等：鮮龍眼肉250克，大棗50枚洗淨，放入鍋內，加水適量，置武火上燒沸，改用文火煮至七成熟時，加入適量薑汁和蜂蜜，攪勻，煮熟。起鍋待冷，裝入瓶內，封口即成。日服3次，每次吃龍眼肉、大棗各6～8枚。可健脾益胃，養心安神。
黃耆	增進食慾：炙黃耆30克，黨參10克，豬肚250克，鹽適量。將豬肚洗淨切塊，放入藥材，加水適量，燉1～2小時，加鹽調味，吃豬肚，喝湯。有益氣、健脾、養胃的功效。
當歸	失眠健忘、倦怠乏力、腰膝酸軟、耳聾耳鳴、水腫等：當歸30克，牛尾巴1條，鹽適量。將牛尾巴去毛洗淨，切成數段，與當歸共同放入砂鍋中，加適量水，武火煮沸後改文火煎湯，最後加鹽，略煮即成。佐餐食用，飲湯吃牛尾巴。可補血益腎，強筋壯骨。
	畏寒肢冷、面色蒼白：當歸10克，羊肉150克，生薑、蔥、鹽各適量。羊肉洗淨，切塊；當歸水煎成藥汁，去渣取汁。用當歸汁煮羊肉，放入生薑、蔥、鹽，煮熟爛食用。

熟地黃	益氣養陰：枸杞子30克，熟地黃15克，黃耆10克，紮入布包。甲魚宰殺後去甲殼、頭、爪，洗淨切塊，放砂鍋內，加水和藥包，武火煮沸，文火煮至甲魚熟透，去藥包，加鹽調味即可。
白芍	肝陽頭暈：白芍、枸杞子、薑片各10克，乳鴿300克，鹽、白糖、胡椒粉各適量。乳鴿斬塊汆水，白芍洗淨，淨鍋上火，加適量水、薑片、乳鴿、白芍、枸杞子，武火燒開，轉文火燉40分鐘，調入鹽、白糖、胡椒粉即可食用。
玉米鬚	慢性肝炎（肝膽濕熱型）：玉米鬚60克，大棗10枚，黑豆30克，胡蘿蔔90克（切塊）。用水煮玉米鬚30分鐘，去鬚，用煮玉米鬚的水煮大棗、黑豆、胡蘿蔔，豆爛即成。早晚分食。可健脾養肝，利濕退黃。
車前子	濕性腳氣：車前子、紫菜各25克。加水適量同煎，喝湯吃紫菜，有清熱祛濕的作用。
	解熱祛暑：車前子15克，豬腎1個，空心菜100克，生薑、鹽、香油各適量。車前子洗淨，加水800毫升，煎至400毫升。豬腎、空心菜洗淨，豬腎切片，空心菜切段。再將豬腎、空心菜放入車前子湯中，加入生薑和鹽，繼續加熱，同煮至熟，淋香油即可。
茯苓	咳嗽（風熱型）：茯苓15克，川貝母10克，梨500克，冰糖適量。茯苓洗淨，切成小方塊，川貝母去雜洗淨，梨去蒂，切成丁。茯苓、川貝母放入鍋中，加入適量水，用中火煮熟，再加入梨、冰糖繼續煮至梨熟，出鍋即可。有清熱生津、潤肺化痰、止咳平喘的功效。
三七	止血行瘀：三七、人參、酸棗仁各10克，雞1隻，鹽適量。將雞洗淨，掏盡內臟後與人參、三七、酸棗仁共入鍋，加水適量，燉1～2小時後，用鹽調味即可。
川芎	肝腎不足：川芎6克，丹參12克，雞蛋2個。將川芎、丹參、雞蛋加水同煮，雞蛋熟後去殼再煮片刻，吃蛋喝湯。
	月經不調：川芎12克，魚頭1個，蔥白10根，食用油、鹽各適量。蔥白洗淨，切段，魚頭洗淨，除去血污、內臟，入油鍋中略煎，放入水，加川芎用武火煮沸，改文火慢熬，90分鐘後，放入蔥白，再次煮沸，加鹽調味即可。
柴胡	清熱養肝：柴胡15克，豬肝200克，菠菜50克，鹽、澱粉各適量。菠菜去根洗淨，切小段。豬肝洗淨切片，加澱粉拌勻。柴胡放入鍋內，加水1500毫升，武火煮開後轉文火煮20分鐘，去渣留湯。將豬肝加入柴胡湯中，轉武火，並下菠菜，等湯再次煮沸，加鹽調味即可。

柴胡	消熱去燥、止咳化痰：氣候乾燥的秋季，人們常有皮膚瘙癢、口鼻乾燥症狀，有時乾咳少痰，可用柴胡6克，梨1顆，煮湯喝，有消熱去燥、止咳化痰的作用，若加適量紅糖還有暖身效果。

水煎	
山茱萸	體虛多汗：山茱萸、黨參各15克，五味子9克。水煎服，每日1劑。對體虛多汗，容易患感冒者有效。
西洋參	少氣懶言、乾咳少痰、神疲乏力、口渴多飲：西洋參、白朮、茯苓各10克。同入砂鍋，加水適量，先浸泡30分鐘，再煎煮30分鐘，取汁。每日1劑，早晚分服。可補氣養陰，健脾滲濕。
杜仲	高脂血症：杜仲葉15克，決明子、制何首烏各10克，水煎代茶飲。
	氣血不足：杜仲、黃耆各10克，當歸5克，雞蛋1個。將上述3味中藥煎煮40～50分鐘後，放入雞蛋同煮至熟，吃蛋喝湯。能益氣養血。
	腎虛眩暈：杜仲10克，熟地黃、肉蓯蓉各9克。水煎服，每日1劑，每劑藥煎2次，上、下午各服1次。
菊花	更年期綜合征：乾百合30克（鮮品加倍），白菊花6克。白菊花略洗拍碎，乾百合先泡發，加水同煎煮，至軟爛後可加適量冰糖服用，有養心安神的作用。
枸杞子	老年性肝腎陰虛型白內障：枸杞子15克，龍眼肉30克。同入鍋中水煮半個小時即可飲用。此飲可滋養肝腎、益血明目。
桑寄生	毒痢膿血（無明顯寒熱）：桑寄生100克，防風、川芎各20克，炙甘草30克。上述諸藥研成粉末。每次取20克，加水300毫升，煎至200毫升，和渣服。可解毒止痢。
	胎動不安，妊娠腰疼：桑寄生30克，微炒過的艾葉、阿膠末各20克。先水煎前2味藥，濾汁，然後加入阿膠末攪至溶化飲用。每日1次。可舒筋活絡、利關節，養血安神。
決明子	前列腺增生、習慣性便秘：決明子10克，蜂蜜20克。決明子炒黃，碾碎，放入鍋內，加入適量水，煮20分鐘，趁水稍涼時，加入蜂蜜即可飲用。
絞股藍	神疲乏力、失眠、健忘：絞股藍10克，大棗5枚。用水煎服。絞股藍與甘潤溫和、補脾胃、益氣血的大棗配合，能發揮很好的抗疲勞、促深睡、提高記憶力作用。

荷葉	減肥瘦身、降脂降壓：鮮荷葉12克，山楂15克，綠茶3克。將山楂、荷葉洗淨，加水一同煎煮，濾去渣，取沸湯沖泡綠茶即可。肥胖者每日飲用，可減肥瘦身、降脂降壓。
玉竹	氣陰兩虛型糖尿病：玉竹、黃精各20克，洗淨，曬乾，切片，放入砂鍋，加水煎成稠汁約300毫升。代茶頻飲，當天服完。
	熱病傷陰、口乾思飲、大便乾燥：玉竹、北沙參、石斛、麥冬各15克，烏梅5枚，冰糖適量。水煎取汁，加冰糖調味，代茶時時飲之。
	小便不暢：玉竹30克，芭蕉120克，滑石粉10克。玉竹、芭蕉，水煎取汁，沖入滑石粉。分3次服用，飯前服。
沙苑子	老年人多尿、遺尿：沙苑子、覆盆子、金櫻子、桑螵蛸各10克。用水煎煮後代茶飲。
靈芝	卵巢癌：靈芝15克，大棗50克，分別洗淨，放入鍋中，加水適量，煎煮取汁，加水適量再煎煮取汁。將2次所取藥汁倒入鍋中，再煮沸片刻，稍涼後加入蜂蜜5毫升。經常飲用，有益氣補虛、防癌抗癌的功效。
	慢性遷延性肝炎：靈芝6克，生甘草5克。同入砂鍋，加水適量，先浸30分鐘，再煎煮30分鐘，取汁。每日1劑，早晚分服。可滋陰保肝。
仙茅	遺精：仙茅、覆盆子、熟地黃、芡實、菟絲子各15克，山茱萸、龍骨、牡蠣、鎖陽各30克。水煎服，每日1劑。
淫羊藿	高脂血症：淫羊藿、山楂各10克，川芎5克。水煎，代茶飲。有補腎活血、降低血脂的功效。
	高血壓病（腎陽虛型）：淫羊藿10克，三七5克。水煎，代茶飲。或者用淫羊藿、杜仲葉各10克，泡水，代茶飲。可溫補腎陽。
	高血壓（氣滯血瘀型）：淫羊藿15克，夏枯草10克，川芎5克。水煎，代茶飲。
	高血糖：淫羊藿20克，玉竹、山藥各15克，枸杞子12克。煎水服用。每日1劑，每劑藥煎2次，上、下午各服1次。
	氣管炎：淫羊藿10克，杏仁、貝母各5克。水煎當茶飲，有鎮咳、祛痰、平喘的功效。
肉蓯蓉	前列腺增生：肉蓯蓉15克，牛膝、黃耆、通草各10克。用水煎煮2次，合併藥汁，分早、中、晚服用，有補腎、利尿的作用。
	便秘：肉蓯蓉30克，火麻仁、當歸各15克。用水煎煮服用，每日1劑，連服5劑，間隔1日之後，再每日1劑，連服5劑。

酸棗仁	心律失常（陰虛火旺型）：百合45克，生地黃18克，酸棗仁20克。共入鍋中，水煎2次，去渣合併濾汁，調入冰糖適量稍煮即成。上、下午分服。可滋陰降火，寧心安神。
	神經衰弱：酸棗仁30克，搗碎，用紗布包裹，加水200毫升，煎至30毫升。每晚睡前半小時服，10日為1個療程。也可取酸棗仁5克，研碎後加白糖拌勻，於睡前用溫開水沖服。
	心悸心煩，失眠多夢：玉竹30克，洗淨；酸棗仁20克，打碎。同入鍋中，加水適量，煎煮2次，每次30分鐘，合併濾汁即成。早晚分服。可滋陰降火，寧心安神
生薑	咳嗽痰多、噁心嘔吐、心悸：生薑10克，烏梅1枚，半夏、化橘紅各15克，茯苓9克，炙甘草4.5克。水煎，去渣，溫服，不拘時服。
薄荷	風熱型偏頭痛：荷葉30克，薄荷15克。荷葉撕成小片或切碎，與薄荷同放入砂鍋，加適量水，中火煎煮15分鐘，用潔淨紗布過濾取汁。代茶頻飲。
藿香	高脂血症（脾腎陽虛型）：藿香6克，生薑4片，荷葉15克。以上材料洗淨，用水煎煮後服用，每日2～3次。
	清新口氣：藿香洗淨，煎湯，時時含漱。
	慢性腹瀉：肉豆蔻20克，藿香100克。研成粗末。每次取10克，加水300毫升，煎至100毫升，過濾去渣，不計時候溫服。可澀腸止瀉。
	神經性皮炎：蘋果1個，藿香15克，綠茶3克，蜂蜜適量。蘋果用水洗淨，去蒂、去核，切成片狀，與藿香、綠茶放入砂鍋內，加水適量，撇去浮沫，煮沸15分鐘左右，濾去茶渣，加入蜂蜜拌勻即可。
紫蘇	風寒型慢性支氣管炎：紫蘇子15克，生薑10克，大棗10枚。加適量水，先用武火煮沸，再用文火煨煮至稠飲即成。早晚分服。
	痰凝氣滯：紫蘇6克，厚樸9克，茯苓、半夏各12克，生薑15克。水煎，去渣，分溫4服。具有行氣散結、降逆化痰的功效。
	外感風寒、氣鬱不舒：紫蘇、香附子各12克，炙甘草30克，陳皮60克。水煎，去渣，熱服，每日3次。
桑葉	臍下絞痛：木瓜3片，桑葉7片，大棗3枚，加水3000毫升，煮至500毫升，一次服下。
	急性眼結膜炎、紅腫赤痛：桑葉、白菊花各15克，黃豆60克，白糖適量。將黃豆浸透洗淨，同桑葉、白菊花一起加水3碗，煎至1碗。去渣，加白糖攪勻即成。每日2次。

桑葉	燥火型咳嗽：桑葉9克，杏仁、桑白皮各10克，薄荷5克。水煎取汁，分早、中、晚服用。
枇杷葉	肺炎急性期：枇杷葉30克，刷洗去枇杷葉絨毛，沖乾淨後剪碎，放入砂鍋，加適量水，濃煎30分鐘，用潔淨紗布過濾取汁即成。早晚分服。可清肺止咳、化痰。
	回乳：枇杷葉5克，去毛洗淨，土牛膝9克。將枇杷葉和土牛膝一同放入鍋內，加水300毫升煎煮，當茶飲用。適用於回乳時乳房脹痛。
苦杏仁	宣肺止咳：苦杏仁、紫蘇子、生薑、紅糖各10克。將苦杏仁去皮、尖，搗爛；生薑洗淨切片。將苦杏仁、生薑與紫蘇子一同放入砂鍋，加適量水煮20分鐘，去渣留汁，加入紅糖攪勻，略煮片刻即可。
	糖尿病併發肺炎：用於糖尿病併發肺炎，屬陰虛肺燥者，可取苦杏仁10克，梨1個（切塊），冰糖適量。將苦杏仁、梨塊、冰糖一起蒸煮即可。有滋陰清熱、潤燥止咳之功效。
	散寒化痰、止咳平喘：炙麻黃10克，杏仁15克，炙甘草3克。將炙麻黃、杏仁、炙甘草同入鍋中，加適量水，煎煮20分鐘，去渣取藥汁。早晚分服。適用於寒痰伏肺型支氣管哮喘，症見喘促氣逆，喉中痰鳴，胸膈滿悶，或咳嗽，痰稀薄色白有泡沫，或痰成黏沫狀，形寒怕冷，天冷或受寒易發，舌苔白。
桑白皮	急性支氣管炎（風熱型）：魚腥草20克，桑白皮、枇杷葉、蜂蜜各30克。魚腥草去雜洗淨，放入砂鍋，加水浸泡30分鐘。桑白皮、枇杷葉切碎，裝入紗布袋中，紮緊袋口，一併放入砂鍋，加適量水，武火煮沸後改用中火煎煮30分鐘，取出藥袋，調入蜂蜜，拌勻即成。早晚分服。可疏風散寒，宣肺止咳。
	肺燥咳嗽：桑白皮、麥冬各15克，同入砂鍋，加水500毫升，先浸30分鐘，再煎煮30分鐘，取汁；藥渣加水300毫升，再煎煮30分鐘，去渣取汁，合併2次藥汁即成。每日2～3次分服，每日1劑。可滋陰潤肺。
甘草	腸燥便秘、乾咳：甘草60克，蜂蜜250毫升。將甘草加水適量濃煎，去渣取汁。將蜂蜜放入砂鍋中，攪拌使其起泡，攪至泡濃密時，邊攪邊將甘草汁緩緩地滲入蜂蜜中，文火煎煮，攪至甘草汁和蜂蜜完全混合即成。日服2次，每次10毫升。可潤燥通便，清熱解毒。
	風寒外襲所致的面目水腫：麻黃20克，炙甘草10克。將麻黃以1000毫升水煮沸，去上沫，放入炙甘草，文火煮，取汁200毫升。一次服完，捂使汗出。汗出勿復服，不汗乃復服。可解表散寒。

甘草	肺痿：炙甘草12克，乾薑6克，同入砂鍋，加水500毫升，武火煮沸後改文火煎，取汁200毫升。上、下午分服，每日1劑。可健脾補肺。
陳皮	傷寒嘔吐，手足逆冷：陳皮120克，生薑30克。加水2000毫升，煎煮至1000毫升，小口慢慢飲服。
	高脂血症：陳皮15克，鮮山楂30克，紅糖20克。將鮮山楂揀雜，洗淨，切碎；陳皮洗淨，切碎。同放入紗布袋中，紮口，加足量水，中火煎煮40分鐘，取出藥袋，調入紅糖，拌和均勻即成。早晚分服。
	高脂血症：陳皮15克，鮮山楂30克，紅糖20克。將鮮山楂揀雜，洗淨，切碎；陳皮洗淨，切碎。同放入紗布袋中，紮口，加足量水，中火煎煮40分鐘，取出藥袋，調入紅糖，拌和均勻即成。早晚分服。
佛手	嘔吐：佛手、生薑各10克，白糖適量。加水適量煎煮，去渣，取汁，加入白糖調味，頻頻飲服。
	氣虛血瘀型冠心病：佛手、山楂各10克。水煎，去渣，取汁，頻頻飲服。
	月經不調（氣滯血瘀型）：佛手、川芎、香附各15克。水煎服，時時飲之。
山楂	食慾不振、月經不調：焦山楂10克，紅茶3克，紅糖適量。同入砂鍋，水煎取汁。分3次飯前代茶飲，每日1劑，連服3～4天。可加生薑1～2片同用。可消食和中。
	急性胃炎：焦山楂15克，白朮、竹茹各10克，佩蘭6克。同入鍋中，煎煮30分鐘，去渣取汁即成。每日1劑，分2次服。可健脾和胃、止嘔。
	單純性肥胖症：山楂、決明子、麥芽各30克，茶葉5克、荷葉6克。前3味洗淨，置於鍋內，加水煎30分鐘，再加入茶葉、荷葉，煮10分鐘，倒出藥汁備用。復加水煎取汁液，將2次汁液混勻即成。代茶頻飲。可減肥降脂，化瘀平肝。
白朮	便秘：白朮40克，生地黃30克，升麻3克，同入砂鍋，加水500毫升，浸泡半小時，武火煮沸後改文火煮20分鐘，取汁200毫升。二煎加水300毫升，取汁200毫升，2次藥汁混合。上、下午分服，每日1劑。一般服1～4劑，可補氣通便。
蓮子	水腫：黑豆50克，蓮子10克。將黑豆、蓮子洗淨，放入鍋中，加800毫升水，用中火煮熟，當茶飲用。
	消化不良：蓮子20克，白扁豆10克，大棗10枚。水煎當茶飲。
	腹瀉（腎虛型）：蓮子20克，芡實10克，茯苓5克。水煎當茶飲。

雞內金	小兒厭食症：雞內金適合與蒼朮搭配食用，蒼朮煎汁後送服生雞內金末，對治療小兒厭食症有良好效果。雞內金與鱔魚同食，可改善小兒營養不良症狀。
	腸炎：雞內金10克，赤小豆30克，用水煎煮，代茶飲。有清熱利濕、消積化瘀的作用。
續斷	血熱型先兆流產（症見胎動腹痛，漏下色鮮，口乾心煩，小便赤黃，舌紅苔黃）：續斷30克，黃芩10克，白糖15克。洗淨續斷、黃芩，放入砂鍋加適量水，武火煮沸，改用文火煨煮成稠飲，調入白糖即成。早晚分食，可清熱安胎。
	壯腰止痛：對於中老年肝腎不足所致的腰膝酸痛、肢體軟弱無力，可用炒杜仲、川續斷各10克，用水煎煮，每日早晚服用，10天為1療程，有強筋健骨、壯腰止痛的功效。
	肝腎不足所致的腰痛：續斷20克，肉蓯蓉12克，雞血藤10克。水煎。每日1劑，分早晚2次飲服。
蒲公英	癰瘡：蒲公英60克，桔梗10克，白糖適量。水煎服用。
	眼結膜炎：蒲公英15克，黃連3克，夏枯草12克。水煎服用。
	便秘：蒲公英75克，水1000毫升。蒲公英洗淨，放入鍋中，加水煮沸，文火熬煮1小時，濾去茶渣，晾涼飲用。
	急性黃疸型肝炎：蒲公英、茵陳各50克，大棗10枚，白糖適量。蒲公英、茵陳、大棗煎水，加入白糖服用。
馬齒莧	預防菌痢：鮮馬齒莧莖葉500克，水1500毫升。馬齒莧洗淨，切碎，加水，煎水至500毫升，濾去渣。每次70毫升，每日3次，連服2～7天。
板藍根	急性病毒性肝炎：板藍根、大青葉各30克，茶葉5克。同入砂鍋，加水煎湯取汁。每日飲用2次，連服15天，可清熱解毒、利濕退黃。
	預防腮腺炎：板藍根15克，水煎服用，連服5天。
	風熱型感冒：板藍根、金銀花、連翹各30克，荊芥10克。先將前3味用水稍煮，再放入荊芥，每次飲用30～60毫升，每日3次。
	流行性感冒：板藍根20克，綠茶5克，冰糖適量。板藍根搗碎，倒入砂鍋，加水500毫升，煮至250毫升，再加入茶葉煮5分鐘，倒入冰糖拌勻即可。有清熱解毒、利尿止渴的作用。

金銀花	慢性胃炎：金銀花30克，菊花15克，山楂、蜂蜜各50克。山楂洗淨，切片，與金銀花、菊花一同放入鍋中，加水2000毫升煎煮30分鐘，取汁，再加水二煎，調和2次汁液，鍋復置火上，燒至微沸，稍涼加入蜂蜜攪勻即成。每日早晚分飲。可清熱解毒，開胃消食。
	泌尿系感染初期：金銀花10克，荔枝草15克，分別去雜，洗淨，同放入砂鍋，加適量水，武火煮沸，改用文火煎煮15分鐘，用潔淨紗布過濾，去渣，取汁回入砂鍋，繼續用文火煨煮，加入敲碎的冰糖屑10克，待其溶化即成。代茶頻飲，當日飲完。可清熱解毒，利水消腫。
黃連	濕疹：黃連25克，蜂蜜50克。黃連用500毫升水濃煎，煎好稍涼後加入蜂蜜，飲服，每日3次，每次1小杯。
	心火熾盛型失眠症：黃連3克，黃芩6克，芍藥10克，阿膠15克，雞蛋2個。先將黃連、黃芩、芍藥放入鍋中，加水濃煎取汁，再加入阿膠烊化，稍冷後放入生雞蛋液再煮5分鐘即成。早晚分服。可清心降火、除煩安神。
	失眠：黃連5克，黃芩10克，白芍、阿膠各15克，雞蛋黃1個。黃連、黃芩、白芍煎水，取汁，溶化阿膠，放入雞蛋黃，煮熟，食用。
穿心蓮	胃熱型慢性胃炎：蜂花粉3克，穿心蓮15克，廣木香6克，白芍10克。將後3味藥入鍋加水適量，煎煮2次，每次20分鐘，合併濾汁，放涼後調入蜂花粉即成。日服1劑，分2次服。7日為1個療程。可清熱瀉火，行氣止痛。
	失眠，症見心煩、口渴、小便短澀、舌紅苔黃等：穿心蓮、首烏藤各10克，蜂花粉3克。將前2味藥入砂鍋加水適量，煎煮30分鐘，去渣取汁，放涼後調入蜂花粉即成。分2次服，日服1劑。2周為1個療程。可清熱安神。
桔梗	風寒型咳嗽：桔梗、杏仁各15克，薑片、蔥段、冰糖各適量。桔梗、杏仁加水煮20分鐘後，下薑片、蔥段再煮一會兒，加冰糖調味即可。
	急性咽炎：桔梗5克，白菊花5朵，梨1個，冰糖適量。桔梗、白菊花加水適量，武火燒開，轉文火繼續煮10分鐘，取汁，加入冰糖拌勻後，盛出放涼。梨洗淨削皮切丁，加入已涼的桔梗水中即可。
貝母	哮喘：貝母12克，蜂蜜適量。將貝母放入砂鍋，加水適量，用文火煮熟，加蜂蜜調味，早上趁溫飲用，連服15～20天。
海藻	糖尿病（併發高脂血症）：海藻、昆布各30克。水煎當茶飲，適用於脾虛濕濁內阻型患者。
	甲狀腺腫大：海藻、金銀花、水紅花子各15克，冬瓜皮、浮海石各30克。水煎當茶飲。

海藻	肝火上炎型高血壓：海藻、海帶各30克，黃豆150～200克。水煎當茶飲。
龍眼肉	神經衰弱：龍眼肉、酸棗仁各10克，五味子5克，大棗10枚。水煎，代茶飲。
	妊娠水腫、產後水腫：龍眼肉30克，生薑5片，大棗15枚。水煎，代茶飲，每日1～2次。
黨參	體虛自汗：黨參30克，生黃耆20克。同入砂鍋，加水500毫升，浸泡半小時，武火煮沸後改文火煮至藥液約50毫升，取汁。分3次服，1歲以內減半。可固表止汗。
	脫肛：黨參30克，升麻15克，炙甘草6克。同入砂鍋，加水1000毫升，浸泡半小時，武火煮沸後改文火煮30分鐘，去渣取汁。上、下午分服，每日1劑。可補氣升提。
	倦怠食少，胃痛：黨參10克，大棗10枚，陳皮6克。同入砂鍋加水適量，武火煮沸，改文火煎煮30分鐘。代茶飲，當日飲完。連服5～7日。可益氣和胃，理氣止痛。
阿膠	胎動不安，腰腹疼痛：阿膠、當歸身、桑寄生各20克。上述諸藥搗成粗末，加水500毫升，武火煮沸後改文火煎，取汁200毫升。上、下午分服，空腹溫服，每日1劑。可補血安胎。
	心火熾盛所致的心煩失眠、口舌生瘡、小便赤等症：阿膠15克，黃連6克，黃芩、芍藥各10克，雞蛋1個。先將黃連、黃芩、芍藥放入鍋中，加水濃煎取汁，再加入阿膠烊化，稍冷後放入生雞蛋黃攪勻即成。佐餐食用。可清心降火，除煩安神。
黃耆	肺衛不固，易於外感：黃耆15克，防風6克，炙甘草2克。將上述諸藥浸泡半小時，同入砂鍋加水適量，武火煮沸，改文火煎煮40分鐘。分多次飲用，當日飲完。有益氣固表，增強免疫力的功效。
當歸	胎動不安：當歸、澤瀉各10克，白芍20克，茯苓12克，白朮15克，苧麻根30克。上述諸藥同入砂鍋，加水500毫升，武火煮沸後改文火，取汁200毫升，二煎加水300毫升，取汁200毫升，2次藥汁混合。上、下午分服，每日1劑。可健脾安胎。
	老年性皮膚瘙癢：當歸、白芍、地膚子各10克，生地黃15克，防風6克，甘草5克，用水煎2次，每日早晚服用。有養血潤燥、祛風止癢的功效，瘙癢症狀可大為改善。
熟地黃	氣陰兩虛型糖尿病：生地黃、熟地黃各15克，五味子5克，西洋參10克。用水煎煮，當茶飲，有滋陰補腎，生津止渴的功效。

熟地黃	糖尿病併發腎病：生地黃、熟地黃各10克，黃耆30克。用水煎煮，當茶飲，有益氣滋陰的功效。
	頭暈：熟地黃20克，山茱萸10克，紅糖適量。將熟地黃和山茱萸水煎1小時，加紅糖調味，當茶飲，有滋補肝腎、養陰補血的功效。
白芍	便秘：白芍40克，甘草15克，水煎服。每日1劑，分2次服用。
	胃潰瘍：白芍20克，白朮、甘草各10克，大棗5枚。水煎2次，合併藥汁，分早中晚，飯前半小時服用，有健脾養血、緩急止痛的功效。
	慢性肝炎（肝腎陰虛型）：白芍、金銀花各10克，柴胡、甘草各5克。水煎煮後飲用，有養血保肝的功效。
	類風濕性關節炎：白芍30克，五加皮、甘草各10克。水煎當茶飲，有祛風除濕、養血止痛的功效。
	改善睡眠：白芍10克，靈芝6克，酸棗仁15克，遠志9克，茯苓10克，蜂蜜適量。加水煎煮之後取汁，加入蜂蜜拌勻之後飲用。每日1劑，可連服7日，有補心血、安心神的功效。
大棗	頭暈眼花，心悸失眠：大棗15枚，紅糖20克。大棗洗淨，以冷開水泡發片刻入鍋，再加適量水，煨煮至大棗熟爛呈花，調入紅糖拌化即可。早晚溫服，可健脾養血，護膚容顏。
車前子	腎炎：車前子、茯苓、豬苓、黃耆各10克，大棗5枚。水煎當茶飲。
	小兒腹瀉：車前子10克，炒麥芽、高粱糠（炒）各20克。煎濃汁，口服。每日3次。
	糖尿病（併發腎病）：車前子25克，冬瓜皮、玉米鬚、蘆根各30克。將車前子用布包好，與其他藥一起入鍋，水煎當茶飲，用於治療屬濕熱內盛者。有清熱利尿通淋之功效。
	高血壓（肝火上炎型）：車前子8克，夏枯草18克，地龍、五味子各15克。水煎當茶飲。
	糖尿病（氣陰兩虛型）：車前子15克，熟地黃90克，山茱萸、麥冬各60克，玄參30克。水煎當茶飲。
茯苓	陽痿早洩：茯苓10克，芡實15克。水煎當茶飲。
三七	益氣活血：三七、黃耆、核桃仁各10克（打碎），紅花5克。用水煎煮，分早、中、晚服用。

三七	胃炎：三七10克，厚樸、黃連各5克，甘草3克。水煎，當茶飲。
	補肝活血：三七、川芎各10克，天麻、鉤藤各5克。水煎，分早、中、晚服用。
丹參	前列腺增生（瘀血阻滯型）：丹參、蜂蜜各30克，海藻15克。丹參洗淨，切片，與海藻同放入紗布袋中紮口，放入砂鍋，加水浸泡30分鐘，先用武火煮沸後，改用文火煨煮30分鐘，取出藥袋，調入蜂蜜，拌勻即成。早晚分服，可活血軟堅。
	高脂血症：紅花5克，丹參15克，紅糖適量。紅花揀雜、洗淨。丹參洗淨，切成薄片，與紅花同入砂鍋，加水濃煎2次，每次30分鐘，用潔淨紗布過濾，合併濾汁，去渣後回入鍋中，濃縮至300毫升，調入紅糖，攪拌均勻即成。早晚2次分服。可養血和血，活血降脂。
川芎	血瘀型頭痛：川芎6克，紅花3克，綠茶適量。用水煎煮後取汁，當茶飲用。
玫瑰花	青春痘：玫瑰花、槐花、月季花、金銀花、雞冠花各10克，生石膏30克（先煎半小時），紅糖適量。水煎，再放入蜂蜜適量，放涼、裝瓶，每次1湯匙，每日2～3次，溫水沖服。
	月經期間頭痛：玫瑰花、茉莉花各12克，月季花、金銀花各15克，杜紅花10克，旋覆花6克（紗布包裹）。水煎當茶飲，月經來潮前4日開始服用，連服10劑，下次月經前4日再開始服用。
	抑鬱症：玫瑰花6克，金橘餅半塊，切碎。沸水沖泡，悶15分鐘，當茶飲用，可沖泡3～5次，每日1劑，嚼服玫瑰花瓣、金橘餅。適用於抑鬱兼有胸脅脹痛。
	肥胖（氣滯血瘀型）：玫瑰花15克，烏梅3枚，紅茶包1包。鍋中倒入250毫升水，放入烏梅煮沸，再將烏梅汁沖泡紅茶，最後撒上玫瑰花稍浸泡即可。
柴胡	慢性肝炎（肝鬱脾虛型）：柴胡、丹參各5克，五味子、靈芝各10克，大棗5枚。水煎當茶飲。
	頭痛（風熱型）：柴胡、升麻各10克，白芷5克，細辛3克。水煎當茶飲。

製丸

山藥	驚悸怔忡、失眠多夢：乾山藥200克，白參50克，當歸150克，酸棗仁250克。諸藥焙乾研末，煉蜜為丸如梧桐子大小。每次50丸，米湯送服。可以補氣養血，健脾養心。

沙苑子	脾腎不足、眼目昏花、視物不清、腰酸氣短：沙苑子500克，黃耆、炒白术各150克，當歸、菟絲子、山藥各100克，茯苓、白扁豆、芡實（麩炒）、陳皮各50克。以上10味，粉碎成細粉，過篩，混勻。煉蜜製成大蜜丸，每丸重6克。口服，每次2丸，每日2次。可健脾補腎，益氣明目。
遠志	胸痹心痛，逆氣膈中，飲食不下：遠志、桂心、乾薑、細辛、炒蜀椒各90克，制附子0.6克，一起搗細，加蜂蜜和成藥丸，如梧桐子大。每次服3丸，用米汁送下，每日3次。如不見效，可稍增加藥量。忌食豬肉、冷水、生蔥。
	小便赤濁：遠志250克，用甘草水煮過後，與茯神、益智仁各60克共研為末，加酒、糊做成丸子，如梧桐子大。每次服50丸，空腹服，用棗湯送下。
苦杏仁	上氣喘急：桃仁、炒苦杏仁各25克，生薑、蜂蜜各適量，麵粉適量。桃仁、苦杏仁共研為末，加麵粉和適量水，製成梧桐子大小的藥丸。生薑煎水，加入蜂蜜，沖服藥丸。每次10丸，食後臥床。
續斷	貧血：川續斷50克，熟地黃100克，柏子仁、牛膝、卷柏、澤蘭各15克，蜂蜜適量。除蜂蜜外的藥材研磨為末，和蜂蜜為丸。每次6克，每日2次，口服。但服用最長時間不宜超過2周。

泡酒

山藥	慢性支氣管炎（脾肺兩虛型）：鮮山藥350克，黃酒2000毫升，蜂蜜適量。鮮山藥去皮洗淨。將黃酒600毫升倒入砂鍋中煮沸，放入山藥，煮沸後將餘酒慢慢添入，山藥熟後取出，酒汁中加入蜂蜜即成。隨量飲用，可滋陰潤肺，健脾益氣。
何首烏	鬚髮早白：制何首烏50克，浸入適量優質白酒中，浸泡數月後飲酒。可補益精血，使頭髮烏黑。
沙苑子	腎虛陽痿、腰痛：沙苑子30克，韭菜子10克，杜仲15克，白酒500毫升。將中藥浸於酒中，密封浸泡10日即可服用。每次飲1小杯。
仙茅	驅體寒、強筋骨：仙茅浸入適量優質白酒中，浸泡數月後飲用。可驅體寒、強筋骨，用於腰膝酸軟、尿頻、陽痿、不孕不育等症。
紫蘇	消化不良，嘔吐，呃逆：紫蘇子30克，清酒1000毫升。紫蘇子搗碎，以絹袋盛，納於清酒中，浸3日。適量飲服。
砂仁	月經不調：砂仁、佛手、山楂各30克，米酒500毫升。砂仁、佛手、山楂共浸入米酒中，7日後可服用。每日早、晚各1次，每次15毫升。適用於氣鬱月經後期，伴經期延後、量少色暗有塊、乳房脹悶不舒等。

砂仁	消食和中，下氣止心腹痛：砂仁炒熟、研末，裝於袋中浸酒，酒煮溫飲服。
白朮	中老年人脾胃素虛、女性習慣性流產或先兆性流產：白朮60克，黃酒適量。白朮焙乾，研細末，過篩，裝瓶備用。用時取白朮末放入裝有黃酒的器皿中，加熱至沸，3～5沸後，飲酒液。建議每次用白朮3～6克（保健宜用小量），黃酒50毫升，每日可飲1～2次。
熟地黃	滋陰養血：熟地黃60克，洗淨，泡入500毫升白酒中。用不透氣的塑膠皮封嚴口，浸泡7日後飲用。

隔水蒸

何首烏	高血壓、血管硬化：何首烏15克。隔水蒸熟，每日分2次服。
荷葉	肝病後恢復、體質過弱：荷葉1張，乳鴿1只，鹽適量。乳鴿去毛、內臟，洗淨，加鹽，用荷葉包裹上籠蒸熟，食用。
玉竹	少氣懶言、心悸失眠、咽乾口渴、自汗盜汗、倦怠乏力：玉竹20克，白參片5克，雞腿2個，黃酒、鹽各適量。雞腿剁大塊，洗淨。玉竹洗淨，和雞塊、白參片一道放進燉鍋內，加調味料和4碗水，並以保鮮膜覆蓋住鍋口。隔水蒸約30分鐘，待雞肉熟透即可食用。可補中益氣，潤肺安神。
山楂	脂肪肝：山楂100克，桃仁10克，蜂蜜250克。將山楂洗淨後用刀拍碎，桃仁洗淨後研細。將山楂、桃仁一同放入鍋中，加入適量水浸泡半小時，煎取藥汁，再加等量的水煎取1次，2次藥汁合併後裝入瓶中，兌入蜂蜜拌勻，蓋上蓋子，隔水蒸1小時，冷卻即可。

調糊

何首烏	脂肪肝：山楂100克，桃仁10克，蜂蜜250克。將山楂洗淨後用刀拍碎，桃仁洗淨後研細。將山楂、桃仁一同放入鍋中，加入適量水浸泡半小時，煎取藥汁，再加等量的水煎取1次，2次藥汁合併後裝入瓶中，兌入蜂蜜拌勻，蓋上蓋子，隔水蒸1小時，冷卻即可。
薏苡仁	動脈粥樣硬化、冠心病、慢性腸炎、神疲乏力、食慾缺乏：麥麩、薏苡仁各50克，蓮子20克，大棗12枚。麥麩用文火炒香研末。薏苡仁、蓮子、大棗用冷開水浸泡片刻，大棗去核後，3味同入鍋，加水適量，先用武火煮沸，改文火煮至蓮子熟爛，薏苡仁、大棗呈羹糊狀，調入麥麩末，攪拌均勻即成。早晚分食。可補氣養血，健脾養胃。

	沖服
杜仲	鬚髮早白：炒杜仲、炒補骨脂各30克，核桃仁100克。將上述藥研成細末，每日早、中、晚各沖服10克。能補腎烏髮。
桑寄生	冠心病、心絞痛：桑寄生100克，焙乾研粉。用開水沖服，每次10克，每日2次，連服2個月。可養陰通絡。
仙茅	氣短氣喘、心悸胸悶、失眠健忘：仙茅100克放入米泔水中浸3天，取出曬乾，文火炒至微黃。糯米粉200克文火炒至微黃，備用。仙茅、黨參各30克，阿膠200克，焙乾共研細末，與糯米粉混合備用。每次20克，空腹服，溫開水調服。可補心腎，定喘下氣。
遠志	神經衰弱、健忘：遠志5克，研末，用米湯沖服，每日2次。
生薑	胃虛風熱、食慾不振：生薑搗汁。薑汁半杯，生地黃汁適量，蜂蜜適量，水60毫升，調和後服用。
桑白皮	咳嗽吐血：桑白皮500克，糯米120克。桑白皮用米泔水浸3天後，刮去黃皮，銼細，入糯米，焙乾後共研為末。每次3克，米湯送服。
甘草	慢性咽炎：每天取甘草10克，用沸水沖泡，加蓋悶數分鐘，趁熱溫服，可治療慢性咽炎。輕症服藥1～2個月，重症服藥3～5個月。
砂仁	痰氣膈脹：砂仁適量，搗碎，以白蘿蔔汁浸透，焙乾、研末。每次3～6克，飯後半小時用開水送服。
白朮	妊娠劇吐及妊娠水腫：白朮、白茯苓各100克，豬苓、木瓜各150克，共研為末。每服10克，食前溫開水送服，每日3次。可利水消腫，主治妊娠期後兩腳腫甚。 便秘：將白朮烘乾研末，用開水沖服，每次10克，每日2～3次，一般用藥3日可明顯改善症狀。
枳實	大便乾結、形體消瘦、頭暈耳鳴：炒枳實15克，炒白朮30克，生地黃40克。研成粗粉，用紗布包好，放在保溫瓶中，用開水沖泡，代茶。 嘔吐：炒枳實30克，炒白朮60克，炒神曲50克。研粗粉，每次取20克，用紗布包好，放入杯中，用沸水適量沖泡，蓋上蓋子悶15分鐘，當茶飲用，每日1～2劑。
雞內金	營養不良：雞內金30克，曬乾或烘乾，研成極細末，瓶裝備用。每日3次，每次0.5克，用米湯50克調服送下，可消食助運。

金銀花	風熱型咳嗽：金銀花5克，雞蛋1個。雞蛋打入碗內，金銀花加水200毫升煮沸5分鐘，取汁沖雞蛋，趁熱一次服完，每日早晚各1次。
穿心蓮	熱傷風：穿心蓮5克，研末，溫開水送服，每日3～4次。
貝母	口腔潰瘍：浙貝母6克，白及3克。共研末，用冷開水送服，每次4克，每日3～4次，1～3周治癒。
阿膠	血虛頭暈：阿膠6克，紅茶3克。先將阿膠蒸化，紅茶放入茶壺中，用沸水沖泡3分鐘，濾去茶渣，將茶湯倒入蒸化的阿膠中攪勻，趁溫飲服。每週2次。適用於血虛頭暈、面色萎黃者。
大棗	食慾缺乏，神疲體倦，面色少華：將麥麩30克揀去雜質，放入鐵鍋略炒，趁熱研成粗末，一分為二，放入綿紙袋中，封口掛線，備用。將大棗10枚洗淨，盛入碗中。每次取1袋麥麩、5枚大棗同放入大茶杯中，用沸水沖泡，加蓋悶15分鐘後即可飲用，一般每袋可連續沖泡3～5次，飲水吃棗。
	內痔出血：大棗30枚，地榆100克，置砂鍋或鐵鍋內混勻共炒，大棗與地榆呈焦炭狀時離火，涼後碾成細末。成年人每日15克，分3次飯前半小時以白開水送服，小兒酌減，6日為1個療程，如便血不止，可連續服用。
茯苓	脂溢性脫髮：茯苓1000克，研末，每次取10克，溫開水送服，早、晚各1次。
	哮喘：茯苓20克，乾薑10克。分別用打粉機打成粉末，然後混合在一起，裝在密封的容器裡備用，每天取出一些沖水喝。
三七	慢性肝炎：三七粉、靈芝粉、生曬參粉各1克。開水沖服，早、中、晚分服，1個月為1個療程。
川芎	風熱型頭痛：川芎5克，天麻6克，酸棗仁10克。將以上3味中藥研成細末，開水浸泡10分鐘，當茶服用。

調拌

枸杞子	視力下降，牙齒、骨骼發育不良，牙齒過早脫落：豆腐250克，鮮枸杞子30克，鹽、醬油、白糖、香油各適量。將豆腐切成小丁燙一下，用刀切碎。將燙過的豆腐同枸杞子拌勻，放入鹽、醬油、白糖、香油，拌勻即成。當菜佐餐，隨意食用。可滋補肝腎，益氣健脾。
馬齒莧	產後保健：鮮馬齒莧100克，枸杞子10克，黑芝麻2克，雞肉50克，香油、鹽各適量。馬齒莧洗淨，放入沸水中焯1～3分鐘，撈出，過涼。枸杞子洗淨。雞肉洗淨，切絲，入沸水中煮熟，撈出，瀝乾。將馬齒莧、雞肉絲、黑芝麻、枸杞子放一起，加鹽、香油拌勻即可。

穿心蓮	感冒：鮮穿心蓮500克，食用油、鹽、糖、香油、醋、薑、蒜、乾辣椒各適量。鮮穿心蓮洗淨，去老莖葉，沸水中倒適量油、鹽，下穿心蓮焯2分鐘左右，撈出，擠乾水分。蒜、薑、乾辣椒切末，與鹽、糖、香油、醋一同放入穿心蓮中，拌勻即可。

外用	
桑寄生	瘡癤、潰瘍：桑寄生鮮品搗爛外敷患處，可以治療瘡癤、潰瘍、凍傷等。
決明子	小便不暢：決明子15克，白菜子20克，豬肉100克，大棗10枚，生薑5片，鹽適量。決明子用紗布包好，將白菜子、豬肉、大棗、生薑洗淨，鍋內加水，水沸後下入全部材料文火煲約1小時至熟，加鹽調味即可。可清熱利尿。
靈芝	鼻炎：靈芝500克切碎，文火水煎2次，每次3～4小時，合併煎液，濃縮後用多層紗布過濾，濾液加蒸餾水至500毫升，滴鼻。每次2～6滴，每日2～4次。
淫羊藿	牙痛：淫羊藿不拘多少，研為粗末，煎湯漱口，可降虛火、緩牙痛。
遠志	腦風頭痛：遠志研為細末，吸入鼻中，可治腦風頭痛。 吹乳（產後乳腺炎）腫痛：遠志焙乾，研為細末，用酒沖服6克。藥渣敷患處。 各種癰疽：遠志放入米泔水中浸洗過，去心，研為細末。每次服9克，以溫酒一杯調澄。清汁飲下，藥渣敷患處。
生薑	小兒咳嗽：生薑120克，煎湯洗浴。 脫髮少髮：生薑1片，蹭塗頭皮。連續使用1月左右，有生髮之效。 濕熱黃疸：用生薑隨時擦身，對治療濕熱黃疸效果較好。
甘草	緩解燙傷疼痛：甘草、蜂蜜各適量。甘草和蜂蜜煎煮後塗抹於燙傷部位，可以減輕疼痛。
續斷	打撲傷損，骨節扭傷：用續斷草葉搗爛外敷。
蒲公英	止痛：鮮蒲公英適量，洗淨，搗碎取汁，敷於痛處。 流行性腮腺炎：鮮蒲公英適量，洗淨，搗碎，加雞蛋清或適量白糖調糊，外敷。 沙眼癢痛：鮮蒲公英適量，洗淨，搗碎，取汁，高溫消毒後滴眼。

龍眼肉	水火燙傷：龍眼核研細末，用茶籽油調塗。
白芍	祛斑美白（面膜）：白芍粉10克，以水調勻，均勻塗於面部。
當歸	胃痛：當歸30克，丹參20克，乳香、沒藥各15克，分別揀雜，洗淨，曬乾或烘乾，切碎後共研為極細末，加薑汁適量調製成糊狀。取藥糊分別塗敷於上脘穴、中脘穴、足三里穴，每日3～5次，有活血止痛之效。

調羹

絞股藍	四肢困重，頭暈眼花，食慾缺乏：絞股藍15克，薏苡仁30克，赤小豆50克。絞股藍洗淨切碎後入砂鍋，加水適量，用中火煎煮30分鐘，去渣取汁。將薏苡仁、赤小豆淘淨後同入砂鍋，加水適量，武火煮沸改用文火煨煮1小時，待呈黏稠狀，加絞股藍煎汁，拌和均勻，繼續以文火煨煮成羹即成。早、晚分服。可清熱利濕，滋陰健脾。
肉蓯蓉	陽虛肢冷：肉蓯蓉150克，羊肉100克，山藥50克，鹽適量。肉蓯蓉用黃酒洗，與山藥、羊肉加適量水煮成羹，再加鹽調味，適用於腎陽虛和精血少引起的腰痛、肢冷等。
阿膠	慢性支氣管炎：阿膠50克，馬鈴薯粉150克，白糖適量。將阿膠洗淨，放入鍋內，加入熱水浸泡2小時，然後用武火煮沸，再改用文火煮約20分鐘，加入白糖，攪拌均勻，調入馬鈴薯粉即成。上、下午分食，可清肺止咳，補血養顏。

炒菜

玉竹	肺熱乾咳、潮熱盜汗、陰虛勞嗽：玉竹20克，苦瓜300克。加調料適量炒食。能清火、養陰潤燥。
桔梗	清熱解毒：桔梗15克，豬瘦肉150克，鹽、澱粉、豬油、醬油、料酒各適量。桔梗洗淨，開水焯後冷水浸洗，控水切段；豬瘦肉洗淨切絲，並用鹽和澱粉漿勻。鍋中加豬油，下肉絲煸散，倒入醬油、料酒，放桔梗煸炒，入鹽炒勻即可。

飲品

酸棗仁	風濕性心臟病（心脾兩虛型）：酸棗仁10克，茯苓、白糖各20克。酸棗仁去小殼，研末；茯苓烘乾，研末。同入鍋中，以文火煮成稠飲，飲將成時加入白糖即成。早晚分食，可補益心脾。

薄荷	腎虛濕盛型高脂血症：獼猴桃1個，蘋果半個，鮮薄荷葉3克。獼猴桃削皮，切成塊。蘋果削皮，去核，切塊。將薄荷葉洗淨，放入榨汁機中攪碎，再加入獼猴桃、蘋果塊，攪打成汁即可。
阿膠	補血養顏：阿膠適量，剁塊，文火將阿膠與適量紅糖煮溶化，邊煮邊攪。雞蛋3個，打成蛋液。將蛋液加入放涼的阿膠糖液中，拌勻，倒入燉盅，蓋上蓋子，上鍋武火煮10分鐘，文火煮20分鐘即可。
玫瑰花	女性經期情緒煩躁：玫瑰花10克，大豆50克，蜂蜜適量。大豆提前一天泡上，泡好後將玫瑰花瓣和大豆一起放入豆漿機中打好，根據個人口味加入蜂蜜調味。

涼拌

薄荷	開胃解乏：鮮薄荷200克，醬油、辣椒油、醋、彩椒、鹽各適量。將薄荷洗淨，備用。水煮沸，下入薄荷焯水，用涼開水沖涼，控淨水分，裝盤待用。將醬油、辣椒油、醋、彩椒拌勻，澆在薄荷上即可。

調服

苦杏仁	胸中氣悶，並頭痛：苦杏仁500克，加水適量，研汁，濾去渣，文火煮10～14小時，如脂膏狀時，空腹以酒調服2～5克，每日3次。

生嚼

砂仁	牙齒疼痛：砂仁適量，常嚼。
穿心蓮	咽喉炎：鮮穿心蓮15克，嚼爛吞服。

蒸糕

枳實	順氣清熱：枳實10克，決明子5克，大黃2克，玉米麵400克，白糖適量。枳實、決明子、大黃共研為末，加入玉米麵中拌勻，再加白糖，用水和麵，做成蒸糕劑子，蒸熟即可。

蒸煮

蓮子	咳嗽（燥火型）：銀耳25克，蓮子15克，冰糖適量。銀耳用水泡發，去蒂洗淨。蓮子放入沸水中浸泡，放入蒸碗內，加入銀耳、冰糖和適量水，用武火蒸40分鐘即可。

搗汁

馬齒莧	小便熱淋：鮮馬齒莧適量，洗淨，搗碎，取汁1小碗，服用。
	尿血、血淋、便血：鮮馬齒莧、鮮藕各適量，分別洗淨，切碎，絞汁，取等量的汁液混勻。每次服2匙。

蒸菜

海藻	散結消腫：海藻30克，牡蠣肉100克，料酒、薑片、蔥段、鹽、香油各適量。海藻洗淨，牡蠣肉洗淨切薄片。海藻、牡蠣肉、薑片、蔥段、料酒同放燉杯內，加水適量，置蒸籠內武火蒸20分鐘，取出加入鹽、香油拌勻即可。
	強骨補血：海藻30克，豆腐200克，蓮子20克，枸杞子10克，花生仁、澱粉、鹽各適量。海藻泡軟後，放入開水中煮熟，拌適量鹽備用。蓮子浸泡後，蒸熟備用。枸杞子用熱水洗過後，撈起備用。花生仁碾碎，豆腐洗淨，與花生仁碎、鹽、適量水、澱粉拌勻成泥狀。加入枸杞子、蓮子拌勻，倒入方形盒中蒸熟成塊狀，切片裝盤，撒上海藻即可。

點心

黨參	食少便溏，面色萎黃，水腫：黨參、山藥、白糖各30克，茯苓15克，蓮子、薏苡仁各20克，蜂蜜50克，炒糯米、炒粳米各500克。除白糖和蜂蜜外，其餘食材磨細粉，混合均勻，加入蜂蜜、白糖，加水和勻，蒸熟，切成條糕。當點心，隨意食用。可益氣補脾。

煮飯

黃耆	肺氣虛弱、咳喘日久、表虛自汗：黃耆10克，白朮8克，防風6克，粳米200克，白糖30克。將黃耆、白朮、防風3味藥用冷水浸泡30分鐘，入砂鍋加水適量，煎煮30分鐘，去渣取汁，加入淘淨的粳米和白糖入鍋，煮熟成飯。當主食，隨意食用。有益氣固表、預防感冒、增強免疫力的功效。

家用中藥大補帖：
老中醫 50 年私藏藥方，教你迅速搞定常見疾病、輕鬆調養好體質

作　　者	謝英彪
發 行 人	林敬彬
主　　編	楊安瑜
編　　輯	鄒宜庭
內頁編排	方皓承
封面設計	柯俊仰
編輯協力	陳于雯、林裕強

出　　版	大都會文化事業有限公司
發　　行	大都會文化事業有限公司
	11051 台北市信義區基隆路一段 432 號 4 樓之 9
	讀者服務專線：（02）27235216
	讀者服務傳真：（02）27235220
	電子郵件信箱：metro@ms21.hinet.net
	網　　　　址：www.metrobook.com.tw

郵政劃撥	14050529　大都會文化事業有限公司
出版日期	2019 年 12 月初版一刷
定　　價	420 元
I S B N	978-986-98287-7-2
書　　號	Health+142

Metropolitan Culture Enterprise Co., Ltd
4F-9, Double Hero Bldg., 432, Keelung Rd., Sec. 1, Taipei 11051, Taiwan
Tel:+886-2-2723-5216　Fax:+886-2-2723-5220
Web-site:www.metrobook.com.tw　E-mail:metro@ms21.hinet.net

◎本書由江蘇鳳凰科學技術出版社授權繁體字版之出版發行。
◎本書如有缺頁、破損、裝訂錯誤，請寄回本公司更換

國家圖書館出版品預行編目 (CIP) 資料

家用中藥大補帖：
老中醫 50 年私藏藥方，教你迅速搞定常見疾病、
輕鬆調養好體質 / 謝英彪著.
-- 初版 . -- 臺北市：大都會文化，2019.12
272 面；17×23 公分 . -- (Health；142)
ISBN 978-986-98287-7-2（平裝）
1. 中藥材 2. 藥方
414.3　　　　　　　　　　108019854

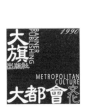